轻轻松松学中医

——中医入门

主　编　胥　波　谢英彪

副主编　胥京生　房斯洋　孙剑秋

编　委　谢　妍　卢　岗　黄志坚　刘欢团
彭伟明　周明飞　虞丽相　陈泓静
谢　春　黄　飞

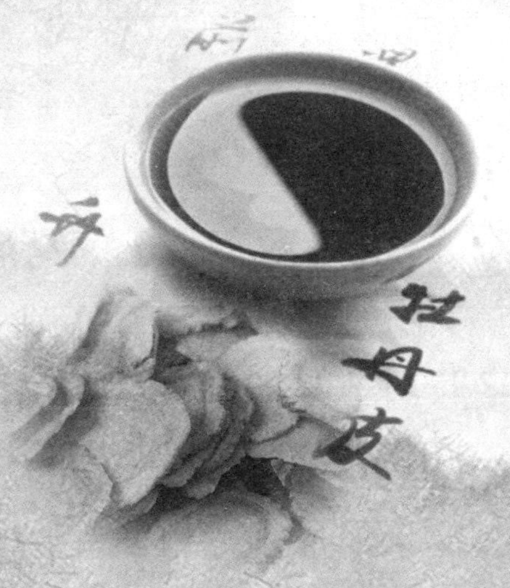

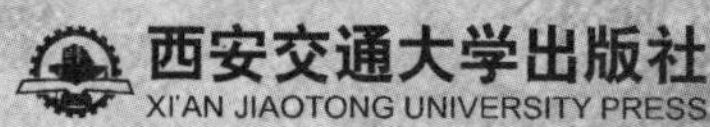

图书在版编目(CIP)数据

轻轻松松学中医:中医入门/胥波,谢英彪主编.—西安:西安交通大学出版社,2017.5
ISBN 978-7-5605-9658-7

Ⅰ.①轻… Ⅱ.①胥… ②谢… Ⅲ.①中医学-基本知识
Ⅳ.①R2

中国版本图书馆CIP数据核字(2017)第103294号

书　　名　轻轻松松学中医——中医入门
主　　编　胥　波　谢英彪
责任编辑　吴　杰　张永利

出版发行　西安交通大学出版社
（西安市兴庆南路10号　邮政编码710049）
网　　址　http://www.xjtupress.com
电　　话　(029)82668357　82667874(发行中心)
(029)82668315(总编办)
传　　真　(029)82668280
印　　刷　西安明瑞印务有限公司

开　　本　727mm×960mm　1/16　**印张**　17.75　**字数**　264千字
版次印次　2017年5月第1版　2017年5月第1次印刷
书　　号　ISBN 978-7-5605-9658-7
定　　价　39.00元

订购热线:(029)82665248　(029)82665249
投稿热线:(029)82665546

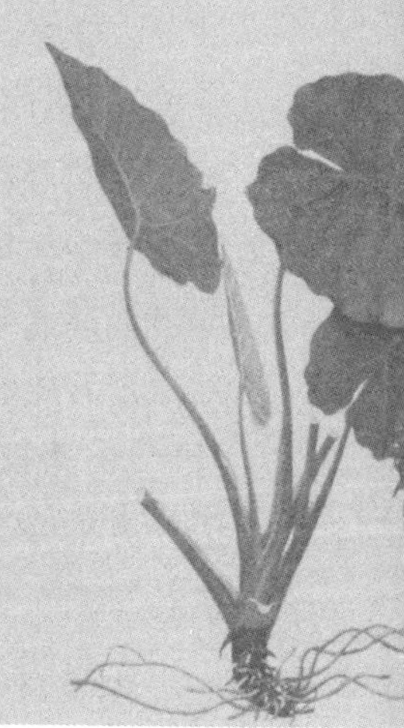

前　言

中医药是中华文明的杰出代表，是中国各族人民在几千年来与疾病作斗争的过程中逐步形成、不断发展的医学科学，它以其独特的生命观、健康观、疾病观和防治观，为中华民族的繁荣昌盛作出了卓越的贡献。

从《黄帝内经》形成的中医理论体系框架、张仲景《伤寒杂病论》确立的辨证论治理论与方法体系，到华佗创制“麻沸散”首开麻醉药用于外科手术的先河……留下了中医药发展中兼收并蓄、经验总结与理论创新共进的特色与印记。

如今在党和国家的高度重视下，中医药事业进入了新的历史发展时期，作为健康中国建设的重要力量，中医中药可为人民群众提供覆盖“生长壮老已”全周期的健康服务的保健，并成为中国特色医药卫生和健康事业的重要特征和显著优势，发展中医药事业已上升到国家战略的高度。如今，关心、支持、爱好中医药的人越来越多，学习中医药知识已成为中医药院校学生及广大群众的迫切愿望。为此，由从医 52 年的中医临床专家与国家精品课程主讲教师共同主编的专业科普著作《轻轻松松学中医——中医入门》应运而生了！

本书在基础理论部分简要介绍了中医药学的历史渊源、中医的四大经典著作及扁鹊、华佗、孙思邈、王惟一、李时珍和现代免疫法的先驱、“温病学说”代表性人物；运用深入浅出、通俗易懂的语言阐述了阴阳五行学说、脏象学说、气血津液学说、经络学说、病因学说、体质学说及四诊八纲、辨证施治、中医诊断方法等；重点选择介绍了94种常用中药，并列出了学习中医必须重点掌握和一般熟悉的中药与方剂；笔者结合自己数十年的临床经验，从处方的组成意义、组成结构、组成变化、各种剂型、煎药及服用方法等方面，对中医处方进行了科学的解读，还附有各种剂型的临床经验方揭秘；从四气五味、升降浮沉、药物归经、道地药材、如法炮制、掌握用量、熟悉禁忌等方面论述了中医处方的必备知识；按脏腑辨证选药、现代药理研究选药，对中医处方的用药进行了简介。目的是教会读者怎样开好一张中医处方。

本书编写尽量贴近临床，突出实用，说理清楚，深入浅出，语言生动，文字浅显。其中涵盖了笔者独特的见解与临床经验。本书适合中医药院校师生、学习中医的西医医师及广大中医药爱好者阅读，是一本不可多得的轻轻松松学习中医，引入中医大门的参考书。

编著者

2017年1月18日

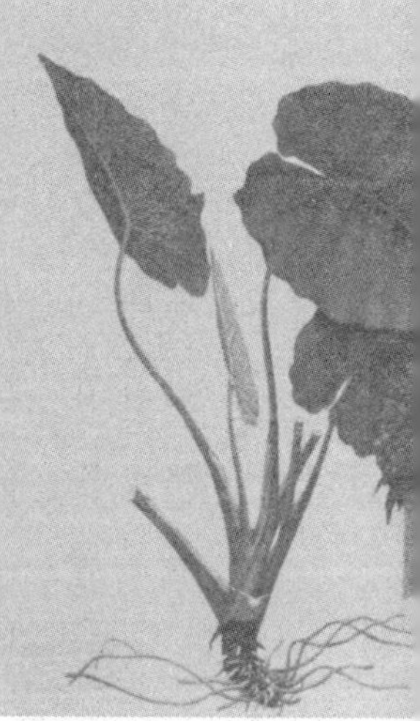

目录

第一章　古老而神奇的医学

第一节　中医药学的历史渊源

我们的祖国有着五千多年的文明历史,有着光辉灿烂的文化遗产,而中医就是这些宝贵遗产中的重要组成部分。毛泽东同志生前曾经赞誉"中国医药学是一个伟大的宝库",这个评价是恰如其分的。

那么,中医药学是怎样发展起来的呢?

传说在上古时期的氏族社会,就出现了有巢氏"构木为巢",燧人氏"钻木取火",神农氏"教民耕作"等一系列生产实践。特别是神农氏对中医药的贡献更大。据说他曾经试吃过几百种植物,有一次,一天竟吃进七十多种有毒的草,这可能是为了寻找充饥的食物,但也许就是古人寻找草药的最初尝试。所以,后世有这样的说法:"神农尝百草,医药始兴。"就这样,在长期的生活和生产实践中,我们的祖先发现某些植物的根、茎、花、果或动物的血、肉、筋、骨,对某些疾病有治疗作用,因而积累了一些简单的医药知识。另外,随着用石头、兽骨等制造的生产工具的出现,古人创造了像"砭石""骨针"之类的医疗工具,也就有了针刺疗法;由于火的使用,又出现了灸法、熨法等医疗技术……这就是中医学的最早起源。

第二节　中医学的四大经典著作

中医四大经典著作系指在中医药学发展史上起到重要作用,具有里程碑意义,对古代乃至现代中医都有着巨大的指导作用与研究价值的四部经典巨著。关于四大经典著作的具体组成存在争议。目前学术界一般将《黄帝内经》《难经》《伤寒杂病论》和《神农本草经》看作是中医四大经典著作。也有部分中医教材把《黄帝内经》《伤寒论》《金匮要略》和《温病条辨》当作四大经典著作,目前采用前者说法的较多。

一、《黄帝内经》

(一)《黄帝内经》的作者简介与成书情况

《黄帝内经》简称《内经》,是我国古代医学宝库中现存成书最早的一部医学典籍。书名首见于《汉书·艺文志》,该志记载了医经七家,其中包括《黄帝内经》18 卷,《黄帝外经》37 卷。这七家中《黄帝外经》和其他五家均已遗失,仅《黄帝内经》幸存。在《黄帝内经》成书前,已有更古老的医学文献存在于世,《黄帝内经》中所引用的古代医书多达 20 多种,如《上经》《下经》《揆度》《奇恒》《从容》和《五色》等。由此可见,《黄帝内经》是在其他更古老的医学文献基础上编撰而成的。

《黄帝内经》为"言医之祖",以一问一答的形式,托名黄帝与其臣子岐伯、雷公、鬼臾区、伯高等讨论医学问题。书名冠名黄帝,并非说该书为黄帝撰写,大约是战国至秦汉时期,由许多医家进行搜集、整理、综合而成该书,其中甚至包括东汉乃至隋唐时期某些医家的修订和补充,所以,《黄帝内经》是汇集古代众多医家经验和理论的医学典籍。

《黄帝内经》包括《素问》和《灵枢》两部分,各 9 卷,每卷 9 篇,各为 81 篇,合计 162 篇。《素问》在唐代只存 8 卷,其中第 7 卷的 9 篇已遗失。唐代王冰注解此书时,从其老师处得到一秘本,补充了"天元纪大论"等 7 篇,仍缺 2 篇。因此,现存的《素问》虽有篇目为 81,但其中的第 72 篇"刺法",第 73

篇"本病",只有篇名,没有具体内容。到了宋代,又补入两篇,附于该书之后,称为"素问遗篇",被认为是后人伪托之作。《灵枢》一书,原来只剩残本,北宋元祐八年(1093),高丽献来《黄帝针经》,哲宗随即下诏颁发天下。直到南宋时的史崧,才把"家藏的《灵枢》九卷"加以校正刊行,这就是现在保存下来的最早版本的《灵枢》。

(二)《黄帝内经》内容概要与学术价值

《黄帝内经》奠定了中医学的理论基础,确立了中医学独特的理论体系。《素问》包括了人体的生理、心理、病理及疾病的诊断、治疗、预防等内容。具体理论有阴阳五行,脏腑经络,精、气、血、神、津液,病因病机,辨证原则,诊法、论治及养生学、运气说等学说。《灵枢》除了论述脏腑功能、病因、病机之外,还着重介绍了经络、腧穴、针具、刺法及治疗原则等。这些重要论述在两千年前便构建起了中医学基本理论的独特体系,这也是中医学与世界其他国家传统医学的根本不同之处。笔者认为把中医学称为传统医学是不妥当的。《黄帝内经》为后世中医学的发展奠定了基础。其体现的基本精神和成就可以从以下几个方面进行概括。

1. 强调整体观念

《黄帝内经》在论述生命和疾病的各种问题时都贯彻整体观念这一思想原则。其特点是不重视人体的内在结构性,而强调功能的联系性。《黄帝内经》的整体观内容主要有以下三个方面。

1)人与天地自然是统一的　《黄帝内经》曰:"人以天地之气生,四时之法成","天食人以五气,地食人以五味"。这是强调自然对人的制约性。类似的论述在《黄帝内经》中十分丰富。正因为自然对人具有这样的制约性,所以当外界条件超出正常范围的变化时,人体就会生病。以这一整体观为前提,引出了外感六淫的病因学说。

人不仅受自然的制约,也能适应自然。这方面《黄帝内经》也有相关的论述,如:"天暑衣厚则腠理开,故汗出;天寒则腠理闭,气湿不行。"更进一步,《黄帝内经》还提出了"提挈天地,把握阴阳"的思想。这就不仅是消极地适应自然,而应是积极地驾驭自然。正是基于人体能适应自然的认识,《黄帝内经》才合理地导出"上工治未病"的预防思想。

2)人体自身是统一的　《黄帝内经》指出,人体自身是互相联系的整体,五脏六腑、肌肤毫毛、五官九窍等通过经络互相协调地联系在一起。脏腑间有特定络属,脏腑在体内各有所主,在体表各有其窍。正因为有这种联系,所以局部可影响全身,体表变化能反映内脏盛衰。根据整体观的这一原则,《黄帝内经》提出了:“有诸内必形诸外”“以表知里”等观点。逐步形成了中医学四诊合参的诊断学内容。

3)人的心身是统一的　《黄帝内经》在形神关系方面有极为精辟的论述。一方面认为形体决定情志精神,如“气和而生,津液相成,神乃自生”“心藏神”“肝藏魂”“脾藏意”“肺藏魄”“肾藏志”。正因为形决定神,所以脏腑有病时就会出现精神情志的变化,如“肝气虚则恐,实则怒”,“心有余则笑不休,心不足则悲”等。另一方面,精神情志也会反作用于脏腑功能,如“怒伤肝”“喜伤心”“思伤脾”“忧伤肺”“恐伤肾”。因为情志之间具有规律的互相作用,所以调节情志的太过或不及,就可使人从病理状态恢复到生理状态,如“喜胜忧”“悲胜怒”等。正是根据这一整体观原则,中医学才产生了七情病因学和情志疗法。这些内容在中医心理卫生学和精神治疗等方面都有指导意义。

2. 重视脏腑经络

脏腑学说主要论述研究人体五脏六腑的生理功能、病理变化及其相互关系。《黄帝内经》认为,五脏六腑是维系人生命的重要器官。《素问·五脏别论》认为:“五脏者,藏精气而不泻也,故满而不能实。”“六腑者,传化物而不藏,故实而不能满也。”《素问·灵兰秘典论》还分别介绍了心、肝、脾、肺、肾、胃、胆、大肠、小肠、膀胱等各自的不同功能,说明人的呼吸、循环、消化、排泄、生殖等各种功能无不与五脏六腑有关。《黄帝内经》还认识到经脉在人体内是循环不已的。《素问·举痛论》曰:“经脉流行不止,环周不休。”这是最早涉及血液循环体液循环、神经系统的相关记载。

经络学说是以研究人体经络系统的生理功能、病理变化及其与脏腑的相互关系为主要内容的。《灵枢·经脉》说:“经脉者,所以能决死生,处百病,调虚实,不可不通也。”对于十二经脉的名称、循行走向、络属脏腑及其所主疾病,《黄帝内经》均有明确的记载。对奇经八脉亦有所论述。与马王堆出土的《足臂十一脉灸经》及《阴阳十一脉灸经》相比,《黄帝内经》不仅由 11 条经脉发展为 12 条经脉,而且其循行走向很有规律,各经之间互相衔接,互为表里。由于每条阴经属于一脏,并与一腑相连络;每条阳经属于一腑,又连络一脏,这就使周身四肢和脏腑紧密地联系起来。每一经脉所主疾病,都和它的循行走向及所连属的脏腑直接相关。这对分析人体的生理、病理和进行诊断治疗具有指导价值。

《黄帝内经》阐述的脏腑经络学说,构成了中医学基本理论的核心内容,也是中医辨证论治的重要的理论基础。

3. 运用阴阳五行学说

阴阳五行学说产生于殷周之际,最初为两种学说,到战国由阴阳家统一在一起,成为影响广泛而深远的朴素的哲学思想,为各门学科所用,以说明自然和社会的各种问题。在《黄帝内经》中,阴阳五行学说既是哲理,又是最基本的医理,被广泛用以说明人体的生理与病理。如《素问·阴阳应象大论》说:“阴阳者,天地之道也,万物之纲纪,变化之父母,生杀之本始,神明之府也。”《素问·阴阳离合论》曰:“阴阳者,数之可十,推之可百;数之可千,推之可万;万之大,不可胜数,然其要一也。”笔者认为,阴阳可以用“事物对立统一的代名词”这句话来概括。

《黄帝内经》认为:“人生有形,不离阴阳”(《素问·宝命全形论》)。“阴平阳秘,精神乃治;阴阳离决,精气乃绝”(《素问·生气通天论》)。这是对人体生理病理的最高概括。

在《素问·阴阳应象大论》中,还有极为丰富的以阴阳论述生理、病理、药理、诊断、治则的内容。认为阴阳的生理关系是:“阳化气,阴成形”“阴在内,阳之守也;阳在外,阴之使也。”认为病理关系是:“阴胜则阳病,阳胜则阴病”。“察色按脉,先别阴阳”,这是诊断的重要原则。而“阳病治阴,阴病治阳”,又是后人必须遵循的治疗大法。至于“阳为气,阴为味”,则是对药理的最基本说明。

五行学说在《黄帝内经》中也有丰富的论述,把五行的性质与相互关系赋予五脏,从而用以说明五脏的生理和病理,指导诊断和治疗。同时也以五味归属五行,说明药物功能。

应该怎样评价阴阳五行学说呢？我们认为，既要承认其合理性和对中医的指导价值，也要指出其局限性，要认识到其中唯心及形而上学的成分。

除以上三个主要方面的成就之外，《黄帝内经》对病因、病机、诊法、治则、预防和养生等内容也都有丰富的阐述。这些内容对中医学在后世的发展产生了极为深远的影响。

《黄帝内经》收载了成方13首，其中几种为中成药，包括了丸、散、酒、丹等剂型。

总之，《黄帝内经》全面总结了秦汉以前的医学成就，并为后世中医学的发展提供了理论指导。在藏象学、经络学、病因病机学、养生和预防医学、诊断治疗原则等方面都为中医学奠定了理论基础。可以说，《黄帝内经》的问世，标志着中医学进入由经验医学上升为理论医学的新阶段。《黄帝内经》的影响是深远的，历代著名的医家在理论和实践方面的建树，无一不承接了《黄帝内经》的学术思想。

《黄帝内经》这部经典著作有三个"第一"：现存的第一部中医理论经典，第一部养生宝典，第一部关于生命科学的百科全书。

《黄帝内经》为学习中医，从事中医临床工作必读的首部经典著作。

二、《难经》

（一）《难经》作者简介与成书情况

《难经》，又称《八十一难》。该书的作者和成书年代至今尚无统一的说法。《难经》书名最早见于东汉张仲景的《伤寒杂病论》自序。该书提到："撰用《素问》《九卷》《八十一难》"。关于本书的作者，有人认为是战国名医扁鹊（即秦越人），但经查考《史记·扁鹊仓公列传》和《汉书·艺文志》均无有关此事的记载。而《四库全书总目提要》认为，《难经》八十一篇，《汉书·艺文志》不载，隋唐史始载。《难经》为何时何人所作，目前尚无定论。多数学者认为，《难经》成书于西汉末期至东汉之间。至于作者为秦越人的说法，尚无法考证。

（二）《难经》内容概要与学术价值

《难经》以问答形式阐释《黄帝内经》精义，"举黄帝岐伯之要旨而推明之”，讨论了八十一个中医学问题，全书采用问答式，作者提出自己所认为的难点、盲点和疑点，然后逐一解释阐发，对部分问题做出了发挥性阐释。全书共81难，立足于基础理论，以脉诊、脏腑、经脉、腧穴为重点。故称“八十一难”。其中，一至二十二难论述脉学，二十三至二十九难论述经络，三十至四十七难论述脏腑，四十八至六十一难论述疾病，六十二至六十八难论述腧穴，六十九至八十一难论述针法。

1. 脉诊部分

脉诊部分主要论述了脉诊的基本知识、脉学的基础理论、正常脉象、病脉、各类脉象之鉴别。该书将《黄帝内经》上、中、下三部九候的全身诊脉法简化，取《素问・五脏别论》“五脏六腑之气味，皆出于胃，变见于气口”及《经脉别论》“气口成寸，以决死生”之论，专诊气口即寸口，开创了寸口定位诊脉法之先河。《难经》全面论述了以寸口脉诊断全身疾病的原理，为后世普遍推行的寸口诊脉法奠定了基础。《难经》还载有浮、沉、滑、涩、大、小、弱、实、疾、数、弦、长、紧、散、急、短、牢、洪、濡、细、微、迟、缓、结、伏等25种脉象。它还认为，正常脉象以胃气为本，且脉象是随四时气候的变化而有所变化的。所论病脉，有辨脏腑疾病的十变脉、歇止脉、损脉，有辨寒热证的迟脉、数脉，有辨虚实证的损小脉、实大脉等。《难经》在论述正常脉象、病脉在疾病上的诊断意义以及各类脉象的鉴别等方面对《黄帝内经》均有所发挥。

2. 经络部分

经络部分着重论述了经脉的长度、流注次序，奇经八脉、十五络脉及其有关病证，十二经脉与别络的关系，经脉气绝的症状与预后等内容。《难经》对奇经八脉的含义和内容、循行部位和起止、同十二经脉的关系及发病证候等均进行了较系统的阐述，使中医经络学更为完善。

3. 脏腑部分

脏腑部分主要论述了脏腑的解剖形态、生理功能以及与组织器官的关系。在解剖方面，详细记载了五脏六腑的形态，并分别说明了一些脏腑的周长、直径、长度、宽度及其重量、容量等。在生理功能方面，《难经》论述了五脏六腑的功能及所主之声、色、臭、味、液。其中，较详细地指出了三焦的部位、功能和主治腧穴；提出了命门与肾的关系，强调命门在人体生理活动中的重要意义，为后世的三焦、命门学说奠定了基础。

4. 病因部分

在病因方面，《难经》除了论述风、寒、暑、湿、燥、火等六淫，还强调忧愁、思虑、恚怒以及饮食因素。在疾病的辨证方面，强调以四诊及病机的阴阳虚实等情况为基础辨证，以五行生克关系来阐明疾病的传变、预后。《难经》还提出了伤寒有五的理论，即以伤寒为广义，包括中风、伤寒、热病、温病、湿温五种，对后世伤寒学说和温病学说的发展具有一定的影响。

5. 腧穴部分

在腧穴部分，《难经》主要论述了狭义腧穴，如背部的五脏六腑俞，四肢部位的五脏五输、六腑六输等。并对某些特定穴位与经气运行的关系，以及与脏腑的关系等内容做了阐述。

6. 针刺部分

在针刺部分，《难经》主要阐释了针刺的补法和泻法，如迎随补泻法、刺井泻荥法、补母泻子法、补水泻水法等手法。阐释了这些方法的手法与步骤、临床运用、宜忌、注意事项等内容。并提出针刺疗法与四时节气的关系，迄今仍具有一定的临证指导意义。

总之，《难经》继承了汉代以前的医学成就，充实了中医学基本理论和临床方面的内容，书中对经络学说和命门、三焦、七冲门（消化道的七个冲要部位）、八会（脏、腑、筋、髓、血、骨、脉、气等精气会合处）进行了论述。书中还明确提出“伤寒有五”（包括中风、伤寒、湿温、热病、温病）的观点，并对五脏之积、泻痢等病做了深入阐述。本书在《黄帝内经》的基础上有进一步发展，是一部重要的中医理论著作。

从中医临床的角度来看，《难经》的重要性比《黄帝内经》要逊色不少。

三、《神农本草经》

（一）《神农本草经》作者简介与成书情况

《神农本草经》，简称《本草经》，又称《本经》，是我国现存最早的一部中药学专著。首载于梁代阮孝绪的《七录》。《隋书·经籍志》也提到《神农本草经》有5卷。但前两书均未交代该书的作者与成书年代。对于该书作者一直存在争议。该书为何人何时所作呢？梁·陶弘景认为,《神农本草经》为仲景、华佗所作。北齐·颜之推提出此书系神农氏所作,只是经过后人的增删整理,掺杂了新内容,才乱了该书的原貌。晋·皇甫谧则认为是岐伯或伊尹所撰。该书的成书年代,有战国说、秦汉说、东汉说。晋人嵇康、皇甫谧等皆引用或提到过此书的内容,说明本书在西晋以前就有流传。书中又多重视养生、服石、炼丹,还有神仙不死之类的说教,与东汉时期的社会风气颇相吻合。多数中医文史学者认为,《神农本草经》并非出自一人一时,大约是秦汉以来许多医药学家不断搜集药物学资料,直至东汉时期才最后加工整理成书的。书名冠收神农,是假托神农氏所著,真正作者不详。

《神农本草经》的原著已于唐代初年散佚,现行版本是后代医家从《证类本草》及《本草纲目》等书中辑录出来的。流行的版本较多,其中以孙星衍、孙冯翼叔侄合辑本较为完善。

(二)《神农本草经》内容概要与学术价值

《神农本草经》是秦汉众多医药学家总结、搜集、整理药物学经验成果而成的专著,是对中药学的第一次系统总结。

《神农本草经》有3卷,也有4卷本(“序例”单算1卷),是我国现存最早的中药学专著。它内容十分丰富,反映了我国东汉以前药物学的经验与成就。

1. 创药物的三品分类法

《神农本草经》收载药物365种,其中植物药252种,动物药67种,矿物药46种。之所以收药365种,是为了“法三百六十五度,一度应一日,以成一岁”(孙星衍辑本《神农本草经·卷三》)。本书将药物按性能功效的不同分为上、中、下三品。这种药物分类方法是中国药物学最早、最原始的分类方法,它对指导临床应用有一定的意义。但三品分类法又有一定的缺陷,如分类过于笼统;在同一品中,动物、植物、矿物混在一起,往往草、木不辨,虫、石不分;上、中、下三品的界限不清,划分标准难以掌握。如瓜蒂是催吐药,应列入下品,却列在上品;龙眼是补养药,应定为上品,却列于中品等,所以精髓中也有谬误。

2. 概括地记述了中药学的基本理论

《神农本草经》论述了方剂君臣佐使的组方原则，其“序言”写道：“药有君臣佐使，以相宣摄合和，宜用一君二臣三佐五使，又可一君三臣九佐使也。”这就告之后人，任何一个方剂，并非药物随意堆砌，而有一定的组方规律。方中既要有君药、臣药，还要有协助君、臣药起作用或在整个方剂中起调和引导作用的佐使药。虽然书中所提君臣佐使各药的味数未免有些机械，但作为总的组方原则，却对后世医学家有指导意义。该书提出了药物七情和合的理论。指出不是所有药物都可以配合使用。有的药物合用后，能相互加强作用，有的能抑制另一种药物的毒性，适宜于配合使用，而有的药物合用后，会产生剧烈的副作用，则不应同用。书中对近200种药物的配伍宜忌予以说明，如“丹砂畏磁石，恶咸水”等。该书还阐述了药物的性味及采集加工炮制方法。

3. 记载了临床用药原则和服药方法

在临床用药的指导思想上，《神农本草经》提出：“欲疗病，先察其源，先候病机，五藏未虚，六腑未竭，血脉未乱，精神未散，食药必活。若病已成，可得半愈。病势已过，命将难全。”指出药物并非万能，贵在可治之时尽早防治。关于临床用药原则，“序言”指出：“疗寒以热药，疗热以寒药，饮食不消以吐下药，鬼疰蛊毒以毒药，痈肿疮瘤以疮药，风湿以风湿药，各随其所宜。”在用药方法上，“序言”提出：“病在四肢血脉者，宜空腹而在旦；病在骨髓者，宜饱满而在夜。”这些用药原则和方法，对后世医药学家从事临床工作有借鉴意义。

4. 论述了药物的功效和主治

《神农本草经》所记药物的功效基本是正确的，特别是有关植物药的记载，如人参“主补五藏，安精神，定魂魄，止惊悸，除邪气，明目，开心，益智，久服轻身延年。”黄连“主热气，目痛，眦伤泣出，明目，肠澼，腹痛，下利，妇人阴中肿痛。”这些认识，在长期临床实践中得到反复的检验，证明是正确的。其中许多药物的药理作用已为现代科学研究所证实，如人参补益、麻黄定喘、大黄泻火、常山截疟、黄连止痢、黄芩清热等，至今仍作为常用药物在广为应用。

总之，《神农本草经》是集秦汉药物学大成之作，系中药学的奠基大作，它系统地总结了秦汉以来医家和民间的用药经验，为我国古代药物学奠定了基础，对后世药物学的发展有着重要影响，至今仍是中医药学的重要理论支柱。限于当时的历史条件和科学水平，书中也不可避免地存在一些错误，对后世药物学的发展也难免产生过一定的消极影响。

四、《伤寒杂病论》

（一）《伤寒杂病论》作者简介与成书情况

《伤寒杂病论》的作者是张仲景（约 150—219）。张仲景，名机，字仲景，南郡涅阳（今河南省邓县，一说今南阳市）人。年轻时曾跟从同郡张伯祖学医，经过多年的钻研，青出于蓝而胜于蓝，医术远超其师，成为汉代著名的临证医学家。

张仲景生活在东汉末年，当时政治极端黑暗，官府横征暴敛，豪族地主疯狂兼并土地，百姓生活在水深火热之中。各地起义，战火绵延，天灾频发，疾病流行，死人众多。据张仲景在《伤寒杂病论·序》中记载，他的家族原有 200 多口人，自建安元年（196）以来，不到 10 年的时间，即有三分之二的人生病死去，其中十分之七的人死于伤寒。由于统治者很不重视医学，社会百姓迷信巫医，不但医学得不到应有的发展，一般医生也墨守成规，他们"各承家技，终始顺旧"，而那些庸医们不但技术低劣，而且医疗风气恶劣，常常是"按寸不及尺，握手不及足""相对斯须，便处汤药"，结果使许多病人断送了性命。"感往昔之沦丧，伤横夭之莫救"的张仲景立志发奋钻研中医。他"勤求古训，博采众方"，刻苦攻读《素问》《灵枢》《难经》等古典医籍，并结合当时医家及自己长期积累的医疗经验，撰成了《伤寒杂病论》。

《伤寒杂病论》问世以后，由于战乱兵燹，原著不久即散佚。后人经过整理，将论述外感热病的内容结集为《伤寒论》，将论述内科杂病的部分结集为《金匮要略》。

（二）《伤寒杂病论》内容概要与学术价值

《伤寒杂病论》是我国最早的理论联系实践、理法方药齐备的临床医学专著，是一部阐述外感病及杂病诊疗规律的开创性和奠基性的大作，而且它是一部高水平、流传百世、影响临床各科的学术经验最具有代表性的医学典籍。

1. 提出了辨证论治范例

张仲景继承了《黄帝内经》等古代医籍的基本思想与理论，结合当时的丰富临证经验，以六经论伤寒，以脏腑论杂病，确立了严谨的诊疗规范和辨证体系，奠定了中医学辨证论治的原则，使中医基本理论与临证实践紧密结合起来。

1)《伤寒论》以六经论伤寒　《伤寒论》共10卷，397条，为外感巨著。张仲景十分重视对《黄帝内经》的研究，所用六经辨证，直接渊源于《黄帝内经》。《素问・热论》说："今夫热病者，皆伤寒之类也……人之伤于寒也，则为病热。"而且，《黄帝内经》对于外感发热病提出了六经传变的理论。《素问・热论》言："伤寒一日，巨阳受之，故头项痛，腰脊强。二日，阳明受之，阳明主肉，其脉侠鼻络于目，故身热，目疼而鼻干，不得卧也。三日，少阳受之，少阳主胆，其脉循胁络于耳，故胸胁痛而耳聋。三阳经络皆受其病。而未入于脏者，故可汗而已。"三阳经传尽，又传入三阴经，"四日，太阴受之……五日，少阴受之……六日，厥阴受之。"

张仲景在《素问・热论》的基础上，考察了整个外感病的发展变化过程。根据病邪侵害经络、脏腑的程度，病人正气的强弱，以及有无宿疾等因素，寻找发病的规律，并提出了自己的见解，概括起来就是以六经论伤寒。张仲景参照《素问・热论》六经传变的原则，把外感热病发展过程中各个阶段所呈现的各种综合症状概括为六个类型，即太阳病、阳明病、少阳病、太阴病、少阴病、厥阴病，并以此作为辨证论治的纲领。由于六经包括手六经和足六经，也就是十二经，十二经又络属各个脏腑，因而疾病的发生、发展、传变与整个脏腑经络联系起来。所以六经辨证，其实质是整个脏腑经络学说在临床上的具体运用。也就是说，《伤寒论》根据人体抗病力的强弱、病因的属性、病势的进退缓急等因素，将外感病演化过程中出现的各种证候进行分析、综合、归纳，从而讨论病变的部位、证候特点、损及脏腑、寒热趋向、邪正消长以及立法处方等问题。

《伤寒论》除介绍了各经病证的特点和相应的治法之外，还说明了各经病证的传变、合病、并病，以及因处治不当而引起的变证、坏证及其补救方法等。通过对六经证候的归纳，可以分清主次，认识证候的属性及其变化，从而在治疗上可以掌握原则性和灵活性。《伤寒论》第16条曰："观其脉证，知犯何逆，随证治之。"这是张仲景对辨证论治原则所做的最扼要的概括。

2)《金匮要略》以脏腑论杂病 《金匮要略》为方书之祖。"金匮"，表示此书的重要和珍贵；"要略"，表明书中所言简明扼要。书名表明本书内容精要，价值珍贵，应当慎重保藏和应用。《金匮要略》共6卷，25篇，以脏腑辨证论述内科杂病为主（占全书的2/3以上），如痉、湿、百合、狐惑、疟疾、中风、历节、肺痿、奔豚等60多种病证，兼及外科的疮痈、肠痈、浸淫疮和妇人脏躁、经闭、妊娠病、产后病和其他杂病，还有急救及食禁等方面的内容。

张仲景对杂病的论治，以整体观念为指导思想，以脏腑经络学说为基础，主张根据脏腑经络病机进行辨证，开创了脏腑辨证之先河。他对病因、病机及诊断、治疗的论述十分精湛，特别是在病因方面，提出了一个比较完整的病因学说。《金匮要略》认为："千般疢难，不越三条：一者，经络受邪，入脏腑，为内所因也；二者，四肢九窍，血脉相传，壅塞不通，为外皮肤所中也；三者，房室、金刀、虫兽所伤。以此详之，病由都尽。"这是最早把病因分为三类的论述。后来，南宋陈言的三因学说，便是在《金匮要略》基础上发展起来的。

张仲景对外感热病与杂病的认识和临证治疗法，被后世概括为辨证论治体系，为后世临证医学的发展奠定了基础。

2. 对方剂学的贡献

《伤寒论》立方112首，《金匮要略》立方262首，除去重复方剂，两书实际载方269首，使用药物达214种，基本上概括了临床各科的常用方剂，故被誉为"方书鼻祖"。其方剂学成就主要表现在以下几方面。

1)提出了较严谨的方剂组方原则 张仲景的《伤寒杂病论》对方剂组成以及方中药物的加减，均提出了较严格的要求。充分体现了君、臣、佐、使相配合的组方原则。根据病情变化和兼证的不同，处方又有所加减变化。由此可见张仲景组方原则的严格与灵活。

2)创制了多种方剂的剂型 在《伤寒杂病论》中，所载方剂剂型有汤剂、丸剂、散剂、酒剂、洗剂、浴剂、熏剂、滴耳剂、灌鼻剂、灌肠剂、软膏剂、肛门栓剂、阴道栓剂等不同类型。所用方剂剂型种类超过以往医学文献及简牍所载的医方内容。这些剂型至今仍广泛应用于临床,用以治疗各类疾病。该书所运用的汗、吐、下、和、温、清、补、消等基本治法,一直被后世临床广泛应用。

3)记载了大量有效的方剂　《伤寒杂病论》中所载方剂大多切合临床实际,如治疗半表半里的小柴胡汤,治疗阳明热盛的白虎汤,治疗黄疸的茵陈五苓散,治疗痢疾的白头翁汤,治疗胸痹心痛彻背的瓜蒌薤白半夏汤,治疗虚劳和虚烦不眠的酸枣仁汤,治疗妇人经漏的芎归胶艾汤,以及麻黄汤、桂枝汤、大承气汤、理中汤、四逆汤、乌梅汤等,都是时至今日仍在中医临床普遍应用且行之有效的方剂,至今仍享有盛名,这些经典处方也被后人称为“经方”。

综上所述,《伤寒杂病论》不仅为诊疗外感疾病提出了辨证的纲领和治疗方法,也为中医临床各科提供了辨证和治疗的一般示范。它成书之后,一直指导着后世医家的临床实践。历代许多著名医学家无不推崇张仲景的著作,无一例外地重视对《伤寒杂病论》的研究。自唐宋以后,《伤寒杂病论》的影响远及国外(尤其是日本),可见其学术价值之大。

第三节　能起死回生的扁鹊

春秋战国时期,有一位技术精湛、热心为民治病的名医,人称扁鹊,其实,他的原名叫秦越人。

扁鹊治病,能够注意病人多方面的征象,综合望、闻、问、切四诊而后做出诊断结论。特别值得一提的是,扁鹊首先倡导使用了切脉诊病的方法,这在诊断学上是一大发明,在世界上也属首创。

扁鹊治病的疗效很好,治好过许多危险重病。据说,有一次,晋国有个名叫赵简子的将军病得很重,昏迷了五天,人们都认为他没救了。但扁鹊诊视以后,发现赵简子的心脏还在微微跳动,再按病人各部位的脉,也有微弱的搏动,于是断定赵简子并没有死,还可以医治,便给赵简子加以治疗,果然使他慢慢恢复了知觉。

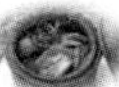

又有一次，扁鹊在虢国(现在的陕西省宝鸡市虢镇一带)，听到太子突然死亡的消息，就连忙赶到王宫去。他仔细察看了太子的“尸体”，发现太子还有极微弱的呼吸，两腿内侧还发热，大腿根的脉搏还在跳动，便断定其是假死，名叫“尸厥症”。当时就在太子的头顶“百会穴”刺了一针以急救，果然一会儿太子就有了呼吸。后来，扁鹊又叫他的学生们，有的用针扎，有的用砭石刺，有的用草药在病人胁下热敷，足足忙了大半天，太子终于睁开了眼睛，坐了起来，再经过二十多天的服药治疗，太子完全恢复了健康。从此，人们都传说扁鹊有起死回生的本领，大家都把他当神仙看待。但他却谦虚地说：“我并不能把死人救活，因为病人根本没有死，所以我还能医好他。”

第四节　外科鼻祖华佗

三国时期，有一位发明麻醉法和剖腹术的医生，就是大名鼎鼎的华佗。他学识渊博，精通内、外、妇、儿及针灸等科，尤其对外科最为擅长。他发明的“麻沸散”可对人进行全身麻醉，因而可施行剖腹手术。他是中国，也是世界上第一个使用药物麻醉的人。他的麻醉法曾传到朝鲜、日本、摩洛哥等地。而在欧美，直到19世纪初期才施行全身麻醉法，这比华佗的麻醉法已落后了一千六百多年。

有一次，华佗给一位车夫看病，这个人肚子痛得厉害，开始还在大叫，后来叫声逐渐低微了，病情在恶化。华佗断定病人患的是“肠痈”(相当于阑尾炎)，便决定用手术来抢救。他立即给病人服了用酒调的“麻沸散”，使病人失去知觉，然后，施行剖腹手术，割去溃烂的肠子，洗涤干净，再缝好伤口，最后敷上一种叫“神膏”的药。经过七八天，创口逐渐愈合，不过一个月，病人就好了。由此可见，他的医疗技术是很高超的。

另外，华佗还十分重视保健锻炼，他发明了一种叫作“五禽戏”的锻炼方法，模仿虎、鹿、熊、猿、鸟五种动物的动作形态，制订训练动作，来锻炼身体，预防疾病。这是世界上最早的医疗体操。当今，有人使用这种方法锻炼，竟然治好了某些癌症，说明这种体育疗法是很有科学道理的。

第五节 针灸专家王惟一

宋代有一位杰出的针灸专家，叫王惟一。他对针灸学下过很大的苦功，曾经仔细研究了许多古代针灸书籍。他把三百五十四个扎针的穴位名称联系起来，分成脏腑十二经，给它注明了穴位，画成人体针灸图。该图内容丰富，图样比较完整，经穴较多而有系统。用时可按图指穴、按穴治病，非常便利。

后来，当时的宋朝皇帝仁宗命令他督造两个针灸铜人。经过精密的设计，他和工匠们一起商量，花了一年的工夫，终于将铜人造了出来。这两个铜人是用青铜铸成，和真人一般大小，不仅有躯壳、四肢，而且有五脏、六腑。铜人表面刻有 300 多个穴位，穴位外面涂上黄蜡，里面盛满水，练习针刺时，如果刺得准，水就流出来，如果进针错误，刺不准穴位，就没有水流出。这两个铜人的铸成对针灸学的发展起了很大的推动作用，成了当时医学教学的重要工具。这也是世界上最早的人体教学模型。

第六节 药物学家李时珍

李时珍，又叫李东璧，明朝正德十三年(公元 1518 年)生于蕲州(今湖北省蕲春县)。

李时珍年轻时随父学医，读了很多医药书籍，对本草有深刻的研究。从他 35 岁那年起，用了整整 27 年时间，参考了近八百种书籍，走遍了大江南北，进行实地考察，终于写成了《本草纲目》这部辉煌巨著。

《本草纲目》共 52 卷，记载药物 1892 种，还有 1000 多幅精致的药物图谱，所载药物分为水、火、土、金石、草、谷、菜、果、木、服器、虫、鳞、介、禽、兽、人体附着物等十六个部门。十六部一共包括三百六十类。这样的科学分类方法，在当时是没有前例的。它比最著名的瑞典人林奈的“自然系统”要详明得多，而且在时间上还早二百多年。书印成后受到医药界普遍的欢迎，在短期内翻印了好几次，不久就被翻译成拉丁、日、法、俄、德、英等六种外文，传到了国外，为世界医药学的发展作出了贡献。现在，莫斯科大学的走廊上还镶刻陈列着李时珍的浮雕石像，这表明了李时珍在世界文化科技史上的崇高地位。

第七节　“药王”孙思邈

孙思邈，生于公元 581 年，京兆华原（今陕西省铜川市耀州区）人。他为唐代亦医亦道的著名医学大家，被后世尊称为“药王”。西安以北 70 公里有座北宋的“五台山”，因孙思邈曾隐居于该山而改名为“药王山”，山上碑石林立、壁画众多、古柏苍翠、殿宇轩昂，成为学习医、道、儒、佛及书法的旅游胜地。由于孙思邈的崇高声誉，每逢农历二月二，纪念孙思邈的活动连续半月，四方游客及拜谒者络绎不绝，平时也香火旺盛。孙思邈精通医、道、佛、儒各家学论，他一生医术精湛，临床经验丰富，医德高尚，撰写有《备急千金要方》《千金翼方》两部巨著，共 60 卷，药方 6500 首，为唐代以前医药成就的系统总结，被誉为我国最早的临床医学百科全书。书中内容丰富实用，不求玄虚，对后世医学影响深远。

孙思邈也是一位养生学家，著有《摄养枕中方》一书，书中养生功法众多。他创立的养生十三法为：发常梳、目常远、齿常叩、漱玉津、耳常鼓、面常洗、头常摇、腰常摆、腹常揉、摄谷道（即提肛）、膝常扭、常散步、脚常搓，有很实用的价值。他主张养生大法，德行为本；精神养生，贵在七情平和，精神内守；“安身之本，必资于食”；顺时摄养，起居有常；“常欲小劳，但勿大疲”。孙思邈是古代名医中的老寿星，他活到 102 岁，也有人考证他活到了 141 岁。

第八节 现代免疫法的先驱

20世纪60年代，免疫学得到了突飞猛进的发展，所以一般人都认为这是西医首创的。其实，早在一千多年以前，我国古代医生已认识到传染与免疫的关系，且有应用免疫法防治疾病的记载。如公元4世纪的东晋时期，医学家葛洪在《肘后备急方》这本书里记载了一种治疗“猘犬咬人”的方法。这是用免疫法治病的最早记录。

猘犬就是疯狗。疯狗咬人后，人会得“狂犬病”。狂犬病的主要表现是，神经极度兴奋，容易受刺激，怕声音、怕光线、一受到刺激，就会全身抽搐，角弓反张，面部表现出苦笑的痛苦表情。这种病的死亡率极高，就是在医学高度发展的今天也极为棘手。葛洪的治疗办法是将咬人的狂犬杀死，取其脑子敷伤处，这样可使狂犬病不发作。直到19世纪，法国的巴士德研究了狂犬的脑髓，才知道狂犬病毒几乎都聚集在神经组织里。用这种带有病原微生物的动物组织来治疗，就如同现在采用狂犬疫苗来防治狂犬病的方法类似。当病原体注入病人身体后，可以刺激病人身体，使之产生抵抗该病的抗体，这就是一种主动免疫的方法。

历史上，天花曾经猖獗流行，不知夺走了多少人的生命，甚至连最高统治者也难幸免，如清朝的顺治皇帝就是染上天花死去的。得了天花常常十死八九，纵使能够幸存，脸上和身上的皮肤总要留下点点瘢痕。但是，得过天花病的人就不会再得第二次了。根据这一现象，我国古代医学家发明了种痘术。

据说，早在10世纪末11世纪初，宋真宗时期，峨眉山曾有一位“神人”，给丞相王旦的儿子种痘。而确实可靠的材料表明，我国最迟在明朝隆庆年间就开始逐渐推广种痘术。公元1681年，江西有一位种痘神医，名叫张琰，他写了一本《种痘新书》，书中提到他曾给八九千人种过痘，后来这些人中发天花的仅二三十人，这在当时是很先进的。

当然，当时种痘的方法很简单，就是取患天花病人的痘疮疮痂，研成细末，将此细末用管子吹入没患病的健康人的鼻孔中，使健康人发一次轻病，从而预防以后再患天花病。这就是所谓的“人痘术”。中国的人痘接种术传入欧洲后，直到1798年英国人琴纳才提出用“牛痘术”预防天花，但这要比中国晚了许多年。现在天花之所以能在世界上绝迹，其中也有“人痘术”的一份功劳。所以从历史上看，免疫学的真正起源是在中国。

第九节　“温病学派”及其代表人物

在某些人的心目中，中医只能治慢性病，遇到急性病就不中用了，其实不然。长期以来，中医积累了不少治疗各种急症的经验，特别是对于急性热病（又称“温病”），历代多有著述。汉代张仲景的《伤寒论》就有谈热病的辨证论治。但由于后世传染病的反复流行，病种的复杂，使得许多医学家开始认识到《伤寒论》已不能满足医学发展的需要，开始变革，终于在明清时期形成了历史上说的“温病学派”，创立了“温病学说”。

在温病学形成的过程中，明代朝的吴有性起了开创性的作用。他对传染病有深刻的研究，著有《瘟疫论》一书。他认为温病是由一种与风、寒、暑、湿、燥、火“六淫”不同的“戾气”（即现在所说的病毒或细菌）作用的结果。把瘟疫与其他传染病加以区别，从而对瘟疫病的病因有了新的认识，为传染病学作出了重大贡献。

到了清代，温病学说达到了成熟的阶段，形成了辨证论治的完整体系，出现了许多擅长治疗急性传染病的名医。代表人物有叶天士、吴鞠通、王孟英和薛生白。这里重点介绍一下叶天士。

叶天士出生于苏州的一个医生世家，自幼好学。他曾先后拜过十七位老师，终于学得了高明的医术，在当地群众中威信很高。不少病人还从千里之外特地赶到苏州来请他治病。

有一年，苏州瘟疫流行，叶天士就运用他精湛的医术，治好了不少病人。传说有个更夫患病后面部和周身浮肿，并显现出黄白的颜色，别的医生看了都认为无法治疗，只有等死。但经过叶天士诊察后，却认为并不严重，给他开了方药，服下两剂病就好了。

叶天士诊务繁忙，没有工夫著书，有一篇《温热论》是他的学生顾景文记录整理的。其中提出了"温邪上受，首先犯肺，逆传心包"的著名论点，给后世临床工作以极大的指导。他的学生还把他临证上的医案治验编写成一部名叫《临证指南医案》的书，一直为后世医生所传诵。

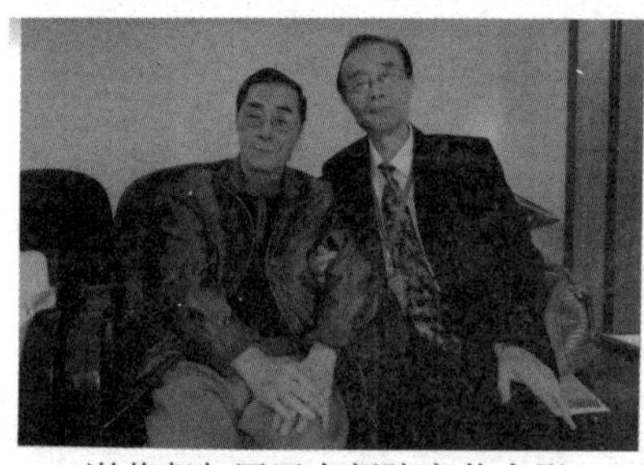
谢英彪与国医大师陆广莘合影

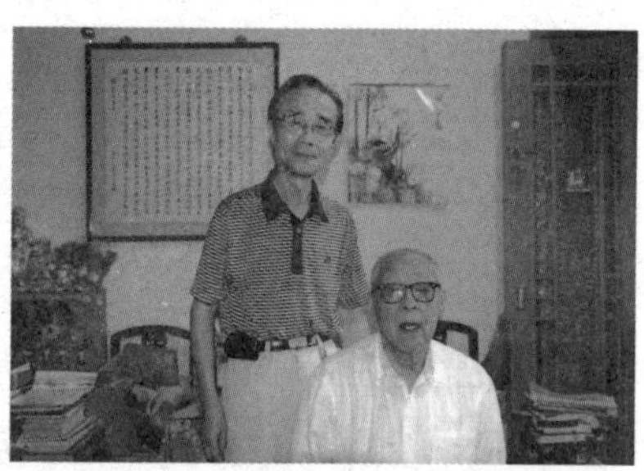
谢英彪与国医大师徐锦藩合影

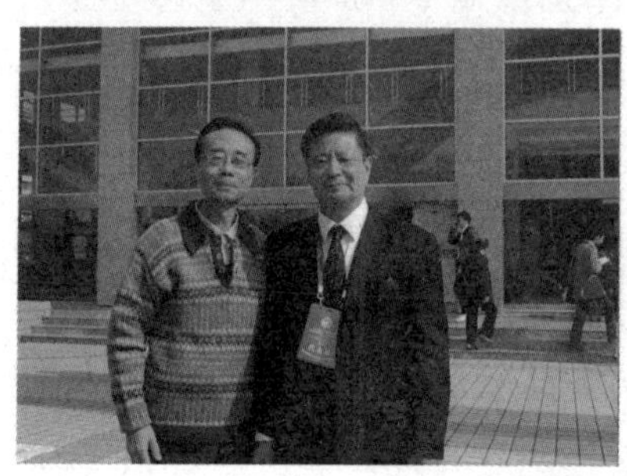
谢英彪与国医大师王琦合影

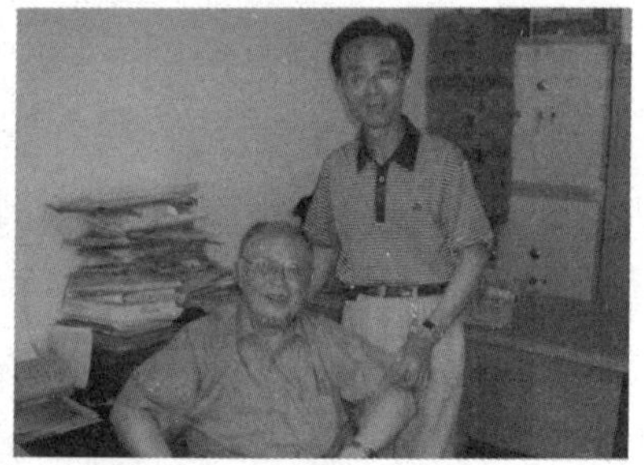
谢英彪与国医大师周仲瑛合影

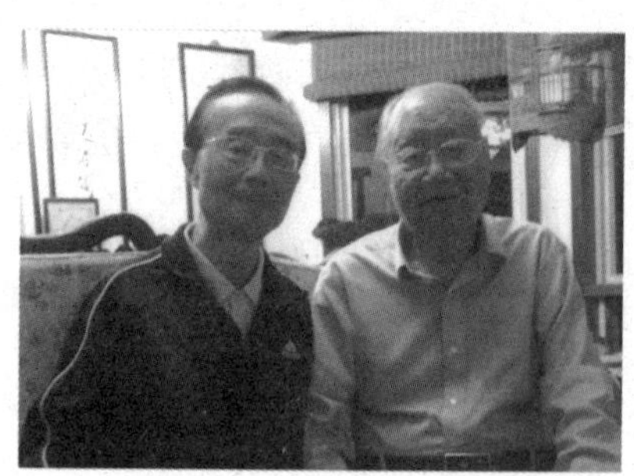
谢英彪与国医大师朱良春合影

第二章　中医学的理论基础

中医学是研究人体生理功能、病因病机以及疾病的诊断、预防和治疗的一门学科。它在漫长的形成、发展过程中，创立了一套独特的理论体系。这一理论体系是在古代唯物论和辩证法思想的指导下，在长期同疾病作斗争的实践经验基础上逐步创立和形成的。这一独特的理论体系主要是以整体观念为主导思想，以阴阳五行为说理工具，以脏腑经络、气血津液等生理和病理为理论基础，以辨证论治为诊疗特点，并在整个理论体系中始终贯穿着朴素唯物论和辩证法的思想。

第一节　阴阳五行学说

阴阳五行学说是阴阳学说和五行学说的总称，是古人认识世界和解释宇宙现象的世界观和方法论，属于古代哲学范畴，具有朴素唯物论和自发的辩证法思想。阴阳学说认为世界是物质的，任何事物内部，无不存在着相互对立的阴阳两个方面，由于阴阳两方面的对立运动，推动着事物的发展变化。五行学说则认为，世界是由木、火、土、金、水五种不同的物质组成的，通过这五种物质之间递相资生，又递相制约的运动变化，从而维持着事物之间的正常和协调发展。这种观点对我国唯物主义哲学有着深远影响，并成为我国古代自然科学的唯物主义世界观和方法论的基础。

我国古代的医学家在长期医疗实践的基础上，将阴阳五行学说运用于医学领域，以此作为理论工具来阐述人体的生理功能和病理变化，并用以指导临床的诊断和治疗。因此，阴阳五行学说已成为中医学理论体系中的一个重要组成部分，对于中医学理论体系的形成和发展有着较深刻的影响。但由于历史条件的限制，阴阳五行学说在揭示自然界事物的运动变化规律时尚有不足之处，故不能与现代唯物辩证法理论等量齐观。为此，我们在学习和运用阴阳五行学说时必须坚持辩证唯物主义和历史唯物主义相结合的观点，取其精华，弃其糟粕，使之更好地应用于中医诊疗之实践。

一、阴阳学说

（一）阴阳的基本概念

阴阳是对自然界相互关联的某些事物和现象对立统一的代名词。阴和阳既可代表相互对立的两个事物和现象，又可代表同一事物内部相互对立着的两个方面。

阴阳的最初涵义是很朴素的，是指日光的向背而言，即向日光的地方因其明亮温暖为阳；背日光的地方因其黑暗寒冷而为阴。故《说文》云："阳，明也。""阴，暗也"。古人在长期的生活实践中，通过对自然界各种各样事物或现象的长期观察，看到日月往来、白天黑夜、晴天阴雨、温暖寒凉及方位的上下、左右、内外，运动状态的躁动或宁静等两级现象的变化。随着实践的积累，对这些现象的认识也不断深化。于是，就从不胜枚举的两极事物或现象中抽象出两个既相互对立又相互联系的基本范畴，并用阴和阳加以概括，即凡是明亮的、温热的、躁动的事物或现象属阳；凡是黑暗的、寒冷的、沉静的事物或现象则属阴。例如，昼为阳，夜为阴；日为阳，月为阴；火为阳，水为阴等。这种引申扩大的结果，几乎把自然界所有的事物或现象都区分为阴阳两大类。同时，古人还发现，阴阳的双方并不是静止不变的，而是处于不断运动变化过程中的。正是由于这种运动变化，才推动着宇宙间一切事物的发展变化，即阴阳的运动是一切事物运动变化的根源。正如《素问·阴阳应象大论》所说："阴阳者，天地之道也，万物之纲纪，变化之父母，生杀之本始，神明之府也。"至此，哲学范畴阴阳学说的理论趋于完全。标志着中医学理论体系形成的著作之一《黄帝内经》,正是借用了阴阳学说的理论来解释中医学中的诸多问题以及人与自然界的关系,从而使阴阳学说与中医学有机地结合起来,成为中医学重要的理论工具,形成了中医学的阴阳学说。因此阴阳学说贯穿于中医学生理、病理、诊断及治疗等各个方面,是中医学的重要说理工具和方法论,是中医学理论体系不可缺少的组成部分。阴阳是从自然界中众多具有两极变化的事物或现象中抽出其共同的、本质的属性形成的概念,因此并不具体指某一特定的事物或现象。它既可代表相互对立的两个不同事物,也可代表同一事物内部相互对立的两个方面,即随着对立物的不同,阴和阳有其不同的内涵。它是一个抽象的概念,是机动的代名词。所以《灵枢·阴阳系日月》说:“阴阳者,有名而无形。”但是,阴阳作为一个抽象概念,在具体应用中,却具有广泛的物质基础,也就是说,阴阳必须通过具体的事物和现象才能体现出来。如天在上为阳,地在下为阴;火温热为阳,水寒凉为阴;气无形为阳,质有形为阴,等等。没有具体事物和现象作为基础,阴阳的属性无从体现。

阴阳代表着既相互对立又相互关联的事物属性。一般来说,凡是明亮、温热的、躁动的、向上的、向外的、功能的、无形的等,都属于阳;晦暗的、寒凉的、相对静止的、向下的、向内的、物质的、有形的等,都属于阴。如以天地言,则“天为阳,地为阴”。即天气轻清上升故为阳,地气重浊沉降故为阴。以水火言,则“火为阳,水为阴”。即火性热而炎上故属阳,水性寒而润下故属阴。以物质的运动变化而言,“阳化气,阴成形”。即物质从有形蒸腾气化为无形的过程属于阳,物质由无形之气凝聚成为有形之物的过程属于阴。阴和阳的相对属性引入医学领域,则具有推动、温煦、兴奋等作用的物质或功能,统属阳;对于人体具有凝聚、滋润、抑制等作用的物质或功能,统属阴。但必须说明,自然界存在着许多事物和现象,并不是任何事物都可以随意分阴阳。也就是说,用阴阳来概括或区分事物的属性,必须是相互关联、相互对立的事物或一个事物的两个方面。否则,不能用阴阳来概括说明。

事物的阴阳属性是相对的,不是绝对的。尽管阴阳的属性是绝对的,不能转化,如光明、温热等永远属阳,黑暗、寒冷等永远属阴。但用阴阳说明具体事物的阴阳属性则是相对的,这种相对性主要表现在两个方面:一是表现为在一定的条件下，阴和阳双方可以互相转化，阴可以转化为阳，阳亦可转化为阴。例如，就体内的气与血而言，气属阳，血属阴，但气能生血，血能化气，二者可以相互转化。二是表现为事物阴阳的无限可分性。如一日之内分阴阳，则昼为阳，夜为阴，但昼又可分阴阳，则上午为阳中之阳，下午为阳中之阴；夜也可再分阴阳，则前半夜为阴中之阴，后半夜为阴中之阳。故《素问·金匮真言论》中说："阴中有阳，阳中有阴。"《素问·阴阳离合论》更进一步强调："阴阳者，数之可十，推之可百，数之可千，推之可万，万之大，不可胜数，然其要一也。"

（二）阴阳学说的基本内容

阴阳学说的基本内容包括阴阳的对立制约、互根互用、消长平衡、相互转化等方面。

1. 阴阳的对立制约

阴阳学说认为，自然界许多事物和现象都存在着相互对立的两个方面，如天与地、昼与夜、寒与热、出与入、上与下、明与暗、水与火等。阴阳既是相互对立的，又是相互统一的，二者相反相成。对立为相反的一面，统一为相成的一面，没有对立也就没有统一，没有相反也就没有相成，故对立统一是事物阴阳不可分割的两个方面。阴阳两个方面的相互对立、相互制约的结果使事物取得了动态平衡。如春、夏、秋、冬四季有温、热、凉、寒的气候变化，而春夏之所以温热，是因为春夏阳气上升抑制了秋冬的寒凉之气，秋冬之所以寒冷，是因为秋冬阴气上升抑制了春夏温热之气的缘故，这是自然界阴阳相互对立、制约的结果。就人体生理功能而言，功能之亢奋为阳，抑制属阴，二者相互制约，从而维持着人体功能的动态平衡，这就是机体正常的生理状态。张介宾在《类经附翼·医易》中说："动极者镇之以静，阴亢者胜之以阳。"即说明了动与静、阴与阳的相互对立制约关系。总之，阴阳共同处于一个统一体中，时时刻刻处于相互对立制约的动态平衡中。这种动态平衡一旦遭到破坏，自然界则出现异常现象，在人体则发生疾病，即《素问·阴阳应象大论》所谓："阴胜则阳病，阳胜则阴病。"

2. 阴阳的互根互用

阴阳的互根互用是指相互对立的阴和阳两个方面是相互依存和相互为

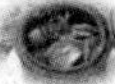

用的,任何一方都不能脱离另一方而单独存在,阳依存于阴,阴依存于阳,每一方均以对立着的另一方的存在作为自身存在的前提和条件。

阴阳的互根互用揭示了阴和阳双方的统一性。如以自然现象为例,天为阳,地为阴,没有天就无所谓地,没有地也无所谓天;热为阳,寒为阴,没有热就无所谓寒,没有寒也无所谓热。以方位言,上为阳,下为阴,没有上就无所谓下,没有下就无所谓上;左为阳,右为阴,没有左就无所谓右,没有右亦无所谓左。再以人体为例,人体的基本生理功能是兴奋和抑制,兴奋为阳,抑制属阴,没有兴奋,无所谓抑制,没有抑制亦无所谓兴奋,二者之间亦是相互依存、相互为用的关系。气为阳,血为阴,气为血之帅,能生血、行血、摄血,血为气之母,能化气、载气,二者是互根互用的。再如物质与功能之间,物质属阴,功能属阳,物质居于体内,功能表现于外,在内的物质是产生功能的基础,在外的功能则是物质运动的表现,二者同样是互根互用的关系。故《素问·阴阳应象大论》说:"阴在内,阳之守也;阳在外,阴之使也。"

历代医家均从不同的角度阐述了阴阳互根互用的机制。如《医贯砭·阴阳论》说:"阴阳又各为其根,阳根于阴,阴根于阳;无阳则阴无以生,无阴则阳无以化。"人体内的阴阳只有互根互用才能维持正常的生理状态。如果由于某些原因,机体阴和阳之间的互根互用关系遭到破坏,就会成为"孤阴"或"独阳",甚至导致阴阳离绝,危及生命。故《素问·生气通天论》说:"阴平阳秘,精神乃治;阴阳离决,精气乃绝。"《素问·玄机原病式》说:"孤阴不长,独阳不成。"

3. 阴阳的消长平衡

阴阳的消长平衡,是指相互对立、相互依存的阴阳双方并不是处于绝对静止的状态,而是处于相互消长的运动变化之中,阴消则阳长,阳消则阴长,在一定的限度内,维持着相对的动态平衡。其中,消长是事物发生发展的动力,平衡则是维持正常状态的必备条件。

例如,自然界四季气候的变化,春夏秋冬的寒暑更替,就是阴阳消长的过程。从夏至及秋及冬,天气由热转凉变寒,即是"阳消阴长"的过程;从冬至及春及夏,天气由寒转温变热,即是"阴消阳长"的过程。正是由于四季有阴阳的消长变化,所以自然界才有寒热温凉的不同气候。但从一年的总体来说，这种阴阳的消长又是处于相对的动态平衡之中。

再以人体的生理功能而言，功能属阳，物质属阴，物质与功能之间的变化亦是阴阳消长的过程。在各种功能活动的过程中，必须要消耗一定的精微物质，物质消耗的同时产生了功能，即是“阴消阳长”；而各种精微物质的生成，又必须通过消耗一定的功能活动，功能消耗的同时生成了物质，此即“阳消阴长”。但物质与功能之间，在正常生理状态下又是处于相对动态的平衡之中。

阴阳的消长平衡理论符合事物的基本运动规律，即运动是绝对的，静止是相对的；消长是绝对的，平衡是相对的。尽管如此，但绝不能忽视相对平衡的重要性。因为只有阴阳保持着相对平衡，才能维持事物的正常状态，维持机体正常的生命运动。如果阴阳的消长超过了一定的限度，打破阴阳的相对平衡，就会出现阴阳的偏盛或偏衰，导致阴阳的消长失调。在自然界，阴阳的消长失调可以导致气候的太过或不及，给生物带来灾害；在人体，阴阳的消长失调则会导致疾病的发生。

4. 阴阳的相互转化

阴阳的相互转化，是指相互对立的阴阳双方，在一定的条件下，可以向着各自相反的方向转化，阴可以转化为阳，阳也可以转化为阴。阴阳的相互转化，一般都表现在事物变化的“物极”阶段，即“物极必反”。这种转化，既可以表现为渐变形式，又可以表现为突变形式。

阴阳的转化，必须具备一定的条件。如《素问·阴阳应象大论》有：“重阴必阳，重阳必阴”“寒极生热，热极生寒”，这里的“重”和“极”就是促进转化的条件，阴有了“重”的条件，就会转化为阳；阳有了“重”的条件，就会转化为阴。寒在“极”的条件下，便可向热的方向转化；热在“极”的条件下，便可向寒的方向转化。在这里，条件是主要的，没有一定的条件，便不能转化。

以自然界四季气候变化为例，夏天炎热之极，则会转化为秋凉，即由阳转阴；冬天寒冷之极，则会转为春温，即由阴转阳。

再以人体为例，在生理状态下，属阴的精微物质与属阳的功能活动之间可以相互转化；正是由于这种物质与功能的转化过程存在，才维持了人体的生命过程。在疾病过程中，亦存在阴阳相互转化的实例，如阴证与阳证、表证

与里证、寒证与热证、虚证与实证,均可以在一定条件下相互转化。如某些急性热病,由于热毒极重,在持续高热的情况下,可突然出现体温下降、面色苍白、四肢厥冷等阳气暴脱的危急征象,这种病证变化,即是属于阳证转化为阴证。再如寒饮中阻的阴证,由于寒饮停留日久或用药不当,寒饮可以化热,转化为阳证。

阴阳的消长和转化有着密切的关系。一般来说,阴阳的消长是事物的量变过程,这种消长若在一定的限度内,是推动事物发生发展的动力,属于于正常现象。阴阳的转化则是事物质变的过程,多由消长发展而来,即由量变发展成为质变。这种质变必须具备一定的条件,如果没有条件,阴阳的消长即使不平衡,也只能出现消长失调的变化。如以人体生长壮老已的过程为例,人由初生到成长壮老,是量变的过程;当发展到极期的时候,则归于死亡,而变成不同质的事物,此即质变的过程。故《素问·六微旨大论》说:"物之生从于化,物之极由乎变,变化之相薄,成败之所由也。"指出生物由消长到转化,由量变到质变,是生物生长死亡的关键所在。

综上所述,阴阳的对立制约、互根互用、消长平衡、相互转化,是从不同角度对阴阳之间的相互关系及其运动规律进行的阐述。这些内容之间不是孤立存在的,而是相互联系、相互影响、互为因果的。阴阳的对立制约决定了阴阳的消长平衡,阴阳的相互消长发展为阴阳的相互转化,而对立制约、消长转化又都以互根互用为内在根据。也就是说,如果阴和阳之间不存在互根互用的关系,就失去了发生对立制约、消长转化的基础,那就不能在斗争中相互制约、消长,亦不能在消长中转化。

(三)阴阳学说在中医学中的应用

阴阳学说贯穿于中医学理论体系的各个方面,用来说明人体的组织结构、生理功能、疾病的发生发展规律,并指导着临床诊断和治疗。

1. 说明人体的组织结构

中医学用阴阳学说来概括人体的组织结构,主要是运用阴阳的相对属性来阐述。

中医学认为,人体是一个有机的整体,人体内部充满着阴阳对立统一的关系。人体一切组织结构,既是有机联系的,又都可以根据其所在的部位、功能特点等划分其阴阳属性。故《素问·宝命全形论》说:“人生有形,不离阴阳。”

用阴阳属性可概括说明人体脏腑组织结构。就大体部位而言,上部为阳,下部为阴;体表为阳,体内为阴;背为阳,腹为阴;四肢外侧为阳,四肢内肢为阴,等等。以脏腑来分,则五脏属里,功能藏精气而不泻,故为阴;六腑属表,功能传化物而不藏,故为阳。由于阴阳具有无限可分性,故五脏之中可再分阴阳。心肺居于上部胸腔属阳,肝、肾位于下部腹腔属阴。具体到每一个脏腑,又可分阴阳。如心有心阴心阳,肾有肾阴肾阳等。故《素问·金匮真言论》说:“夫言人之阴阳,则外为阳,内为阴。言人身之阴阳,则背为阳,腹为阴。言人身之脏腑中阴阳,则脏者为阴,腑者为阳。肝、心、脾、肺、肾五脏皆为阴,胆、胃、大肠、小肠、三焦、膀胱六腑皆为阳……故背为阳,阳中之阳心也;背为阳,阳中之阴肺也;腹为阴,阴中之阴肾也;腹为阴,阴中之阳肝也;腹为阴,阴中之至阴脾也。此皆阴阳表里、内外相输应也。”

人体经络系统,亦分阴阳,其中正经十二条,则手足三阳经行于肢体外侧为阳,手足三阴经行于肢体内侧为阴。奇经八脉中又有阴跷、阳跷,阴维、阳维的划分等。

总之,人体上下、内外、各脏腑组织之间,以及各脏腑本身,只要具有相互对立又相互联系的两个方面,就都可以用阴阳加以概括,并进而说明它们之间的对立统一关系。

2. 说明人体的生理功能

对于人体的生理功能,中医学也是用阴阳学说来加以概括说明的。人体的正常生理活动,是阴阳两个方面保持对立统一协调关系的结果。如以人体功能与物质相对而言,则功能属阳,物质属阴,物质与功能之间的关系,就是阴阳对立统一关系在人体的具体体现。人体的生理活动是以物质为基础的,没有物质的运动无从产生生理功能活动,而功能活动又是化生精微物质的动力,没有机体各脏腑组织器官的功能活动,饮食物质也不能化生为人体有用的精微物质。在人体进行功能活动时,需要消耗一定的物质,故工作一定的时间,就会有饥饿感而需补充营养;而在化生精微物质时,又必须消耗机体的功能活动,所以,食后常常有疲劳感。

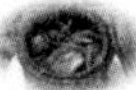

人体的这种正常生理状态,中医学称为“阴平阳秘”。如《素问·生气通天论》说:“阴平阳秘,精神乃治。”就是说体内阴阳只有维持平衡协调状态,才能保持生命活动的正常进行。反之,如果阴阳不能相互为用而分离,人的生命也就会终止而死亡。故《素问·生气通天论》说:“阴阳离决,精气乃绝。”

人体中的阴阳是相互依存、相互为用的,同时又在对立斗争中相互制约、消长和转化,在一定的限度内保持着动态的平衡,从而维持着正常的生命活动,推动着人体生长壮老已的生命过程。

3. 说明人体的病理变化

人体内阴阳的消长协调平衡是维持机体正常生命活动的基本条件,而阴阳失调则是一切疾病发生的基本原理之一。

一般来说,疾病的形成与发展关系到人体的正气和邪气两个方面。正气,是指人体的功能活动,机体的抗病能力,对外界环境的适应能力和对损伤组织的自然修复能力等;邪气泛指各种致病因素。正气和邪气,以及正邪相互作用、相互斗争的情况,皆可用阴阳来概括说明。正气分阴阳,包括阴气和阳气两部分,邪气也有阴邪、阳邪之分。外感六淫中,风、热、火、暑等为阳邪,湿、寒为阴邪。疾病的过程,也就是邪正斗争的过程,其结果就是引起机体的阴阳偏盛或偏衰。故无论疾病的变化多么复杂,都可用阴阳失调加以概括。

1)阴阳偏盛(胜)　“盛”指邪气盛。阴阳偏盛,即阴邪或阳邪偏盛,是属于阴或阳任何一方在发病过程中高于正常水平的病变。《素问·阴阳应象大论》指出:“阴胜则阳病,阳胜则阴病,阳胜则热,阴胜则寒。”

阳胜则热,阳胜则阴病　阳胜是指阳邪侵犯人体,“邪并于阳”而使“阳”亢盛所致的一类疾病。由于阳的特性是热,故曰“阳胜则热”。又因阳能制约阴,阳长则阴消,故阳胜必然要消耗或制约机体的阴,导致伤阴,故说“阳胜则阴病”。

阴胜则寒,阴胜则阳病　阴胜是指阴邪侵犯人体,“邪并于阴”而使“阴”亢盛所致的一类疾病。由于阴的特性是寒,故说“阴胜则寒”。又因阴能制约阳,阴长则阳消,故阴胜必然要消耗或制约机体的阳气,导致伤阳,故说“阴胜则阳病”。

阴阳偏盛所形成的病证是实证,其中阳邪偏胜则导致实热证,阴邪偏胜则导致实寒证,故《素问·通评虚实论》说:“邪气胜则实。”

2)阴阳偏衰　阴虚、阳虚即阴阳偏衰,是属于阴或阳任何一方低于正常水平的病变。根据阴阳相互制约的原理,阴或阳任何一方的不足,无力制约对方,必然会导致另一方的相对偏胜,而出现“阳虚则寒,阴虚则热”。

阳虚则寒　阳虚指人体的阳气虚损,不能制约阴,阴相对偏盛而出现的虚寒证,临床常表现出畏寒肢冷、神疲倦卧等症。

阴虚则热　阴虚是指人体的阴液不足,不能制约阳,阳相对偏胜而出现的虚热证,临床常表现出潮热、盗汗、五心烦热等症。

阴阳偏衰所导致的病证是虚证,阴虚则出现虚热证,阳虚则出现虚寒证,故《素问·通评虚实论》说:“精气夺则虚。”

综上所述,尽管疾病的病理变化复杂多端,但均可用阴阳失调来概括说明。因此可以说:“阳盛则热,阴盛则寒;阳虚则寒,阴虚则热”,是中医学的病机总纳。

根据阴阳互根互用的原理,机体阴或阳任何一方虚损到一定程度时,必然导致另一方的不足,从而出现阴阳两虚的病机变化,当阳虚至一定程度时,因阳虚不能化生阴液,继而出现阴虚的现象,称为“阳损及阴”。同样,当阴虚至一定程度时,因阴虚不能化生阳气,继而出现阳虚的现象,称为“阴损及阳”。“阳损及阴”或“阴损及阳”,最终都将导致“阴阳两虚”。阴阳两虚同样存在着偏于阳虚或偏于阴虚的不同。

另外,人体阴阳失调出现的病理变化还可以在一定条件下各自向着对立的一方转化,即阴证可转化为阳证,阳证可转化为阴证,即《素问·阴阳应象大论》所说:“重阴必阳,重阳必阴”“重寒则热,重热则寒”。

4. 用于疾病的诊断

由于疾病的发生、发展和变化的根本原因是阴阳失调,所以任何疾病,尽管其临床表现错综复杂,千变万化,但都可以用阴阳来概括说明,从而作为辨证的纲领。故《素问·阴阳应象大论》说:“善诊者,察色按脉,先别阴阳。”

在辨证方面,临床一般以阴、阳、表、里、寒、热、虚、实为辨证的纲领,而在这八纲之中又以阴阳为其他六纲的总纲,即以阴阳来统率表里、寒热、虚实。

其中表、热、实属阳，里、寒、虚属阴。在临床辨证中，要正确诊断应首先分清证候的阴阳，才能抓住疾病的本质，做到执简驭繁。

阴阳不仅可以用来概括整个病证是属阴证、属阳证，还可用于分析四诊所获得的具体脉证的阴阳属性。例如，在面部色泽上，色泽鲜明属阳，晦暗者属阴。在声息方面，一般语声高亢洪亮、呼吸有力而声高气粗者为阳，语音低微无力、呼吸微弱而声低气怯者为阴。在脉诊中，以部位分，则寸为阳，尺为阴；以动态分，则至者为阳，去者为阴；以次数分，则数者为阳，迟者为阴；以形态分，则浮大洪滑为阳，沉小细涩为阴。

总之，无论望、闻、问、切四诊的具体内容，还是整个病证，都应以分别阴阳为首要任务，临床只要能够掌握住阴阳的属性，就能在辨证中正确地区别阴阳，正确地诊断疾病，为确定治疗、选药组方打下坚实的基础。

5. 指导疾病的治疗

由于疾病发生和发展的基本病机是阴阳失调，因此，调整阴阳、补其不足、泻其有余，恢复阴阳的相对平衡，就成为治疗疾病的基本原则，故《素问·至真要大论》说："谨察阴阳所在而调之，以平为期。"具体而言，一是确定治疗原则，二是分析和归纳药食的性能。

1）确定治疗原则　由于阴阳失调的结果多是导致机体阴阳的偏盛偏衰，因此，用阴阳学说指导疾病的治疗，确定治疗原则，就是纠正阴阳的偏盛和偏衰。

阴阳偏胜的治病原则：阴阳偏胜是阴或阳的亢盛，为有余的实证，故总的治疗原则是"实者泻之"，即损其有余。具体而言，阳邪盛而导致的实热证，宜用寒凉药以制其阳，治热以寒，即热者寒之；阴邪盛而导致的实寒证，宜用温热剂以制其阴，治寒以热，即"寒者热之"。在阴胜或阳胜的同时，由于"阳胜则阴病"或"阴胜则阳病"，故在损其有余，调整阴阳偏胜时，应注意有无阴或阳偏衰情况的存在。若兼见阴虚或阳虚时，则又当兼顾其不足，在"实者泻之"之中酌配以滋阴或助阳之法。

阴阳偏衰的治疗原则：阴阳偏衰是阴或阳的一方不足，或为阴虚，或为阳虚，故总的治疗原则是"虚则补之"，即补其不足。具体而言，阴虚不能制阳而致阳亢者，属虚热证，不能用寒凉药直折其热，治疗当用滋阴壮水之法，以抑制阳亢火盛，即“壮水之主，以制阳光”，《黄帝内经》称这种治法为“阳病治阴”；若阳虚不能制阴而致阴胜者，属虚寒证，不能用辛温发散药以散其寒，治疗当用扶阳益火之法，以消退阴胜，即“益火之源，以消阴翳”，《黄帝内经》称这种治法为“阴病治阳”。对于阴阳偏衰的治疗，根据阴阳互根互用的原理，又有“阴中求阳”“阳中求阴”的治法。张介宾在《景岳全书·新方八阵·补略》中明确指出：“善补阳者，必于阴中求阳，则阳得阴助而生化无穷；善补阴者，必于阳中求阴，则阴得阳升而泉源不竭。”

2)分析和归纳食物、药物的性能　阴阳学说用于指导疾病的治疗，不仅用以确立治疗原则，而且还用来概括药物、食物的功能，作为指导临床选药组方和药食配膳的根据。药物和食物的性能，主要靠它的气(性)、味和升降浮沉来决定，而药物及食物的气味和升降浮沉，又皆可以用阴阳来归纳说明。

四性　四性主要指寒、热、温、凉四种药性，又称“四气”。“药食同源”，食物亦有寒、热、温、凉四性。其中寒凉属阴(凉次于寒)，温热属阳(温次于热)，寒凉的药物能清泻阳热之邪，减轻或消除机体的阳热证；温热的药物能驱除阴寒之邪，减轻或消除机体阴寒证。

五味　酸、苦、甘、辛、咸五种味称之为五味。其中味辛、甘者属阳，味酸、苦、咸者属阴。

升降浮沉　升降浮沉是指药物作用于机体所具有的作用趋向。升是上升、升提；降是下降、降逆；浮是上行、发散；沉是下行、泄利。升浮药物或食物，多具有升阳发表、祛风散寒、涌吐、开窍等功能，具有上行向外发散等特点，故升浮者为阳；沉降之药物或食物，多有泻下、清热、利尿、重镇安神、潜阳息风、消导积滞、降逆、收敛等功能，具有下行向内等特点，故沉降者为阴。

总之，治疗疾病就是根据病证的阴阳偏胜偏衰的情况，确定治疗原则，再结合食物、药物性能的阴阳属性，选择相宜的药物和食物来组方或配膳，以纠正机体的阴阳失调状态，从而达到治愈疾病之目的。

二、五行学说

(一)五行的基本概念

五行，是指木、火、土、金、水五种属性的物质及其运动变化。五行中的

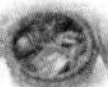

“五”是指构成世界的木、火、土、金、水五种属性的物质；“行”指这五种属性物质的运动和变化。

一般认为，五行的概念来源于古代的“五材说”。早在春秋时期，人们就将自然界普遍存在着的日常生活中不可缺少的五种物质元素，即木、火、土、金、水称为“五材”。《左传·襄公二十七年》云：“天生五材，民并用之，废一不可。”在《尚书木传》中更明确指出：“水火者，百姓之所饮食也；金木者，百姓之所兴作也；土者，万物之所资生也，是为人用。”后来，人们把这五种物质的属性加以抽象推演，用以说明整个物质世界，同时，随着认识的不断深化，发现这些不同属性的物质之间都不是孤立存在的，而是有着递相资生、递相制约的关系，处于不断的运动、变化之中。因而赋予了“运行”的含义，产生了“五行”的概念。到了战国时期，以邹衍为代表的阴阳五行家，则进一步演绎了五行，认为整个世界都是由木、火、土、金、水五种属性的物质所构成，并用五行属性来归类所有事物，用五行生克阐述事物之间的相互关系，认为自然界中的所有事物都按五行生克制化规律运动变化，从而形成了五行学说。《黄帝内经》将五行学说应用于中医学，借以说明人体各脏腑组织之间的联系以及人体与外界环境的统一。使哲学理论与中医学有机结合起来，形成了中医学的五行学说。五行学说同样贯穿于中医学的各个方面，用以说明人体的生理、病理，并指导临床诊断和治疗，成为中医学理论体系中的重要组成部分。

（二）五行学说的基本内容

1. 五行各自的特性

五行各自的特性是古人在长期的生活和生产实践中对木、火、土、金、水五种物质的直观观察和朴素认识的基础上，加以抽象而形成的。因此它已远远超出木、火、土、金、水五种具体物质本身，而成为五类不同物质的属性概括，并作为识别各种事物属性的基本依据。对五行特性的高度抽象概括首见于《尚书·洪范》，即“水曰润下，火曰炎上，木曰曲直，金曰从革，土爰稼穑”。

木的特性　“木曰曲直”。“曲”，屈也；“直”，伸也。“曲直”，原指树木能屈能伸、向上向外舒展的生长状态。在此基础上引申为具有生长、升发、条达、舒畅等特性的事物或现象均属于木。

火的特性 “火曰炎上”，“炎”，是焚烧、热烈之意；“上”，是上升。“炎上”，原指火具有温热、上升的特性。在此基础上引申为具有温热、升腾、向上等特性的事物或现象均属于火。

土的特性 “土爰稼穑”，“爰”，通“曰”；“稼”，指春天种植农作物；“穑”，指秋天收获农作物。“稼穑”，原指土有播种和收获农作物的作用。在此基础上引申为凡具有生化、承载、受纳等特性的事物或现象均属于土。

金的特性 “金曰从革”，“从”，顺从、服从之意；“革”，变革、改革之意。“从革”，原指金具有顺从人意进行变革等特性。在此基础上引申为具有沉降、肃杀、收敛等特性的事物或现象均属于金。

水的特性 “水曰润下”，“润”，滋润、濡润之意；“下”，向下、下行之意。“润下”，原指水具有滋润和下行的特性。在此基础上引申为具有寒凉、滋润、下行、闭藏等特性的事物或现象均属于水。

2. 事物的五行属性归类

1)事物的五行属性归类方法　五行学说是以五行的特性来推演和归类事物的五行属性的，所以事物的五行属性并不等同于木、火、土、金、水本身。常用的归类方法有两种：一是取象比类法，二是推演络绎法。

取象比类法　“取象”，即是从事物的形态、作用和性质等形象中，找出反映事物本质的特有征象；“比类”，是将某种事物的特有征象与五行各自的抽象属性相比较，以确定其五行的归属。如木的属性是生长、升放、舒畅、知达，故凡具有上述特性的事物或现象均属于木类；火的属性是温热、升腾、向上，故凡具有此特性的事物或现象均属于火类；土的属性是生化、承载、受纳，故凡具有此特性的事物或现象，均属于土类；金的属性是沉降、肃杀、收敛，故凡具有此特性的事物或现象均属于金类；水的属性是寒凉、滋润、下行、闭藏，故凡具有此特性的事物或现象均属于水类。

以方位配属五行为例，日出东方，与木的升发特性相类似，故东方配属于木；南方炎热，与火的炎上特性相类似，故南方配属于火；日落于西，与金之沉降特性相类似，故西方配属于金；北方寒冷，与水的特性相类似，故北方配属于水；中原地带，土地肥沃，万物生长茂盛，与土的特性相类似，故将中原配属于土。

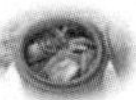

推演络绎法　此法是根据已知的某些事物或现象的五行配属，推演归纳其他相关联之事的，从而确定这些相关事物的五行归属。例如：已知肝属木，而肝与胆相表里，肝开窍于目，肝主筋，肝在志为怒，肝在液为泪等，故将胆、目、筋、怒、泪，亦归属于木类。其他均可以此类推。

2）事物属性的五行归类　古代医学家运用上述取象比类、推演络绎的方法，把人体的脏腑、肢体、官窍、各种功能表现以及自然界事物等，按照其不同形状、性质和作用，分别归属于木、火、土、金、水五种属性之中，从而对各种事物进行了五行归类，形成了联系人体与自然界内外环境相统一的五大系统。现将自然界和人体有关事物或现象的五行归属列表于表2－1中。

表2－1　五行归属列表

五行	五行归属										
	自然界						人体				
	五味	五色	五化	五气	五方	五季	五脏	六腑	五官	形体	情志
木	酸	青	生	风	东	春	肝	胆	目	筋	怒
火	苦	赤	长	暑	南	夏	心	小肠	舌	脉	喜
土	甘	黄	化	湿	中	长夏	脾	胃	口	肉	思
金	辛	白	收	燥	西	秋	肺	大肠	鼻	皮毛	悲
水	咸	黑	藏	寒	北	冬	肾	膀胱	耳	骨	恐

通过对事物的归属，属于同一五行属性的事物，都存在着相互的联系。如方位的东方、气候中的风、五味中的酸味、五脏中的肝、五体中的筋等。因此，可将人体自身、人和自然界的事物或现象联系起来，以此来说明人体自身以及与外界环境之间的统一性，体现了中医学“整体观念”的特点。

通过五行对事物的归属，可以反映出事物的发生发展规律。五行之中，木能生火，火能生土，土能生金、金能生水，水能生木，是递相资生的。因此，配属于五行的事物之间可具有这种递相资生的关系，如人体五脏的变化，则有肝生心、心生脾、脾生肺、肺生肾、肾生肝等。

3. 五行的生克乘侮

五行学说认为，木、火、土、金、水并不是孤立存在的，也不是静止不变的，而是存在着递相资生、递相制约的关系。在正常情况下,五行的相生相克关系是维持事物生化不息的基本条件。如果由于某种原因导致五行之间的协调关系失常,出现异常的克制现象,即可引起五行之间的相乘或相侮。

(1)五行生克

五行生克,主要用以阐述五行之间存在的递相资生和递相制约的关系,这是事物运动变化的正常规律,是维持着事物生化不息的重要条件。

相生 “生”,有资生、助长、促进之意。五行相生,是指五行之间存在着有序的递相资生、助长和促进的关系。五行相生的次序是:木生火、火生土、土生金、金生水、水生木。依次资生,循环无穷。在五行相生关系中,每一行都具有“生我”和“我生”两个方面的关系。在《难经》中将此比喻为母子关系,“生我”者为我之母,“我生”者为我之子。如以火行为例,由于木生火,故“生我”者为木;火生土,故“我生”者为土。因此,木为火之“母”,土为火之“子”,木和火是母子关系,火和土也构成母子关系。

相克 “克”有克制、抑制、制约之意。五行相克,是指五行之间存在着有序的递相克制、制约的关系。相克的次序是:木克土、土克水、水克火、火克金、金克木。递相克制,往复无穷。在五行相克关系中,每一行都具有“克我”和“我克”两方面的关系。《黄帝内经》把相克关系中“克我”者称为我“所不胜”,“我克”者为我“所胜”。如以木行为例,由于木克土,金克木,故“我克”者为土,“克我”者为金,所以称土为木之“所胜”。金为木之“所不胜”。

综上所述,五行之中每一行都有“生我”“我生”“克我”“我克”四个方面,从而与其他四行发生着复杂的联系。以木行为例,“我生”者为火,“我克”者为土,“生我”者为水,“克我”者为金。

五行生克制化 五行生克制化是指五行相生和相克关系相结合,以维持事物协调平衡的关系。五行的相生相克是不可分割的两个方面,它们同时存在于事物之中。没有生,就没有事物的发生和成长;没有克,就不能维持事物正常协调关系下的变化与发展。因此,必须生中有克,克中有生,才能相反相成,维持和促进事物的平衡协调和发展变化。故《类经图翼·运气上》说:“盖造化之机,不可无生,亦不可无制。无生则发育无由,无制则亢而为害。”

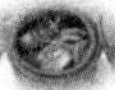

从上述五行生克制化规律中可以看出，五行之间的平衡协调是相对的。由于相生相克的过程是事物发展变化的过程，因此，必然会出现一定限度的太过或不及现象，而这种现象的出现，就会引起五行本身再一次相生相克的调节，从而导致又一次的协调平衡。事物这种相对平衡的螺旋运动，不断地推动着事物的发生发展和变化。

(2)五行乘侮

五行的相乘和相侮是五行之间的异常克制现象。主要用以阐述事物发展变化的反常状态。

相乘　“乘”，凌也，有以强凌弱或乘虚侵袭的意思。五行相乘，是指五行中的某一行对其“所胜”一行的过度克制，即超过了正常制约程度的克制。相乘的次序与相克同，即木乘土，土乘水，水乘火，火乘金，金乘木。引起相乘的原因，有太过和不及两个方面。

太过所致的相乘，是指五行中的某一行过于亢盛，因而对其所胜一行进行的超过正常限度的克制，从而导致五行之间生克制化的异常。例如：木过于强胜，对土克制太过，土本无不足，但亦难以承受木的过度克制，导致土的不足，这种相乘现象称为“木乘土”。

不及所致的相乘，是指五行中某一行过于虚弱，难以抵御所不胜一行的正常限度的克制，从而导致五行之间生克制化的异常。例如：木本无过于强盛，其克制土的力量仍在正常范围，但由于土本身的不足，因而形成了木对土的克制力量相对增加，使土更加不足，这种“相乘”现象称为“土虚木乘”。

“相乘”与“相克”虽然在次序上相同，但是二者是有区别的。相克属于正常限度内五行之间递相克制、制约的关系；相乘则是五行之间的异常的现象。在人体，前者表现为正常的生理现象，后者表现为异常的病理现象。

相侮　“侮”，有凌侮、相侮的意思。五行相侮，是指五行中的某一行对其“所不胜”一行的反向克制，即“反克”，又称“反侮”。相侮的次序为相克的反向，即木侮金，金侮火，火侮水，水侮土，土侮木。引起相侮的原因，亦有太过和不及两个方面。

太过所致的相侮，是指五行中的某一行过于亢盛，使其所不胜的一行不能来克制它，反而受到它的反向克制。例如：木气过于亢盛，其所不胜的一行金不仅不能来克木，反而被木所欺侮，出现“木反侮金”的逆向克制现象，这种“相侮”现象称为“木侮金”。

不及所致的相侮，是指五行中的某一行过于虚弱，不仅不能克制其所胜的一行，反而受到其所胜一行的反向克制。例如：木过度虚弱时，木不仅不能克制其所胜的一行土，反而被土所欺侮，这种“相侮”现象称为“木虚土侮”。

“相乘”和“相侮”，均是五行之间异常的克制现象。一般情况下，二者常常同时存在，即在发生相乘的同时，可发生相侮；在发生相侮的同时，亦可发生相乘。例如：木气过于亢盛时，不仅会按相克次序，过度克制其所胜的土，即“木乘土”；又可按相克次序的反向，克制已所不胜的金，即“木侮金”。又如木气过于虚弱时，则不仅被其所不胜之行金来乘，即“金乘木”；而且其所胜之土行也乘虚而反侮之，即“土侮木”。

（三）五行学说在中医学中的应用

五行学说在中医学中的应用，主要是用五行的特性、五行的生克制化关系来分析说明人体脏腑、经络等组织器官的五行属性、生理功能以及在生理状态下的相互关系，用五行的乘侮和异常的相生变化来分析脏腑病变的相互影响。因此，五行学说在中医学中不仅是论理工具，而且具有指导临床诊断和治疗的实际意义。

1. 说明五脏的生理功能及其相互关系

（1）说明五脏的生理功能

五行学说将人体的五脏归属五行，借五行的特性说明五脏的生理功能。例如：肝属木，用木生长、升发、舒畅、条达的特性说明肝主疏泄，性喜条达而恶抑郁，有疏通气血、调畅情志的功能；心属火，用火温热、升腾、向上的特性说明心阳温煦诸脏的功能；脾属土，用土熟厚、生化万物、承载、受纳的特性说明脾主运化水谷，化生精微以营养全身脏腑肢体官窍，为人体气血生化之源；肺属金，用金沉降、肃杀的特性说明肺具有清肃之性，以肃降为顺的生理特点；肾属水，用水滋润、下行、闭藏的特性说明肾有藏精、主水的功能。

必须指出，用五行的特性来说明五脏的生理功能，确定五脏的五行归属，是运用取象比类的方法。因此在阐述五脏的生理功能方面有一定的局限性，因此在研究五脏功能时，不能囿于五行的特性。

(2)说明五脏之间的相互关系

五脏的功能活动不是孤立的,而是互相联系的。五脏的五行归属不仅阐明了五脏的功能特点,而且还运用五行生克制化的理论来说明脏腑生理功能的内在联系。

以五行相生说明五脏之间的关系:五行相生的关系是木生火,火生土,土生金,金生水,水生木。以五脏配五行,则五脏之间亦有这种递相资生的关系,如肝生心即木生火,肝藏血以养心;心生脾即火生土,心阳温煦脾土,助脾运化;脾生肺即土生金,脾化精微以充养肺;肺生肾即金生水,肺气清肃下行,通条水道以助肾水;肾生肝即水生木,肾藏精以滋养肝的阴血,等等。

以五行相克说明五脏之间的关系:五行相克的关系是木克土,土克水,水克火,火克金,金克木。以五脏配五行,则五脏之间亦有这种递相制约的关系。如肝木条达,可以疏泄脾土的壅滞;脾主运化水湿,可防肾水的泛滥;肾水滋润上行,以防心火的亢烈;心火阳热,可防止肺的清肃太过;肺主清肃以制肝阳,以防止肝阳上亢。

可见,五脏之间这种相互资生、制约的关系,是按照五行相生、相克次序来论述的,然而五脏之间的关系是多方面的,要比五行相生相克这种固定格式复杂得多。因此,在探讨五脏之间的相互关系时,亦不能拘泥于五行相生相克的理论。

2. 说明五脏之间的病机传变规律

(1)按相生规律的传变

按相生规律的传变形式包括“母病及子”和“子病及母”两个方面。

母病及子,是指从母脏的病变传及子脏。其传变规律是:肝病传心,心病传脾,脾病传肺,肺病传肾,肾病传肝。如肾属水,肝属木,水能生木,故肾为母脏,肝为子脏。肾病传肝,即是母病及子。临床常见的“水不涵木”,即属此类。

子病及母,是指从子脏的病变传及母脏。其传变规律是:肝病传肾,肾病传肺,肺病传脾,脾病传心,心病传肝。如肝属木,心属火,木能生火,故木为母脏,心为子脏。心病及肝,即是子病及母。临床常见心血不足,累及肝血亏虚而致心肝血虚,或先有心火旺盛,累及至肝,引动肝火,从而形成心肝火旺之证皆属此类。

(2)按相克关系的传变

按相克关系的病机传变形式包括“相乘”和“相侮”两个方面。

相乘,是指一脏有病,传其所胜之脏。其传变规律是:肝病传脾,脾病传肾,肾病传心,心病传肺,肺病传肝。引起五脏相乘病机传变的原因有两种:一是一脏过盛,而致所胜之脏受到过度克伐;另一种是一脏过弱,不能耐受所不胜之脏正常范畴内的克制,从而出现相对的克伐太过。如以肝木和脾土之间的关系而言,相乘的传变就有“木旺乘土”(即肝气乘脾)和“土虚木乘”(即脾虚肝乘)两种情况。由于肝旺影响了脾胃的运化功能,而出现胸胁苦满、脘腹胀痛、食少、泛酸、呕吐等表现时,称为“木旺乘土”。反之,若先由脾胃虚弱,不能耐受肝的相乘,而出现头晕乏力、纳呆嗳气、胸胁胀满、腹痛泄泻等表现时,称为“土虚木乘”。

相侮,是指一脏有病,传其所不胜之脏。其传变规律是:肝病传肺,肺病传心,心病传肾,肾病传脾,脾病传肝。引起五脏相侮病机传变亦有两种情况:一是由于一脏过盛,不仅不受所不胜一脏的克制,反而对所不胜一脏进行反向克制;一是由于一脏虚弱,不仅不能克制所胜一脏,反而受到所胜一脏的反克。如以肺金和肝木的关系而言,由于暴怒而致肝火亢盛,肺金不仅无力制约肝木,反遭肝火的反向克制,而出现急躁易怒,面红目赤,甚则咳逆上气,咯血等木侮金的症状,称为“木火刑金”;以脾土和肾水的相克关系而言,如脾土虚衰不能制约肾水,出现全身水肿,称为“土虚水侮”。

3. 用于疾病的诊断

中医学认为,人体是一个有机的整体,内脏有病时可以反映到相应的组织器官,出现色泽、声音、口味、形态、脉象等诸方面的异常变化。由于五脏与声、色、脉、味、形等在五行分类上有特定的联系,故在临床诊断疾病时就可以结合望、闻、问、切四诊所得到的资料,根据五行归属和生克乘侮的变化规律来协助诊断疾病,推断病情。如面色青,喜食酸,其脉弦,可以诊断为肝病;面见赤色,口味苦,脉洪数者,可诊断为心病;面色黄,口中苦,其脉缓,可诊断为脾病;面色白,喜食辛,其脉浮,可以诊断为肺病;面色黑,喜食咸,其脉沉,可以诊断为肾病,等等。五脏病变还可以按五行生克乘侮规律诊断,如原为脾

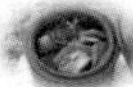

虚病人,面色萎黄,若突然面色见青色,则为肝木乘脾的表现;心脏病病人,心胸憋闷,若面见黑色,则为水来乘火,等等。

4. 用于疾病的治疗

五行学说用于指导疾病的治疗,主要有控制疾病的传变、确定治则和治法等两个方面。

(1)控制疾病的传变

五脏中任何一脏有病,都可以传给其他四脏。因此,在治疗疾病时,除对本脏进行处理外,还应根据五行生克乘侮的规律来调整其太过或不及,控制其传变。肝气太过,木旺必乘脾土,此时的治疗应用健脾益气以防其传变。故《难经·七十七难》说:"肝之病,则知肝当传之于脾,故先实其脾气。""实其脾气"即有健脾、补脾之意。木旺乘土,肝病传脾,故补脾可防肝病的传变。

(2)确定治则和治法

1)根据五行相生规律确定的治则和治法　临床上运用五行相生规律来治疗疾病,其基本原则是补母和泻子,即所谓"虚则补其母,实则泻其子"。

虚则补其母:一脏之虚证,不仅须补益本脏之虚衰,同时,还要依据五行递相资生的规律补其"母脏",通过"相生"作用进一步促使其康复。主要适用于母子关系的虚证。如肝的阴血不足,除需用补肝法之外,还可以同时运用补肾益精之法,以促进"水生木"的作用,从而促使肝的功能恢复。

实则泻其子:一脏的实证,不仅须泻本脏之实邪,同时,还要依据五行相生的规律,泻其子脏,以祛除其实邪。主要适用于母子关系的实证,如肝火炽盛,出现肝实证,除需泻肝火之外,还可以同时清泻心火。

临床根据相生规律,在补母、泻子的治则指导下确定的治法有以下几种。

滋水涵木法　此法为滋肾阴以养肝阴的方法,又称为滋肾养肝法、滋补肝肾法。适用于肾阴亏损而致肝阴不足或肝阳上亢之证。

益火补土法　此为温肾阳而补脾阳的方法,又称为温肾健脾法、温补脾肾法。适用于肾阳或微而致脾阳不振之证。

必须说明的是,按五行相生次序来说,心属火,脾属土,火不生土当是心火不生脾土,而益火补土法当是温心阳以暖脾土。但是,自命门学说兴起以来,多认为命门之火具有温煦脾土的作用。因此,目前临床多将"益火补土"

法用于肾阳(命门之火)或微而致脾阳不振、脾失健运之证,很少指心火与脾阳的关系。

培土生金法　此法通过健脾益气以补益脾气,故又称为补养脾肺法。主要适用于肺气虚弱之证,若肺气虚同时兼见脾运不健者,亦可应用。

金水相生法　此为滋养肺肾阴虚的方法,又称为补肺滋肾法、滋养肺肾法。适用于肺虚不能输布津液以滋肾或肾阴不足,精气不能上滋于肺,而致肺肾阴虚者。由于肺属金,肾属水,金能生水,故补肺阴即可以滋肾阴;另一方面,肾阴是五脏之阴的根本,所以滋肾阴可达到补肺阴的目的。故临床对肺肾阴虚者,多采用两脏同补,通过金水互生的机制,以治疗两脏之阴虚。

2)根据五行相克规律确定的治则和治法　引起五脏相克关系异常,出现乘侮病理变化的原因不外乎“太过”和“不及”两个方面。因此,在治疗时需同时采取抑强扶弱的治则。

抑强:主要用于太过引起的相乘和相侮。如肝气横逆,乘脾犯胃,出现肝脾不调,肝胃不和之证,称为木旺乘土,治疗应以疏肝平肝为主。又如脾胃湿热或寒湿壅滞,影响肝气的疏泄条达,称为土壅木郁,治应以祛除脾胃之实邪为主。

扶弱:主要用于不及引起的相乘和相侮。如脾胃虚弱,肝气乘虚而入,导致肝脾不和之证,称为土虚木乘,治疗应以健脾益气为主。又如脾气虚弱,不能制水,反遭肾水之反克,出现脾虚水泛之证,称为土虚水侮,治疗应以健脾为主。

临床上,根据相克规律,在抑强扶弱的治则指导下,确定的治法有以下几种。

抑木扶土法　此为疏肝与健脾相结合治疗肝旺脾虚的一种治法,又称为疏肝健脾法、调理肝脾法。适用于肝旺乘脾或脾虚肝乘之证。

培土制水法　此为健脾与利水相结合治疗水湿停聚为病的一种治法,又称为敦土利水法、温肾健脾法。适用于脾虚不运、水湿泛滥而致的肿胀满之证。

佐金平木法　此法是清肃肺气以抑制肝木的一种治法,又称清肺泻肝法。适用于肝火偏盛,影响肺气清肃之证。

泻南补北法 此法是泻心火与滋肾水相结合的一种治法，又称泻火补水法、滋阴降火法。适用于肾阴不足，心火偏旺，水不济火，心肾不交之证。因心主火，火属南方，肾主水，水属北方，故称泻南补北法。但必须指出，肾为水火之宅，肾阴虚亦能使相火偏量，也称水不制火，这属于一脏本身水火阴阳的偏盛偏衰，不能与五行生克的水不制火混为一谈。

综上所述，阴阳学说和五行学说均属于我国古代的哲学思想，是古人用以认识世界和解释自然现象的方法和辨证法。阴阳五行学说引入中医学，它贯穿于中医学理论体系的各个方面，用以分析和研究人体的组织结构、生理功能、病理变化，并指导临床诊断和治疗，从而成为中医理论体系的重要组成部分。

阴阳学说和五行学说，是两种不同的学说，阴阳学说是从事物双方的对立制约、互根互用、消长平衡和相互转化来说明事物的变化与发展，重在说明事物对立统一规律，属于古代的自发辩证法；五行学说则是以五行的属性和生克乘侮变化规律来说明事物的不同属性及事物之间的相互关系，重在说明事物的物质性，属于古代的朴素唯物论。在实际运用过程中，阴阳学说和五行学说又是相互为用、不可分割的。论阴阳往往联系到五行，论五行往往离不开阴阳，只有二者结合起来，才能更好地解释人体复杂的生命现象和病机过程。

阴阳五行学说作为中医学理论的说理工具，对中医理论体系的形成和发展起到了积极的推动作用，但限于当时的社会历史条件，还存在着一定的局限性，因此，我们应以辩证唯物主义观点对其进行具体分析，取其精华，弃其糟粕。

第二节 脏象学说

中医以研究脏腑的生理功能和病理变化为中心，结合脏腑与形体、诸窍的关系，以及脏腑与自然界关系的学说，称为脏象学说。脏象二字中的“脏”，是指藏于体内的内脏；“象”，指表现于外的生理功能和病理现象。所谓脏象,即藏于体内的内脏所表现于外的生理功能和病理现象。例如,肺藏于体内,是脏;而呼吸是其生理功能,咳嗽、气喘则是其病理现象。可以说,呼吸、咳嗽和气喘,都是肺所表现于外的生理功能和病理现象,也就是肺的脏象。通过对象的观察,可以推测脏的状态。历代中医都十分重视这种以表知里,以象测脏的方法,故将以研究脏腑为中心的学说,称为脏象学说。

脏腑,是内脏的总称。按照脏腑的生理功能特点,可分为脏、腑和奇恒之腑。脏,即心、肝、脾、肺、肾,合称五脏。腑,即胆、胃、小肠、大肠、三焦和膀胱,合称六腑。奇恒之腑,包括脑、髓、骨、脉、胆和女子胞。

五脏总的生理功能是“藏精气而不泻”,就是说能够生化和贮藏精、气、神、血、津液。六腑总的生理功能是“传化物而不藏”,就是指主管饮食物的消化和吸收,传化和排泄。奇恒之腑在形态上类似腑,在功能上又类似脏,非脏非腑,亦脏亦腑,每每同时兼有脏和腑的部分特点。

一、“君主之官”——心

心位于胸中,外有心包络裹护。它主宰着人体的生命活动,在五脏六腑中居首要的地位。它的主要功能是主血脉,主神志,它与外在组织器官有着密切的关系:在体为脉,其华在面,开窍于舌。

心主血脉,是指心脏能推动血液在脉道中运行,周流全身,循环不息,以供应全身的需要。如心的功能正常,血脉就会充盈,脉搏缓和而有力;如心的功能不健全,血脉就会空虚,脉搏变得细弱无力或节律不整。由于面部的血脉比较丰富,所以心与血脉的情况常可从面部的色泽反映出来。心的功能健全,血脉通畅,面色就会红润而有光泽;若心的功能减退,血脉空虚,那就面色苍白无华,甚至血行瘀滞,脉涩不畅,出现面色青紫的现象。

心主神志,就是指人的精神、思维活动与心有很大关系。如果心主神志的功能正常,那人就会精神饱满,意识清楚,思维不乱。如果心主神志的功能失常,轻者有失眠、多梦、健忘、心神不宁等症,重者可见谵妄乱语、神志昏迷等症。

心的外膜称为“心包络”。它是心的外卫,有保护心脏的功能。古人认为它能代行心脏的命令,并能代替心脏受邪,在温热病中,如出现神昏谵语的现象,就称作“邪入心包”。这心包络也马马虎虎算是一脏,再加上心、肝、脾、肺、肾五脏,这就成了“六脏”了,但习惯上仍说“五脏”,而不把心包络单独看作一脏。

二、“将军之官”——肝

肝位于胁部,它的主要功能有两个方面:一是主谋虑,二是主藏血。由于它具有刚强能耐疲劳的特性,所以称为“将军之官”。它与外在的组织器官也有密切的关系:在体为筋,其华在爪,开窍于目。

古人认为,肝脏具有发挥智谋,考虑对策,抵抗病邪的功能,因此将它比拟为统率军队的将领。

肝主谋虑,在志为怒。这与它的疏泄功能是有联系的。所谓疏泄,就是疏通、宣泄、畅达的意思。在正常状态下,肝处在柔和舒适的生理状态之中,既不抑郁,也不亢奋,保持着气机的调畅。如果肝气失去疏泄的职能,气机不调,就会引起情志方面的异常变化。如肝气抑郁,就可见到胸胁胀闷、郁郁不乐、多疑善虑,甚至沉闷欲哭、月经不调等症;如肝气亢奋,就可见到急躁易怒、失眠多梦、头胀头痛、目眩头晕等症。

肝藏血含有两重意思:一是贮藏血液,一是调节血液。因为人在静卧的时候,有很大一部分血液输入肝脏,而在活动的时候,又根据全身的需要,再由肝脏里输送出来。

筋的屈伸动作,要依靠肝的精气的濡养,而爪与筋又有密切的关系,所以肝的精华又显露于爪,爪甲的坚脆厚薄和色泽枯润,可以反映肝脏功能的盛衰。

古人还认为,肝的精气通于目,两目的视力,要依靠肝血的濡养。所以对于“红眼病”,多认为是“肝火上升”而导致,对于眼花、目涩、视物模糊等症,多认为是“血不养肝”而造成。

三、“仓廪之官”——脾

脾位于上腹,它的生理功能是主运化,统摄血液。它与外在组织、器官的关系是:在体为肉,开窍于口,其荣在唇。

运化，就是运输和转化。脾主运化的功能包括两个方面，就是运化水谷精微和运化水液。脾是营养物质的供应站，脾运化精微的功能健强，营养就充足，能保证人体进行正常生理活动的需要，所以说“脾为后天之本”。如果脾的这种功能减退，就会引起消化、吸收和运输的障碍，发生腹胀、腹泻、食欲不振、倦怠消瘦等症状。

对于体内水液的吸收与运转，脾起着促进的作用。如果运化功能减弱，往往会影响体内水分的输送。例如：水液滞留于肠腔不能吸收，就会大便溏泻，水液滞留于肌肤不能排泄，就会肌肤浮肿。

脾统血，就是指使血液循行于脉道之中而不溢出脉道之外的作用。古人认为，血液运行的正常与否，与脾有密切的关系。如果脾失去了统血的功能，便会产生各种不同的出血疾患，如经久不愈的便血、妇女血崩等，大都与脾不统血有关。

肌肉、四肢所需的营养，靠脾运化水谷精微来供应，营养供应充足，就会肌肉丰满，四肢发达，轻健有力。功能减退，营养障碍，肌肉也随之消瘦或萎缩，四肢沉重，倦怠无力。

脾开窍于口，脾的运化功能协调，食欲就正常。运化失健，就口淡乏味，或口腻、口甜。脾的功能也可从口唇上反映出来，口唇红润而有光泽，是脾气健运的表现，口唇淡白无华，是脾运不健、气血不充的征象。

四、“相傅之官”——肺

肺位于胸中，上通喉咙，开窍于鼻，外合皮毛。它的主要生理功能是主气，是出纳空气的大本营，能够调节全身的气分。其又主治节，有辅佐心脏、推动血液循环的作用。它好比辅佐君主的宰相一样，故称之为“相傅之官”。

什么叫肺主气呢？主气的内容有二：一是主呼吸之气，二是主一身之气。人体通过肺的呼吸运动，呼出体内的浊气，吸入自然界的清气，吐故纳新，为人体新陈代谢提供了重要条件。同时，肺能将吸入的清气和体内水谷精气相合而成“宗气”，积于胸中。宗气一方面上出喉咙，维持肺的呼吸功能；另一方面由肺入心，推动血液在心脉内循环，并通过血液循环而布散全身，供给全身的需要。一旦肺的功能停止，宗气无从产生，生命也就终止了。所以肺起到主一身之气的作用。

什么叫肺主治节呢？治节，就是治理调节的意思。肺主治节主要是指肺有治理调节气血的作用，它能辅佐心脏，推动血液的运行，调节心脏搏动的节律。同时肺还有通调水道的功能，帮助体内水液代谢。因为肺气的宣发，可使津液输布全身，或从皮肤汗孔排出；而肺气的肃降，又使水液不断下输膀胱，保持小便通利。所以，前人有“肺主行水”“肺为水之上源”的说法。

肺气通于鼻，鼻是呼吸出入的门户，所以“鼻为肺窍”。那么，为什么说“肺合皮毛”呢？因为肺通过宣发作用，将卫气和津液输布到肌表，温养皮毛，使皮毛发挥正常的生理功能。肺司呼吸，而皮肤上的汗孔也有散气和调节呼吸的作用。如肺气充足，宣发正常，则皮毛润泽，汗孔开合正常，人体就不易受外邪的侵犯。如皮毛薄弱，外邪易从皮毛侵入人体，再传入到肺，从而出现恶寒、发热、鼻塞、咳嗽，甚或气喘等肺失肃降的症候。同样肺气虚弱，不能很好地宣发卫气津液到达肌表，不但可使皮毛枯槁，还可引起卫外功能的低下，容易遭受外邪的侵袭。

五、“作强之官”——肾

肾脏位于腰部，左右各一枚。它的生理功能是藏精、生髓、主骨，又主纳气、主水。肾开窍于耳及前后二阴，其华在发。

肾所藏的精有两种：一是指主管人体生育繁殖的物质，称为“先天之精”或“生殖之精”，另一种是指维持人体生命活动的基本物质，称为“后天之精”或“脏腑之精”。肾藏精，就是说肾的主要功能是把这两种精都贮藏起来，成为人体生长、发育、生殖的本源，因而肾被称为“先天之本”。

肾主水，是说“肾为水脏”，它主管调节体内的水液平衡。如果肾脏的功能正常，就会开合有度。开，就能使水液得以输出或排泄，合，就能储存一定量液在人体内，以供人体生理活动的需要。

肾主纳气，是指肾对肺气有摄纳的作用。古人认为，呼吸虽然由肺所主，但气的根在于肾。如果肾气充足，摄纳正常，就能使肺的气道通畅，呼吸均匀。否则，就会动则气短，上气不接下气。

由于肾主藏精，精能生髓，因此，肾精充足，骨髓生化有源，骨骼就能得到骨髓的滋养而发育健壮，坚固有力。相反，骨髓空虚，骨骼就软弱无力。髓有骨髓和脊髓之分。脊髓上通于脑，“脑为髓之海”，属于奇恒之腑，其功能是主持人的精神活动。脑髓有赖于肾精的充养，肾精充足，脑髓就充实，思维记忆力强，视觉、听觉灵敏，精力充沛，并且智慧、精巧、多能，富有创造精神。所以《黄帝内经》说：“肾者，作强之官，伎巧出焉。”

头发是肾的外候，发的生长状态可反映出肾的精气盛衰情况。青壮年肾精充足，头发茂密而有光泽；老年人肾气虚衰，头发变白而易于脱落。

此外，中医学中还常提到“命门”这个与肾有关的词，什么是命门？命门在什么部位？前人的看法并不完全一致，这里就不一一介绍了。但综合各家所论，大多认为命门与肾阳有密切关系。从临床上看，命门火衰所表现的病证与肾阳不足的病证多属一致，在治疗中，补命门火的药物又多具有补肾阳的作用。所以，对命门，应该从功能上来认识，命门火实际上就是肾阳的功能。

六、六腑功能简介

六腑是指胆、胃、大肠、小肠、膀胱和三焦。其中除了胆以外，都是水谷出入、转输，受清泌浊的脏器。它们的功能是“泻而不藏”，与五脏对应配合。五脏属阴、在里，六腑属阳、在表，两者共同维持着人体的生命活动。

胆附于肝的下方，古人称为“中精之府”，其中藏有清净的胆汁，分泌出来，可以帮助消化食物。它与肝脏相配合，互为表里。肝主谋虑，胆主决断，这是属于精神活动的范围，我们平常习用的“胆识过人”“胆小如鼠”“胆大妄为”等词汇，都与胆气壮实与否有关。

胃主受纳和腐熟水谷，就是容纳和消化饮食物。它与脾相配合，合称“仓廪之官”，就像容纳粮食的仓库，供应着机体的营养需要。所以又把脾胃合称为“后天之本”，把胃单独称为“水谷之海”。

小肠承受、消化食物，把腐熟的水谷分清别浊。即把属清净的精华部分（营养物质）归于五脏贮藏，把属浊重的糟粕部分（食物残渣或含废物的水液）归于六腑（主要是大肠和膀胱）排泄，因此古人称小肠为“受盛之官”，它与心有互相配合的表里关系。

大肠被称为“传导之官”。“传导”就是输送的意思，其主要功能是把小肠分别清浊以后的渣滓和废物输送排出体外。它与肺互相配合而为表里关系。因为肺藏魄，所以，古人把大肠末端的肛门又称为“魄门”。

膀胱位于少腹，古人称它为“州都之官”。所谓“州都”，就是水液聚集的地方，意指膀胱是储蓄小便的处所。它的主要功能是贮藏津液，排泄小便。它与肾互相配合而成为表里关系。

在六腑中，上面所讲的五腑是为人们所熟悉的，但三焦就不常为人所知了。确实，要想指出它的具体位置和形态是比较困难的，它到底是个什么样的脏器，古人曾作过不少讨论，我们就不一一列举了，我们姑且把它看作是个功能单位。而就《黄帝内经》的阐述来看，三焦的范围，包括了所有五脏六腑的部位，它的功用，也关系着整个脏腑的功能。它有上、中、下三焦的区分，分别概括胸、胃脘、少腹三部内脏的生理作用和病理变化。详细地说，即“上焦如雾”，代表心肺宣布气血的功能；“中焦如沤”，代表脾胃消化腐熟饮食的功能；“下焦如渎”，代表膀胱及大肠排泄废物残渣的功能。

第三节　气血津液学说

气、血、津液是构成人体的基本物质，也是维持脏腑、经络等组织器官功能活动的物质基础。气、血、津液的生成和代谢，依赖于脏腑、经络等组织器官的功能活动，同时又为脏腑组织器官的活动提供必要的能量。因此，气、血、津液与脏腑组织器官之间在生理上相互依存，在病理上相互影响。

气血津液学说是研究气血津液的生成、输布、生理功能以及相互关系的学说。它从整体角度上研究构成人体和维持人体生命活动的基本物质，着重揭示人体脏腑组织器官生理活动和病理改变的物质基础。

一、气

（一）气的基本概念

气属于古代哲学上的一个重要范畴，是人们对自然现象的一种朴素认识。古人认为，气是构成世界的最基本物质，宇宙间的一切事物，都是由气的运动变化而产生的。这种观点被引进医学领域后,就认为气是构成人体的最基本物质,也是维持人体生命活动的最基本物质,并以此说明人体的生理、病理变化,指导临床诊断和治疗。因此,气的理论在中医学中占有极其重要的地位。

(二)气的来源和生成

人体的气,来源于禀受父母的先天之精气、饮食物中的水谷精气和自然界的清气,通过肺、脾胃、肾等脏腑的综合作用而生成。

先天之精气,来源于父母的生殖之精。人之始生,由父母之精相合,形成胚胎,故先天之精气是构成胚胎的原始物质,是构成生命形体的物质基础,是人体的重要组成部分。

水谷之精气,来源于饮食物。人摄取的饮食物,经过胃的腐熟,脾的运化,将饮食物中的营养成分化生为能被人利用的水谷精微,靠脾的转输和散精作用,把水谷精微上输于肺,再由肺散布全身,以营养五脏六腑,维持正常的生命活动,并成为人体气的主要来源。

自然界之清气,依靠肺的呼吸功能摄入。肺正常的呼吸运动,可使自然界的清气源源不断地进入人体内,从而保证了全身之气的生成。

在气的生成过程中,脾胃的运化功能尤为重要。由于人出生后,必须依赖饮食物的营养以维持生命活动,而机体从饮食物中摄取营养物质,又主要依赖于脾胃的受纳、腐熟和运化功能,才能将饮食物进行消化吸收,把其中的营养物质化为水谷之精气。所以,脾胃的运化功能是否健全,直接影响到气的生成。故《灵枢·五味》篇说:“谷不入,半日则气衰,一日则气少矣。”

(三)气的生理功能

气是构成人体和维持人体生命活动的最基本物质,又是机体脏腑组织器官功能活动的物质基础,它对于人体具有十分重要的作用。气的构成和分布部位不同,功能各有特点。但其共同的生理功能有以下几个方面。

1. 推动作用

气的推动作用,是指气对于人体的一切生命活动具有激发、推动和促进作用。由于气是活力很强的精微物质,所以能激发和促进人体的生长发育及

各脏腑、经络、肢体官窍的功能活动；能推动血液的生成和运行，以及津液的代谢。当气虚推动作用减弱时，可引起人体生长发育迟缓，或使脏腑、经络等组织器官的生理活动减退，或出现血液和津液的生成不足，运行迟缓，输布、排泄障碍等病理变化。

2. 温煦作用

气的温煦作用，是指气为人体热量的来源，具有温暖机体的作用。主要表现在人体的体温靠气的温煦作用才能维持相对的恒定；各脏腑、经络等组织器官的生理活动，只有在气的温煦作用下才能正常进行；血和津液，也要靠气的温煦作用才能正常地输布和代谢。若气虚机体失于温煦，则表现为畏寒喜暖，四肢不温，血液和津液运行迟缓等；若气聚而不散，郁而化热，则表现为身热，面赤，烦躁等，故《素问·刺志论》说："气实者，热也；气虚者，寒也。"

3. 防御作用

气的防御作用，是指气具有防御外邪侵入人体的作用。主要表现在两个方面。其一，能护卫全身肌表，防御外邪的入侵；其二，当外邪侵入人体后，气又能与病邪斗争，以驱除病邪。所以，气的防御功能能正常时，邪气不易侵入；或虽有邪侵入，也不易发病；若气虚防御功能减退，则机体的抗病能力必然下降，外邪就容易侵犯人体而致病。

4. 固摄作用

气的固摄作用，是指气对血液、津液、肾精等物质具有防止其无故流失的作用。具体表现在：固摄血液，以使血液运行于脉中，防止其逸出脉外；固摄汗液、尿液、唾液及胃液、肠液、精液等，控制其分泌排泄量，并使其有节制地排出体外。若气的固摄作用减弱，就会出现气不摄血而致的各种出血；气不摄津而致的自汗、多尿或小便失禁、流涎、泛吐清水、泄泻滑脱等；气不固精，可出现遗精、滑精和早泄等。

气的固摄和推动作用，是相反相成的两个方面。一方面，气要推动血液的运行和津液的输布、排泄；另一方面，气又要控制血行和津液的排泄，防止其无故流失。二者相互协调，密切配合，才能维持血液的正常循行和津液的正常输布与排泄，这是维持人体正常的血液循环和水液代谢的重要环节。

5. 气化作用

气的气化作用，是指通过气的运动而产生的各种变化。具体地说，是指体内精微物质的化生及其相互转化。主要表现在气、血、津液的生成、运行及转化的过程中。摄入的饮食物转化成水谷精气，水谷精气再进一步转化生成气、血、津液；津液经代谢后，转化成汗液和尿液；气、血、津液之间的相互转化等都是气化作用的具体体现。如果机体的气化功能失常，就会导致机体各种物质的生成、运行、转化异常。

（四）气的运动和运动形式

气的运动，称为“气机”。气的运动形式，虽然多种多样，但不外乎升、降、出、入四种最基本的形式。

人体所有的脏腑、经络等组织器官，都是气的升降出入的场所。即气的升降出入运动具体体现在各脏腑、经络等组织器官的功能活动以及各脏腑之间的相互关系上。如肺主呼吸，呼气是出，吸气是入；肺主宣发肃降，则宣发是升，肃降是降。脾主升清，胃主降浊，二者升降相因，共同主持着整个机体对饮食物的消化吸收和输布过程等。可见机体的各种生理功能，实质上都是气的升降出入运动的具体体现。气的升降出入运动是人体生命活动的根本，贯穿于生命活动的始终。所以一旦气的升降出入运动停止，也就意味着生命运动的终止。

在气的升降出入运动中，升和降、出和入是对立统一的矛盾运动。从机体局部看，并不是每一脏腑或组织器官都必须具备升、降、出、入四种形式，而是各有侧重。如肝气主升，肺气主降；脾气主升，胃气主降；但从整个机体的生理活动来看，则升与降、出与入之间，必须保持协调平衡。如肝升和肺降之间，脾升和胃降之间，都必须协调平衡。只有这样，才能维持人体正常的生理活动，因此说，气的升降出入运动，又是协调平衡各种生理活动的一个重要环节。

气的运动是有一定规律的。气的升降出入运动只有在相对协调平衡状态下才能发挥其维持人体生命活动的作用，这种状态称为“气机调畅”。当气的运动失去这种协调平衡，人的生命活动就会出现异常而成为病理状态，即“气机失调”。气机失调的表现形式是多种多样的。如气

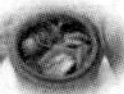

的运动受阻,运行不利时,称作“气机不畅”;气的运行受阻较甚,在某些局部发生瘀滞不通时,称作“气滞”;气的上升运动太过或下降不及,称作“气逆”;气的上升不及或下降太过,称作“气陷”;气的外出运动太过,即气不能内守而外逸脱失,称作“气脱”;气的出入运动不及而结聚于内,称作“气结”,甚则“气闭”等。

(五)气的分类

人体的气,是由禀受于父母的先天之精气、脾胃化生的水谷精气和肺吸入的自然界清气,在肺、脾胃、肾等脏的综合作用下生成的。但因其主要组成、分布和功能的不同,而又被赋予元气、宗气、营气和卫气等不同的名称。

❦1. 元气

元气,又名“原气”“真气”,是人体最基本、最重要的气,也是人体生命活动的原始动力。

1)生成与分布　元气根于肾,由肾中之精气所化生。由于肾中精气必须得到后天脾胃化生的水谷精微的培育才能不断充实、壮大,所以元气的盛衰并不完全取决于先天禀赋,亦与脾胃运化水谷精气的功能和饮食营养状况密切相关。

元气发于肾,通过三焦而流行全身,内至五脏六腑,外达肌肤腠理,无处不到。故《难经·六十六难》说:“三焦者,原气之别使也。”

2)主要生理功能　元气的主要生理功能是激发和推动人体的生长发育和生殖功能;温煦和推动机体各个脏腑、经络等组织器官的生理活动。所以说,元气是人体生命活动的原动力,是维持生命活动的最基本物质。机体元气充沛,则脏腑、经络的功能健旺,身体健康而少病。若先天禀赋不足,或后天失养,或久病损伤,就会形成元气虚衰而产生各种病变。

❦2. 宗气

宗,有汇宗之意。宗气,是积于胸中之气,又称“大气”。宗气在胸中积聚之处,称作“气海”,又称“膻中”。故《灵枢·五味》说:“其大气之抟而不行者,积于胸中,名曰气海。”

1)生成与分布　宗气主要由肺吸入的自然之清气和脾胃化生的水谷精

气在胸中相互结合而生成。饮食物进入胃中，经过脾胃的受纳、腐熟、运化，其精微之气转输于肺，与肺从自然界吸入的清气相互结合而生成宗气。可见肺和脾胃在宗气的生成过程中起着重要的作用。因此，肺的呼吸和健胃的运化功能是否正常直接影响着宗气的盛衰。

宗气积于胸中，贯注于心肺，其向上出于肺，循喉咙而走息道；其向下贯入心脉，并注于气街而流布全身。

2）主要生理功能　宗气的功能主有以下两方面：一是走息道而行呼吸。宗气上走息道，推动肺的呼吸，凡语言、声音、呼吸的强弱，均与宗气的盛衰有关。二是贯心脉而行气血，凡气血的运行、肢体的寒温、心的搏动节律和脉的强弱均与宗气有关。若宗气充盛，则语言清晰，声音洪亮，呼吸均匀，脉动和缓；若宗气虚衰，则会出现呼吸气短、语声低微、心悸、脉动无力等。

3. 营气

营，有营养、营运的意思。营气是行于脉中之气，由于脉中营运不休，并富有营养，故又称“荣气”。营气与血液的关系极为密切，营气行于脉中，参与血液的生成，二者可分而不可离，故常常“营血”并称。营气与卫气相对而言，卫属阳，营属阴，故又称为“营阴”。

1）生成与分布　营气来源于脾胃所化生的水谷之精气，是水谷之精微中的清柔而有营养作用的部分。营气运行于经脉之中，成为血液的重要组织部分，并循十二经脉和任、督二脉而循行全身，贯五脏而络六腑。

2）主要生理功能　营气的主要生理功能有营养全身和化生血液两个方面。营气对机体有营养作用，营气运行于脉中，循经脉运行全身上下，内至五脏六腑，外达肌腠、四肢百骸，对全身的脏腑、经络及肢体官窍等发挥营养作用，是机体生命活动中不可缺少的物质基础之一。营气有化生血液的作用，运行于脉中，成为血液的重要组成部分。故《灵枢·邪客》说：“营气者，泌其津液，注入于脉，化以为血，以荣四末，内注五脏六腑。”

4. 卫气

卫，有保卫、卫护之意。由于它具有保卫机体不使外邪侵犯的作用，故曰卫气。卫气与营气相对而言，其性属阳，故又称“卫阳”。

1）生成与分布　卫气来源于脾胃运化的水谷精气。是水谷之精气的刚悍、滑利的部分。卫气活动力强，流动迅速，它不受脉道的约束，运行于经脉之外。其内至脏腑，外达皮肤肌肉，布散全身。

2）主要生理功能　卫气的生理功能有护卫、温养、调节作用。卫气护卫肌表，防御外邪入侵，实际上是气的防御功能的具体体现。肌肤腠理是机体防御外邪的首道屏障，卫气外达于肌表，充实于皮肤之中，使皮肤柔润，肌肉壮实，腠理致密，构成一道抵御外邪入侵的防线，使外邪不能侵入人体，故卫气盛，则不易招致外邪侵袭。反之，若卫气虚弱，则易招致外邪而发生各种疾病。

卫气温养脏腑、肌肉和皮毛的作用实际上是气的温煦作用的具体体现。卫气属阳，其性温热，故能温煦、充养全身，内至五脏六腑，外达肌腠皮毛。只有冲和，才能保持体温相对恒定，各脏腑组织器官才能进行正常的生理活动。若卫气不足，则常常出现畏寒肢冷、脏腑功能减退等。

卫气又能控制汗孔的开合，以调节汗液的排泄。卫气的这一功能实际上是气的固摄作用和气化作用的具体体现。卫气运行于肌腠、皮毛之间，有规律地启闭汗孔以调节汗液的排泄，从而维持了体温的相对稳定。卫气和，则汗孔开合有度，汗液排泄正常。若卫气虚，固摄无力，则会出现自汗或多汗等病理现象；若外邪侵犯肌表，腠理闭塞，则卫气郁而不得发泄，出现无汗而热等症状。

营气与卫气同源于水谷精气，但在组成、分布功能上均有所区别。其中营行于脉中，主内守而属阴；卫行于脉外，主卫外而属阳。营气其性精纯，富于营养，具有营养全身、化生血液之功；卫气其性疾滑利，具有温养脏腑、护卫肌表、调节汗孔开合、控制汗液排泄等作用。因此，营卫之间必须相互协调，不失其常，才能发挥正常的生理功能。若营卫不和，则可出现发热、无汗或汗多，机体抵抗力下降等。

此外，人体中的气，还有脏腑之气、经络之气等，它们亦来源于肺吸入的清气，脾胃化生的水谷精气与禀受于父母的先天之精气，既是构成各脏腑、经络的基本物质，又是推动和维持各脏腑、经络功能活动的动力源泉。

二、血

(一)血的基本概念

血是运行于脉中具有营养和滋润作用的红色液体,是构成人体和维持人体生命活动的基本物质。脉是血液运行的隧道,故又称之为"血府",血必须运行于脉中,才能充分发挥其生理效应。如因某些原因,使血液不能在脉中运行而逸出脉外,即为"出血",又称为"离经之血"。

(二)血的生成

血液是以营气和津液为主要物质基础。营气和津液都来自摄入的饮食物,经脾胃消化吸收而生成,故血液的生成与脾胃运化密切相关。另外,由于"精血同源",精和血之间存在着相互资生和转化的关系,故血液还可由精转化而来。

(三)血的生理功能

血具有营养和滋润全身的生理功能。血中含有人体所需要的各种营养物质,血在脉中循行,内至五脏六腑,外达皮肉筋骨,无处不到,对机体各脏腑、肢体、官窍起着营养和滋润的作用,以维持机体正常的生理功能。如《素问·五脏生成论》说:"肝受血而能视,足受血而能步,掌受血而能握,指受血而能摄。"

血的营养和滋润作用可以从面色、肌肉、皮肤、毛发等方面反映出来。若血液充足,营养和滋润功能正常,则表现为面色红润,肌肉丰满,皮毛润泽,肌肤光滑柔润等;若血虚不足,营养和滋润作用减退时,可出现脏腑功能下降,面色不华或萎黄,肌肤干燥,毛发不荣等症状。

血是神志活动的物质基础。机体神志活动由心所主,但心神有赖于心血的营养。因此说,血是神志活动的物质基础。如果人之气血充盛,血脉调和,脏腑功能旺盛,则表现为精力充沛,神志清晰,感觉灵敏,活动自如。若因某种原因导致血虚或血的运行失常,即可出现不同程度的神志方面的症状。如惊悸、失眠、多梦、健忘、甚则出现烦躁、神志恍惚、昏迷等神志失常的改变。

(四)血的运行

血循行于经脉之中,沿经脉流布全身,环周不休,以供给机体各脏腑组织

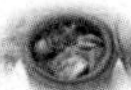

器官所需要的营养成分。

血属阴，主静，血液的正常循行，首先要靠气的推动作用；血行脉中，而不致逸出脉外，主要是靠气的固摄作用及脉的约束作用。因此，血液本身的充盈、脉道的通利和气的推动作用是维持血液正常运行的基本条件。另外，血的正常运行还与部分脏腑的功能活动密切相关，其中尤与心、脾、肺、肝四脏的关系最为密切。心主血脉，心气是推动血行的基本动力。肺主气，朝百脉，全身之血液均通过经脉会聚于肺；肺又主一身之气，能调节全身的气机，以推动和调节血液的运行。脾主统血，使血行于脉中而不外逸；脾又主运化，为气血生化之源，从而使气血充足，血液充盈，气推动血行有力。肝藏血，根据人体活动不同情况，贮存血液，调节循环血量，使脉中循环血液量维持在一定水平上；肝又主疏泄，调畅气机，促进血行，使血行通畅。可见血液的正常运行是机体许多脏器共同作用的结果。其中任何一脏功能失调，均引起血液的运行失常。如心气虚，血运无力，可导致心血瘀阻；肺气不足，失于宣降，易致气虚血瘀；肝失疏泄，则气滞血瘀；肝不藏血，或脾不统血，可引起各种出血等。

三、津液

（一）津液的基本概念

津液是人体一切正常水液的总称，包括存在于各个脏腑组织器官中的体液及其正常的分泌物，如泪、涕、涎、唾液、胃液、肠液等。津液除含有水分外，还含有大量的营养物质。它既可以入于脉中以充血，又可在脉外以营养组织器官；既可内养骨髓、脊髓和关节，又可外泽孔窍、皮毛。因此，津液和气血一样也是构成人体和维持人体生命活动的基本物质。

津液是津和液的总称。津液同属水液，但在性质、分布部位、功能等方面又有一定区别。一般来说，质清而稀薄，流动性大，主要布散于体表皮肤、肌肉和孔窍等部位，并渗注于血脉，起滋润作用的，称为津；质浊而稠厚，流动性较小，灌注于骨节、脏腑、脑、髓等组织，起濡养作用的，称为液。

津和液同为水谷所化，本属一体，二者在代谢过程中又可以相互补充，相互转化，故津液常常并称。只是在发生“伤津”和“脱液”的病理变化时，须加以区分，以辨证更加准确。

(二)津液的生成、输布和排泄

津液的生成、输布和排泄是一个复杂的生理过程。它是在机体多个脏腑的综合作用下完成的。在《素问·经脉别论》中将津液的代谢过程简要概括为:"饮入于胃,游溢精气,上输于脾,脾气散精,上归于肺,通调水道,下输膀胱,水精四布,五经并行。"

1. 津液的生成

津液来源于饮食水谷,通过脾胃的运化及有关脏腑的功能活动而生成。饮食水谷入胃后,经胃的腐熟,初步消化,然后下传小肠。经小肠的泌别清浊以及脾的转输和布散精微的作用,而生成津液。

2. 津液的输布

津液生成后,首先通过脾的转输作用,上输于肺,再通过肺的宣发肃降、通调水道等作用,输布全身,以濡养脏腑、形体和官窍。利用后的浊液,由肺下输于肾。另一方面,脾可直接将津液向四周布散,即脾有"灌溉四旁"的作用,亦可将部分浊液下输于肾。肾将肺、脾输转而来的浊液,通过肾的蒸腾气化,把浊中之清上腾于肺,由肺宣发肃降至全身;将浊中之浊变为尿液,下输于膀胱。总之,津液的输布主要靠脾的运化,肺的宣发肃降、通调水道和肾的蒸腾气化所完成。而津液输布的重要条件,则是三焦的通畅。三焦是津液运行的通路,有疏通水道、运行水液的功能。即《素问·灵兰秘典论》所谓:"三焦者,决渎之官,水道出焉。"

3. 津液的排泄

津液的排泄主要依赖于肺、肾、大肠、膀胱等脏器的综合作用所完成。津液的排泄途径有四:即汗、尿、呼出水分和粪便。津液在肺的宣发作用下,输布到体表皮毛,被阳气蒸化而形成汗液,由汗孔排出体外。同时肺在呼吸的过程中,通过呼气也带出部分水液。肾将脾和肺下输而来的浊中之浊液,在肾的气化作用下形成尿液贮存于膀胱,并在肾和膀胱的共同作用下定期排出体外。粪便由大肠传导排出时,亦带走一部分津液。

综上所述,津液的生成、输布和排泄主要与肺、脾、肾、膀胱和三焦等脏腑有关,所以有"肺为水之上源,肾为水之下源""脾为水液升降之枢纽""膀胱

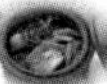

为津液之府”“三焦为水液运行通路”等理论。另外，肝主疏泄，能调畅气机，对于津液的生成、输布和排泄亦有重要作用；大肠主津，小肠主液，两腑主液，两腑亦参与津液的代谢过程。若上述脏腑功能失常，则可影响津液的生成、输布和排泄，破坏津液代谢的平衡，从而导致津液生成不足或输布障碍，出现水液停滞或津液大量丢失等病理改变。临床常表现为口鼻干燥、咽干口渴、小便短少、大便干燥、痰饮、水肿等症证。

（三）津液的生理功能

1. 滋润濡养作用

津液中含有各种营养物质，且本身又是液态物质，所以津液广泛存在于机体的脏腑、经络、体窍等部位，起着滋润和濡养作用。一般而言，津的质地较清稀，滋润作用较明显；液的质地较稠厚，濡养作用较明显。津液布散于体表，则滋养肌肤皮毛；流注于孔窍，则滋养和保护目、口、鼻、耳等；渗入于内脏，则滋养脏腑；流注于关节则对关节的屈伸起着润滑作用；注于骨髓，则充养骨髓、脊髓等。因此，若津液充足，则肌肤丰润，毛发光泽，九窍濡润，脏腑柔和，关节滑利。若津液不足，可出现肌肤干燥，毛发枯槁，口干目涩，大便秘结，小便短少，关节屈伸不利等症状。

2. 化生血液，调节血液的浓度

津液渗入脉中，则成为血液的主要成分，并起着濡养和滑利血脉的作用。津液还能出入于脉道内外，以调节血液的浓度。当血液浓度增高时，津液就渗入脉中；当机体的津液亏乏时，脉内血液成分中的津液又可以渗透至脉外，从而起到调节血液浓度的作用。

四、气血津液的关系

气、血、津液都是构成人体和维持人体生命活动的基本物质，其生成均有赖于脾胃化生的水谷精气。气、血、津液在生理上相互依存、相互制约和相互为用，在病理上又相互影响。

（一）气和血的关系

气属阳，主动，以温煦、推动作用为主；血属阴，主静，以营养、滋润作用为

主。二者在属性和功能上有别，但又有十分密切的关系。这种关系可概括为"气为血之帅""血为气之母"两个方面。

1. 气对血的作用

气对血的作用，可概括为"气为血之帅"，包括气能生血，气能行血和气能摄血三方面。

1）气能生血　在血液的生成过程中离不开气和气的运动变化。具体地说，气是血液生成的动力，是化生血液的物质基础之一。血的生成是以营气和津液为主要物质基础，而营气和津液又来源于脾胃的水谷精微。从饮食物转化成水谷精微化生成营气和津液，从营气和津液相合化赤而为血，其中任何一个转化过程都离不开气化。因此，可以说，血液的生成过程，都是在脏腑的气化作用下完成的。气化功能旺盛，则化血功能也强而生血有源；气化功能不足，则脏腑功能衰退，化血功能亦弱而生血乏源。即气旺则血充，气虚则血少。故在临床治疗血虚疾患时，常在补血药中配以益气之品。即取"气能生血"之意。

2）气能行血　血液的运行有赖于气的推动。气一方面可以直接推动血行，如宗气贯心脉行气血；另一方面，气可通过促进脏腑的功能活动来推动血液的运行，如血液的运行，靠心气的推动，肺气的敷布，肝气的疏泄等。因此，气虚则推动无力；气滞则血行不利，血行迟缓而形成血瘀；若气机逆乱，则血行无序，或随气升，或随气陷，形成多种病变，即所谓"气行则血行""气滞则血瘀"。故临床治疗血行失常的病证时，常分别配合补气、行气、降气等药物，才能取得较好的效果。

3）气能摄血　气能统摄全身血液在血脉中运行而不逸出脉外。气的摄血功能主要靠脾气来完成，即所谓"脾统血"的作用。若脾虚不能统血，则可出现各种出血病证，如吐血、便血、崩漏等。故在治疗时常用益气摄血之法。

2. 血对气的作用

血对气的作用可概括为"血为气之母"，包括血能化气、血能载气两个方面。

1）血能化气　血能化气是指血液中含有丰富的营养物质，能不断地为

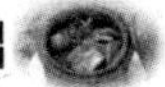

气的生成和功能活动提供物质基础。故血盛则气旺,血衰则气少。

2)血能载气 气无形而动,必须附着于有形之血,才能行于脉中,并随血液运行全身。气不能离开血液而存在,否则将飘浮无根。故血液充足,则气得以载,气才能正常运行。故临床上,每见大出血时,气亦随之而涣散,形成气随血脱之候。

(二)气与津液的关系

气属阳,津液属阴,二者属性有别,功能各异,但均源于脾胃所化生的水谷精微,故在其生成和输布过程中两者有着密切关系。在病理上,两者又相互影响。

1. 气对津液的作用

气对津液的作用包括气能生津、气能行津、气能摄津三个方面。

1)气能生津 津液的生成离不开气的运动变化(即气化作用)。津液主要来源于饮食水谷,而饮食水谷化生津液的过程离不开脾胃的运化功能。气推动和激发脾胃的功能活动,使脾胃气旺,津液化生充足;脾胃气衰,则津液化生不足。所以说,津液的生成离不开气的作用。

2)气能行津 津液的输布和排泄依赖于气的升降出入运动。如脾气的运化,肺气的宣发肃降、通调水道,肾气的蒸腾气化等。所以说,气行水亦行。当气的升降出入运动异常时,津液的输布排泄过程也随之受阻,气不行水,津液停滞,可出现痰饮、水肿等证。故临床治疗痰饮、水肿等,常以具有行气利水作用的药食为主。这是气能行津理论的具体运用。

3)气能摄津 气能固摄津液,防止其无故流失。这是气的固摄作用的具体体现。若气虚不能固津,则可出现多汗、多尿、遗尿等病理现象。临床治疗此类病证应注意补气以固津。

2. 津液对气的作用

津液对气的作用,主要表现为"津液能载气"。气主动而易散,必须依附于津液和血液,才能存于体内,并流行全身。若津液外泄时,不仅伤津,气亦随之而耗。如大汗、吐泻或多尿时,可出现气随津脱,故《金匮要略心典》曰:"吐下之余,定无完气。"

(三)血和津液的关系

血和津液同为液体,均属阴性,都来源于水谷精微,皆具有滋润濡养作用。故有“津血同源”之说。二者相互为用,相互补充,在其循行、输布过程中,两者又可以相互渗透、相互转化。津液不断渗入脉中,变化而为血,成为血液的重要组成部分;脉中的水液部分渗出脉外,则为津液。又因汗为津液所化,汗出多则耗津,津耗则血少,故又有“血汗同源”的理论。血和津液在病理上是相互影响的。如失血过多,则津液渗入脉中,使脉外津液不足,就会导致津亏血燥证;反之,因汗、吐、下太过,伤津耗液,则脉中津液渗出脉外,就会导致血燥津伤。故临床上,出血的病人不宜再用发汗法,以免再伤津液;而多汗津亏的病人不宜再用耗血、动血的药物,以免更伤津液。所以《灵枢·营卫生会》说:“夺血者无汗,夺汗者无血。”张仲景也曾提出:“衄家不可发汗”“亡血家不可发汗”。

第四节 经络学说

经络学说是研究人体经络的生理功能、病理变化及其与脏腑相互关系的学说,是中医学理论体系的重要组成部分。

经络学说是我国古代劳动人民在长期的生活和医疗实践中,特别是用针灸、推拿、气功、导引等方法进行保健和治疗时,结合病人的感传现象,所积累的丰富经验,并结合当时的解剖生理知识和藏象学说理论,加之古代哲学思想的渗透影响,逐步上升为理论而产生的。

长期以来,经络学说一直在医疗实践中发挥着重要作用。它不仅是针灸、推拿、气功等防治方法的理论基础,而且对指导中医临床各科均有十分重要的指导意义。因此,历代医家对此十分重视。正如《灵枢·经脉》说:“经脉者,所以决死生,处百病,调虚实,不可不通”;《医学入门运气》说:“医者不明经络,犹人夜行无烛”等,都明确地强调了经络学说在中医学中的重要性。本节主要介绍经络的概念、生理功能,以及经络系统中主要组成部分的循行规律等内容。

一、经络的概念和经络系统的组成

(一)经络的概念

经络,是经脉和络脉的合称,是人体运行全身气血,联络脏腑形体官窍,沟通上下内外的通道。

经,有路径的意思。经脉是经络系统中纵行的主干,多循行于深部,有固定的路径。络,有网络的意思,络脉是经脉的分支,深部和浅部均有,纵横交错,网络全身。故《医学入门》说:"经者,径也;经之支脉旁出者为络。"又说:"脉之直行者为经"。《灵枢·经脉》也说:"经脉十二者,伏行分肉之间,深而不见……诸脉之浮而常见者,皆络脉也。"

总之,经脉和络脉,遍布全身,通过其有规律的循行和错综复杂的联络交会,相互沟通,将人体的脏腑、四肢百骸、五官九窍、皮肉筋骨等紧密地联结成一个有机的整体,维持着人体生命活动的正常进行。

(二)经络系统的组成

经络系统是由经脉、络脉以及连属部组成。其中以经脉和络脉为主,在内连属脏腑,在外连属于筋肉、皮肤。

1. 经脉

经脉包括正经、奇经和经别三大类,是经络系统的重要组成部分。

1)正经　正经有十二条,称为十二经脉,即手足三阴经和手足三阳经。十二经脉是气血运行的主要通路。有一定的起止点,一定的循行部位和交接顺序,在肢体的分布和走向上有一定的规律,与体内脏腑有直接的络属关系,并有阴经、阳经的相互配合。

2)奇经　奇经有八条,故称为奇经八脉。即督脉、任脉、冲脉、带脉、阴跷脉、阳跷脉、阴维脉、阳维脉。奇经八脉有联络和调节十二经脉的作用,同体内脏腑无直接的络属关系,相互之间亦无明显的表里配合。

3)经别　经别有十二条,称为十二经别。十二经别是从十二经脉分出的较大的分支,分别起于四肢肘膝以上部位,循行于体腔脏腑深部,上出于颈项浅部。然后阳经的经别仍回到本经,阴经的经别合于相表里的阳经,并随阳经上行头面。十二经别的作用,主要是加强十二经脉中相为表里两经之间的联系,并能通达某些正经未循行到的官窍和形体部位,以补正经的不足。

2. 络脉

络脉包括别络、浮络、孙络三大类,是经脉的分支,多无一定循行路径。

1)别络　别络是从经脉中别出的较大络脉,共有十五条,称十五别络。其中,十二经脉和督脉、任脉各有一条别络,加上脾之大络,合成“十五别络”。别络有本经别走领经之意。主要功能是加强相为表里的两条经脉之间在体表的联系。

2)浮络　浮络是循行于人体浅表部位(皮肤表面)而常浮现的络脉。

3)孙络　孙络是络脉中最细小的分支。

3. 连属部

连属部包括经筋和皮部两大类,是十二经脉与经筋、皮肤之间的联络体系和分部。因其与十二经脉的循行分布直接有关,故称十二经筋和十二皮部。

1)十二经筋　十二经筋是十二经脉之气“结、聚、散、络”于筋肉、关节的体系。具有连缀四肢百骸和主司关节运动的作用。

2)十二皮部　十二皮部是十二经脉的功能活动反映于体表的部位,也是十二经脉之气在皮肤的散布部位,经十二皮部把全身皮肤划分为十二部分,分属于十二经脉,故各皮部的异常变化,可以反映相应经脉的病变。

二、十二经脉

十二经脉是经络系统中的核心部分。经络系统中的奇经、经别和络脉等都是以十二经脉为主体,彼此联系,相互配合协同发挥作用的。

(一)名称

十二经脉对称地分布于人体的两侧,分别循行于上肢或下肢的内侧或外侧,每一条经脉又分别隶属于一脏或一腑。因此,十二经脉中每一条经脉的名称,包括阴或阳、手或足、脏或腑三部分。阴经行于四肢内侧,属脏;阳经行于四肢外侧,属腑。其中行于四肢内侧的阴经,自前至后有太阴、厥阴、少阴;

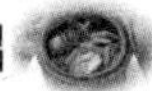

行于四肢外侧的阳经，自前至后有阳明、少阳、太阳。行于上肢的经脉前冠以“手”字；行于下肢的经脉前冠以“足”字。十二经脉据此规律分别命名为：手太阴肺经、手厥阴心包经、手少阴心经、手阳明大肠经、手少阳三焦经、手太阳小肠经、足太阴脾经、足厥阴肝经、足少阴肾经、足阳明胃经、足少阳胆经、足太阳膀胱经。

（二）循行规律

1. 走向和交接规律

十二经脉走向和交接有一定规律。《灵枢·逆顺肥瘦》说：“手之三阴，从脏走手；手之三阳，从手走头；足之三阳，从头走足；足之三阴，从足走腹。”即手三阴经均起于胸中，从胸走向手指末端，交于手三阳经；手三阳经均起于手指末端，从手指末端走向头面部，交于足三阳经；足三阳经均起于头面部，从头面部走向足趾末端，交于足三阴经；足三阴经起于足趾从足趾走向腹腔、胸腔，交于手三阴经。这样就构成了一个“阴阳相贯，如环无端”的循行径路。

2. 分布规律

1）在头面部的分布规律　手足六阳经均上行头面而联系五官，头面部以阳明经分布为主，头侧部以少阳经分布为主，头后部以太阳经分布为主。

2）在躯干部的分布规律　手三阴经分布于腋下部；手三阳经分布在肩胛部；足三阳经中，足阳明胃经分布于身前（胸、腹面），足太阳膀胱经分布于身后（背面），足少阳胆经分布于体侧；足三阴经分布于腹面。分布于腹面的经脉，自内向外的顺序依次为：足少阴肾经、足阳明胃经、足太阴脾经、足厥阴肝经。

3）在四肢部的分布规律　手三阴分布于上肢内侧，足三阴分布于下肢内侧，手三阳经分布于上肢外侧，足三阳分布于下肢外侧。内侧分三阴，外侧分三阳，太阴、阳明在前缘，厥阴、少阳在中线，少阴、太阳在后缘。必须说明一点，在足内踝上八寸以下的部位，是足厥阴肝经居前缘，足太阴脾经居中线。

十二经脉循行于胸、背、头面、四肢，均是左右对称地分布于人体两侧，共计二十四条。其中,每一条阴经都同另一条相为表里的阳经在体内与脏腑相互络属,在四肢则行于内侧和外侧相对应的部位。

3. 表里关系

手、足三阴经、三阳经,通过经别和别络相互沟通,组成六对“表里相合”关系。即手太阴肺经与手阳明大肠经为表里,手厥阴心包经与手少阳三焦经为表里,手少阴心经与手太阳小肠经为表里,足太阴脾经与足阳明胃经为表里。足厥阴肝经与足少阳胆经为表里,足少阴肾经与足太阳膀胱经为表里。

十二经脉中相为表里的两条经脉,都在四肢末端相交接,都分别循行于四肢内外两个侧面的相对应的位置。如手太阴肺经行于上肢内侧前缘,与其相表里的手阳明大肠经则行于上肢外侧前缘,而且两脉在手食指端相交接。在体内,相为表里的两条经脉,分别络属于相表里的脏腑,如足太阳膀胱经属膀胱络肾,足少阴肾经属肾络膀胱等。十二经脉的表里关系,不仅由于相为表里的两条经脉的衔接而加强了联系,而且由于相互络属于同一脏腑,因而使相为表里的一脏一腑在生理功能上相互促进,相互配合。在病理上亦可相互影响。在治疗上,相为表里的两条经脉的俞穴亦可交叉使用,如肺经的穴位可用以治疗大肠的疾病或月经病。

4. 流注次序

十二经脉分布在人体内外,其经脉中气血的运行是依次循行贯注的。即起于手太阴肺经,依次传至足厥阴肝经,再复注于手太阴肺经,首尾相贯,如环无端,构成十二经脉气血的循环。

三、经络的生理功能

经络的正常生理活动称为“经气”,是人体正气的重要组成部分,主要体现在以下几个方面。

(一)沟通表里上下,联络脏腑体窍

人体是五脏六腑、四肢百骸、五官九窍、皮肉筋脉等组成的复杂的有机整体。构成人体的脏腑肢体官窍等虽各有不同的生理功能,但是又共同进行着有机的整体活动,使机体的内外上下保持着协调统一,从而成为一个有机的

整体。这种相互联系、彼此配合及有机协调,主要是依靠经络系统的联络、沟通作用实现的。十二经脉及其分支纵横交错,入里出表,通达上下,相互络属脏腑,联络肢节;而奇经八脉联系沟通十二正经;十二经筋、十二皮部又联系于筋肉、关节、皮肤,从而把人体的各个脏腑体窍密切地联系起来,构成一个表里上下彼此紧密联系、协调共济的统一体。经络联络沟通全身脏腑肢体官窍,主要表现于以下几个方面。

1. 脏腑与外周肢节之间的联系

脏腑与外周肢节之间的联系主要是通过十二经脉实现的,十二经脉内与脏腑有固定的络属关系,其经脉之气又散络结聚于经筋,并布散于皮部。这样,就使体表的皮肤、筋肉等组织同脏腑之间通过十二经脉内属外连的联系而相互沟通。所以,《灵枢·海论》说:“夫十二经脉者,内属于脏腑,外络于肢节。”

2. 脏腑与五官九窍之间的联系

机体的目、舌、口、鼻、耳、前阴和后阴等官窍,都是经脉循行所经过的部位,而经脉又多内属于脏腑。这样,脏腑与官窍之间,即可通过经脉的沟通而相互联系。如手少阴心经属心,络小肠,“系目系”,其别络“系舌本”;足厥阴肝经属肝,络胆,绕阴器等。

3. 脏腑之间的联系

十二经脉中每一条经脉都分别络属一脏一腑,于是加强了相为表里的一脏一腑之间的联系。而且有的经脉还联系多个脏腑或有的脏腑有多条经脉到达。如足厥阴肝经属肝,络胆,挟胃,注肺中;足少阴肾经属肾络膀胱,贯肝,入肺,络心;到达肺的经脉有手太阴肺经,手阳明大肠经络肺,手少阴心经上肺,足少阴肾经入肺中,足厥阴肝经上注于肺等。因此,在经脉的联络作用下,构成了脏腑之间的多种联系。

4. 经脉之间的联系

十二经脉之间的阴阳表里相接,有一定的衔接和流注次序,构成阴阳相贯,如环无端的整体循环系统。十二经脉之间还有多处相互交叉、交会,再加上经别、别络的联系,十二经脉与奇经八脉之间的纵横交错,就构成了经脉与经脉之间的多种联系。

人体脏腑肢体官窍等通过经络构成了有机统一的整体。因此,人体在发生病变时,经络又成了传递病邪和反映病变的途径。体表受邪,可以通过经络内传脏腑;内脏有病,可以通过经络反映于体表;脏腑有病,亦可以通过经络相互影响。所以,全面掌握经络联络脏腑肢体官窍的理论,对于正确诊断和治疗疾病都有重要指导意义。

(二)通行气血,濡养脏腑组织器官

人体各个脏腑组织器官均需气血的濡养才能维持其正常的生理活动,而人体气血必须依靠经络的传注才能通达全身,发挥其濡养脏腑肢体官窍的作用。所以《灵枢·本脏》说:"经脉者,所以行气血而营阴阳,濡筋骨,利关节者也。"经络的功能活动正常,气血运行通畅,各脏腑功能强健,就能抵御外邪的侵袭,防止疾病的发生。反之,经络失去正常的功能,经气不利,则抵御外邪的力量不足,外邪就会乘虚侵袭人体而发生各种疾病。

(三)感应传导作用

感应传导是指经络系统对于针刺或其他刺激的感觉传递和通导作用。针刺中"得气"和"行气"现象就是经络传导感应作用的表现。由于经络系统凭借纵横交叉、沟通内外上下表里组成人体的信息传导网络,可把局部信息感传到全身,又可把全身的信息传导于机体某一局部。因此,在病理状态下,临床可根据疾病所出现的症状、体征,结合经脉循行的部位及所络属的脏腑,作为诊断疾病的依据。

(四)调节功能平衡

经络内连脏腑,外络肢节,并能运行气血,协调阴阳,从而使人体功能活动保持相对协调平衡状态。若人体气血阴阳失去协调平衡,则人体就会发病。当人体发生疾病时,即可针对气血失和、阴阳盛衰的具体证候,运用针灸、推拿、导引等方法,通过对适当的穴位施以适量的刺激,以激发经络的调节自律作用,"泻其有余,补其不足,阴阳平复"。实验证明,针刺有关穴位,可对脏腑功能产生双向良性调整作用,既可使亢奋得到抑制,又可使低下得到恢复。可见,经络学说对于针灸和推拿等疗法的应用,具有重要的指导

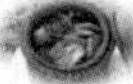

意义。

此外，使用药物治疗疾病，也是通过经络的传导转输，才能使药到病所，发挥治疗作用。古代医家在长期临床实践的基础上，总结出某些药物对某一脏腑经络具有特殊的选择性作用，创立并形成了“药物归经”理论。如杏仁、桔梗入肺经；朱砂、枣仁入心经；头痛属太阳经可用羌活；属阳明经可用白芷；属少阳经可用柴胡，等等。可见，在经络理论的指导下，针对疾病部位，优选药物，可更好地发挥调节人体功能活动的作用，提高疗效。

第五节　病因学说

病因是泛指破坏人体生理动态平衡，导致疾病发生的各种致病原因，包括六淫、疠气、七情、饮食、劳逸、外伤、寄生虫以及痰饮、瘀血等。病因学说，就是研究和阐释各种致病因素的性质、致病特点和临床表现的学说。

中医病因学说是在整体观念的思想指导下逐步发展形成的。中医认识病因的特点，除了尽可能了解作为致病因素的客观条件外，主要是以病证的临床表现为依据，广泛应用了“取象比类”的方法进行综合分析，探求病因，即所谓“辨证求因”。因此，学习中医病因学说不仅要掌握各种病因的性质和致病特点，同时还要掌握致病因素所致病证的临床表现，以便更好地指导临床诊断和治疗。

一、六淫

淫，浸淫、太过之意，六淫是指风、寒、暑、湿、燥、火六种不同的外感致病因素。在正常情况下，风、寒、暑、燥、火是自然界正常的气候变化，又称“六气”。它是一切生物赖以生存的条件。人生活在自然界中，对各种气候的变化产生了一定的适应能力，从而使人体的生理活动与自然气候的变化相适应，所以在一般情况下六气不会导致人体发病。当气候变化异常超过了一定限度，如六气的太过或不及，或非其时而有其气（如春天应温而反寒，秋天应凉而反热等），以及气候变化急骤（如暴冷、暴热等），都会超越机体的适应能力,导致疾病的发生。这种情况下的六气,便成为“六淫”。另外,能否确定为六淫,还与机体是否发病有关。气候的异常变化使人发病,称为“六淫”。但在正常的气候变化中,因人体正气不足,适应能力下降亦可发生疾病,此时,对患病的机体来说,“六气”亦变成“六淫”了。由于六淫为不正之气,所以又被称为“六邪”。

六淫侵犯人体导致疾病,具有以下共同的特点。

外感性 六淫之邪侵犯人体,导致疾病,其受邪途径多从肌表或口鼻而入,故又有“外感六淫”之称。所以六淫致病又称为“外感病”。

季节性 六淫致病多与季节气候有关,具有明显的季节性。如春季多风病,夏季多暑病,长夏多湿病,秋季多燥病,冬季多寒病等。

地域性 六淫致病常与居住地区和环境密切相关。如西北高原地区多寒病、燥病;东南沿海地区多湿温病。久居潮湿环境多湿病,高温环境作业者多易患火热燥症。

相兼性 六淫邪气既可单独侵袭人体而发病,也可两种以上相兼同时侵犯人体而发病。如风热感冒、湿热泻泄等。

转化性 六淫致病,在其发病过程中,不仅可以相互影响,而且可以在一定的条件下相互转化。如寒邪入里可以化热,暑湿日久可以化燥伤阴等。

六淫致病从今天的临床实践看,除气候因素外,还包括生物(细菌、病毒等)、物理、化学等多种致病因素作用于机体所引起的病理反应。此外,临床上还有某些并非因为六淫之邪外感,而是由于脏腑气血功能失调而产生的类似六淫致病特点的五种病理反应,即“内生五邪”。

(一)风邪

风为春季之主气,但四季皆有。故风邪引起的疾病,虽以春季多见,但其他季节亦可发生。风邪多从皮毛肌腠侵犯人体,产生外风病证。风邪的性质和致病特点有以下四个方面。

1)风邪属阳,其性开泄,易袭阳位　风邪善动而不居,具有轻扬、升散、向上、向外的特性,故风为阳邪。风邪侵犯人体易使腠理疏泄,汗孔开张,而见汗出恶风等症状,故风性开泄。正因为具有轻扬、升散、向上、向外、开泄等特

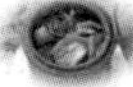

性，所以风邪常易侵犯人体的上部、肌表等阳位而发病。

2）风性善行而数变　善行，是指风邪具有善动不居，易行而无定处的性质，风邪致病有部位游移，行无定处的特性。如以关节游走性疼痛为主的痹证，称“风痹”。数变，是指风邪致病具有发病急、变化快的特性。如荨麻疹、风疹等，大多具有皮肤瘙痒，发无定处，此起彼伏的特点。

3）风性主动　风邪致病多具有动摇不定的特征。大凡临床出现的眩晕、抽搐等，均属于风性主动的范围，如面肌痉挛、口眼㖞斜等。

4）风为百病之长　风邪虽以春季为多，但一年中均有风邪发病，且风邪往往是外感病的先导，凡寒、湿、燥、热等邪，大都依附于风邪而侵袭人体为患，如风寒、风热、风湿、风火等。风邪致病极为广泛，为六淫之首，故称百病之长。正如《素问·骨空论》说：“风者，百病之长也。”

（二）寒邪

寒为冬季的主气，故寒邪致病以冬季多见。由于冬季气温骤降，故常易感受寒邪。此外，淋雨涉水或汗出当风亦常为感受寒邪之原因。寒邪致病根据侵犯的部位深浅不同，又有伤寒、中寒之别。寒邪外袭，伤于肌表，郁遏卫阳者称为“伤寒”；寒邪直中于里，伤及脏腑阳气者称为“中寒”。寒邪的性质和致病特点有以下三个方面。

1）寒邪属阴，易伤阳气　寒邪为阴气盛的表现，其性属阴，即所谓“阴胜则寒”。机体的阳气本可以制阴，但阴寒之邪偏盛，则人体的阳气不仅不足以祛阴寒之邪，反被阴寒之邪所伤，故云“阴胜则阳病”。所以，感受寒邪，易伤人体的阳气。寒邪侵袭，阳气受损，失于温煦气化之功，全身或局部可出现明显的寒象。如寒邪袭表，卫阳被遏，可见恶寒；寒邪直中脾胃，脾阳受损，便可见脘腹冷痛，呕吐、泻泄等症状。

2）寒性凝滞　凝滞，有凝结、阻滞不通的意思。寒性凝滞，指寒邪致病易使机体气血津液等凝滞不通。人体的气血津液之所以能运行不息、畅通无阻，全赖于阳气的温煦、推动。寒邪侵犯人体，一方面，由于寒邪具有凝结、阻滞不通的特性，易使人体气血津液凝结阻滞；另一方面，阴滞偏盛，阳气受损，经脉气血津液等得不到阳气的温煦，也易涩滞不通。不通则痛，故疼痛是寒邪致病的重要特征，即所谓“寒主痛”。由于寒邪侵犯机体的部位不同，症状各异，如寒客太阳经脉，可见一身尽痛；痹证中的寒痹，寒邪偏盛，故关节疼痛剧烈，因而称为“痛痹”；寒邪直中入里，则可见胸、脘、腹部冷痛或绞痛。

3）寒主收引　收引，即收缩、牵引的意思。由于寒邪侵袭人体，可使气机收敛，腠理闭塞，经络筋脉拘急而致拘挛作痛，屈伸不利，故云寒主收引。如寒邪侵犯经络关节，则筋脉、经络收缩拘急，可见筋脉关节屈伸不利，拘挛作痛等症状。寒袭肌表，腠理闭塞，卫阳不得宣泄，可见恶寒发热、无汗。

（三）暑邪

暑为夏季的主气，乃火热所化。夏至以后，立秋之前，自然界中的火热外邪，称为暑邪。故暑邪为病具有明显的季节性。《素问·热论》有：“先夏至日者为病温，后夏至日者为病暑”。可见，暑病与温病是同一病邪致病，只是时间的差异，即发生在夏至之前者称为温病，发生在夏至之后、立秋之前者为暑病。暑病只有外感而无内生。暑邪的性质和致病特点有以下三个方面。

1）暑邪属阳，其性炎热　暑为夏季火热之气，暑邪乃夏季的火热之邪，具有酷热之性，故暑邪属阳，其性炎热。暑邪伤人致病多表现出一系列阳热症状，如高热、面红、目赤、心烦、脉洪大等。

2）暑性升散，易耗气伤津　暑为阳邪，阳性升发，主向上向外，主升主散，故暑性升散。人体感受暑邪致病，可导致腠理开泄而多汗。汗出过多，则伤津液，可出现口渴喜饮、唇干舌燥、尿少短赤等症状。由于津液为气的载体，在大量汗出的同时往往气随津泄而导致气虚，故伤于暑者，易导致气津两虚，可见气短乏力，甚则气随津脱，突然昏倒，不省人事等。

3）暑多挟湿　夏季不仅气候炎热，且常多雨而潮湿，热蒸湿动，暑湿之气弥漫空间，故暑邪伤人常兼挟湿邪侵犯。故临床除见发热、烦渴等暑热症状，还常兼见四肢困倦，胸闷呕吐，大便溏而不爽等湿阻症状。

（四）湿邪

湿为长夏主气。夏秋之交，阳热之气逐渐下降，阴寒之气逐渐上升，氤氲熏蒸，水气上腾，潮湿充斥，故为一年中湿气最盛的季节。此外，居处潮湿、以水为事、淋雨涉水等，均可成为湿邪致病的途径。因此，除长夏季节外，湿邪在四季均可致病。湿邪的性质和致病特点有以下四个方面。

1）湿邪属阴，易阻滞气机，损伤阳气　湿性类似于水，水属阴，故湿为阴

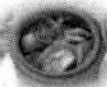

邪。湿邪侵及人体易留滞于脏腑经络，因其为有形之邪，故易阻滞气机，从而使气机升降失常。如湿阻胸膈，气机不畅，则胸闷；湿困脾胃，气机不利，则脘痞腹胀，便溏不爽，不思饮食等。由于湿为阴邪，阴胜则阳病，故湿邪为病，易伤阳气。如湿邪致病，易致脾阳不振，运化无权，水湿停聚，发为泻泄、水肿、小便短少等症状。

2）湿性重浊　重，有沉重、重着之意。即湿邪致病，其临床常表现出沉重、重着的症状特点。如湿邪袭表，可见周身困重，四肢倦怠，头昏沉重如裹等；湿滞经络关节，可见关节疼痛重着，肌肤不仁等，故湿邪偏盛的痹症，又称"着痹"。"浊"，即秽浊、垢腻之意。多指湿邪致病常导致排泄物、分泌物等秽浊不清的特点。如湿浊在上，多见面垢，眵多；湿滞大肠，多大便溏泻，下痢脓血黏液；湿气下注，则小便混浊，妇女黄白带下过多；湿淫肌肤，则患疮疡、湿疹、水疮等。

3）湿性黏滞　黏，即黏腻；滞，即停滞。湿性黏滞是指湿邪致病有黏腻停滞的特性。这种特性主要表现在两个方面：一是指症状的黏腻性。湿邪致病多有黏滞不爽的症状，如大便黏腻不爽，小便涩滞不畅，以及分泌物黏浊和舌苔黏腻等。二是病程的缠绵性，湿邪致病多有病程较长或反复发作的特点，如湿痹、湿疹等。

4）湿性趋下，易袭阴位　湿类似于水，水性就下，故湿邪有趋下的特性。由于湿性趋下，故湿邪伤人，易于伤及人体下部，如湿邪所致水肿多以下肢较为明显。此外，淋浊、带下、泻痢等，多由湿浊下注所致，故曰湿邪致病，易袭阴位。

（五）燥邪

燥为秋天的主气。秋季天高气爽，其气清肃，水分亏乏，气候干燥，故多燥病。燥邪为病有温燥、凉燥之分。初秋有夏热之余气，久晴无雨，燥邪与热邪相合而侵犯人体，故病多温燥；深秋近冬之际，西风肃杀，燥邪与寒邪相结合而侵犯人体，故病多凉燥。燥邪的性质和致病特点有以下两个方面。

1）燥性干涩，易伤津液　燥邪为秋季敛肃之气所化，其性干涩枯涸。燥性干涩，故侵犯人体，最易耗伤人体的津液，出现各种干燥的症状和体征。如皮肤干燥甚则皲裂，鼻干咽燥，口唇燥裂，毛发干枯不荣，小便短少，大便燥结等。

2)燥易伤肺　肺为娇脏,喜润而恶燥,肺司呼吸,开窍于鼻,与外界大气相通,燥邪多从口鼻而入,燥又为秋金主气,与肺相应,故燥邪多伤肺。燥邪伤肺可使肺阴受损,宣降失常,从而出现干咳少痰,或痰黏难咳,或痰中带血,或喘息胸闷等症状。由于肺与大肠相表里,故燥邪伤肺可影响到大肠,出现大便干燥等症状。

(六)火(热、温)邪

火邪、热邪、温邪均为阳盛所化,其性均属于热。故温、热、火邪常常混称。但三者同中有异,一是在热的程度上有差异,即热为温之渐,火为热之极。二是热邪与温邪,多为外邪所淫,而火既可指具有温煦气化作用的阳气,即“少火”,亦可指亢烈的阳气,即“壮火”。火热邪气的性质和致病特点有以下五个方面。

1)火为阳邪,其性炎上　火与热性质相同,其性燔灼,故为阳邪。火热邪气伤人,临床常表现出高热、恶热、面赤、脉洪数等热盛的症状。同时,火性升腾向上,故火热邪气致病具有明显的炎上特征,其病多表现在上部、头部。如肝火上炎,可见面红目赤等;心火上炎,可见口舌生疮等;风热上壅,可见头痛、耳鸣,咽喉红肿疼痛等。

2)火热易伤津耗气　火热之邪,蒸腾于内,最易迫津外泄,消灼煎熬阴津。故火热邪气致病除出现热象外,往往有口渴喜饮,咽干舌燥,小便短赤,大便秘结等津伤液耗之症状。“火与元气不两立”,火热太盛,必然耗伤正气,加之热邪迫津外泄,往往气随津泄,使气更加耗伤,因此,火热致病除表现出热象、津伤的症状外,还可见体倦乏力等气虚的症状。

3)火热易生风动血　火热之邪侵犯人体,劫耗阴液,可使筋脉失其滋养濡润,表现为高热、四肢抽搐、目睛上视、角弓反张等热极生风的症状。火热之邪侵犯人体可以加速血行,灼伤脉络,易引起各种出血症,如吐血、衄血、便血、尿血、皮肤发斑、妇女月经过多、崩漏等症状。

4)火热易扰心神　心在五行属火,故火热与心相应。心主血脉而藏神,故火热之邪入营血,最易扰及心神,出现心烦失眠、狂躁妄动,甚则神昏谵语等症状。

5）火热易致疮痈　火热之邪侵犯人体，入于血分，可聚于局部，腐肉败血，发为疮痈肿，如《医宗金鉴·痈疽总论歌》说："痈疽原是火毒性"。

二、七情失调

（一）七情的基本概念

七情即喜、怒、忧、思、悲、惊、恐七种不同的情志变化。在正常情况下，七情是机体对外界各种刺激产生的情感反应，属正常的精神活动范围，一般不会导致疾病。但突然强烈或长期持久的情志刺激，超过人体自身的调节范围，即可引起人体脏腑气血功能紊乱，导致疾病的发生。在这种情况下，七情便成为致病因素。由于七情致病，病从内发，是内伤疾病的主要致病因素之一，故又称"内伤七情"。

（二）七情与脏腑气血的关系

人的情志活动是整个机体功能活动的重要组成部分，它是以脏腑气血为物质基础的。如《素问·阴阳应象大论》说："人有五脏化五气，以生喜、怒、悲、忧、恐。"因此，内在脏腑气血的异常变化会影响到情志的变化。如《素问·调经论》说："血有余则怒，不足则恐。"《灵枢·本神》说："肝气虚则恐，实则怒。心气虚则悲，实则笑不休。"反之，不同的情志变化也会损伤脏腑，导致内脏的功能失调。可见七情与内脏气血密切相关。

（三）七情致病的特点

1. 直接伤及脏腑气血

由于七情分别由五脏所主，所以，七情太过伤人致病时，不同的情志刺激可伤及相应的内脏。一般来说，心主喜，过喜则伤心；肝主怒，过怒则伤肝；脾主思，过思则伤脾；肺主忧（悲），过忧（悲）则伤肺；肾主恐（惊），过恐（惊）则伤肾。但由于人体是一个有机的整体，而心又为五脏六腑之大主，精神之所舍，七情皆从心而发，故七情太过，首先伤心神，然后影响到其他脏腑，引起疾病。故《灵枢·口问》说："故悲、哀、愁、忧则心动，心动则五脏六腑皆摇。"从临床上看，七情致病，以心、肝、脾三脏关系最为密切。如思虑劳神过度，常损及心脾，导致心脾两虚，出现心悸、失眠、健忘、纳呆、腹胀、便溏等症状；郁怒伤肝，肝经气郁，可见两胁胀痛、善太息、晕厥等症状。

2. 影响脏腑气机

七情致病，主要是通过影响脏腑气机，导致气血运行紊乱而发病。

怒则气上：是指过度愤怒影响肝的疏泄功能，导致肝气上冲，血随气逆，并走于上，临床常出现头痛、头胀、面红、目赤、呕血，甚则昏厥猝倒等症状。

喜则气缓：正常情况下，喜能缓和精神紧张，使营卫通利，心情舒畅。但喜乐过度，又可使心气涣散不收，神不守舍，出现精神不能集中，甚则失神狂乱等症状。

思则气结：是指思虑过度，伤神损脾，导致气机郁结，出现心悸、失眠、纳呆、脘腹胀满、便溏等心脾两虚症状。

悲则气消：是指过度悲忧，会损伤肺气。导致气的消耗，从而出现气短，精神萎靡不振、乏力等症状。

恐则气下：是指恐惧过度可使肾气不固，气泄于下，临床可见二便失禁，甚则昏厥、遗精等症状。

惊则气乱：是指突然受惊损伤心气，导致心气紊乱，心无所倚，神无所归，虑无所定，出现心悸、惊恐不安等症状。

3. 情志活动可以改变病情

情志变化可以影响病情。一方面，情志异常波动可使病情加重或迅速恶化，如肝阳上亢所致的眩晕，若遇事恼怒，可使肝阳暴涨，气血并走于上，出现眩晕欲仆，甚则突然昏仆不语，半身不遂，口眼㖞斜，发为中风；另一方面，良性的情志刺激，如精神上的乐观愉快能给病人以安慰，促使病情好转。

三、饮食失宜

饮食是人类赖以生存和保持健康的必要条件，但饮食失宜又会影响人体功能，使气机紊乱或正气损伤而发生疾病。因此，饮食失宜又是一种重要的致病因素，饮食失宜包括饮食不节、饮食不洁、饮食偏嗜三个方面。

（一）饮食不节

饮食不节，又称饥饱失常。饮食以适量为宜，每个人适宜的饮食量因年

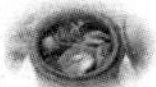

龄、性别、体质、工作种类不同而有差异。所谓饮食不节，是指明显低于或超过适宜的饮食量。前者称为过饥，后者称为过饱。

过饥，则摄入饮食物不足，人体气血生化之源缺乏，气血得不到及时补充，机体脏腑官窍失于正常濡养，故常出现机体气血衰少，脏腑功能低下，形体消瘦，面色不华，全身乏力等症状。同时，还可因机体正气虚弱，抗病力低下而继发其他疾病。故《灵枢・五味》篇说："谷不入，半日则气衰，一日则气少矣。"

过饱，指摄入饮食物过量。饮食以适量为宜，暴饮暴食，超过了人体脾胃的受纳、运化能力，则可导致饮食停滞，脾胃损伤，出现脘腹胀满、嗳腐吞酸、厌食、吐泻等症状，故《素问・痹论》说："饮食自倍，肠胃乃伤"。由于小儿脾胃功能较弱，又加食量不能自控，故最易发生过饱伤脾胃的病证。食滞日久，可郁而化热，可聚湿生痰，久之可酿成"疳积"，表现为形体消瘦、手足心热、心烦易哭、面色萎黄、脘腹胀满等症状。经常饮食过量，不仅可以导致消化不良，而且还可影响气血流通，筋脉郁滞，引起痢疾或痔疮等。此外，在疾病初愈阶段，脾胃尚虚，若饮食过量或食用不易消化的食物，又常常可引起疾病复发。

（二）饮食不洁

饮食不洁，是指食用不清洁或陈腐变质有毒的食物。饮食不清洁、不卫生，易损伤肠胃，可引起多种胃肠道疾病，出现腹痛、吐泻、痢疾等；或引起寄生虫病，如蛔虫、蛲虫、寸白虫等；若进食腐败变质、有毒食物，可致食物中毒，常出现剧烈腹痛、吐泻等中毒症状，严重时可致昏迷或死亡。

（三）饮食偏嗜

不同种类的食物其性味各有差异。为了满足人体各种营养成分的需要，维持机体阴阳气血的平衡协调，就必须注意饮食种类的多样化，不应有所偏嗜。若饮食过寒过热或五味偏嗜，均可导致机体阴阳失调，脏腑功能紊乱，或机体内某些营养的过剩或缺乏而发病。

1）饮食的五味偏嗜　人体的气血津液都是由饮食五味所化生，五味与五脏，又各有其亲和性。如《灵枢・五味》说："五味各走其所喜，谷味酸，先走肝；谷味苦，先走心；谷味甘，先走脾；谷味辛，先走肺；谷味咸，先走肾。"如果长期嗜食某种食物,就会造成与之相应的内脏偏盛,久之则可损伤其他脏腑,破坏人体的协调平衡,导致疾病发生。故《素问 · 生气通天论》说:“味过于酸,肝气以津,脾气乃绝;味过于咸,大骨气劳,短肌,心气抑;味过于甘,心气喘满,色黑,肾气不衡;味过于苦,脾气不濡,胃气乃厚;味过于辛,筋脉沮弛,精神乃央。”再者,过食肥甘厚味,或偏食辛辣或嗜酒无度,可助湿生痰,导致湿热内盛,痰浊阻滞,气血运行不畅,而发生胸痹、肥胖病、痈肿疮疡等。

2)饮食的偏寒偏热　食物同药物一样,不仅有酸苦甘辛咸五味之分,还有寒热温凉四性之别。偏食寒凉或温热性食物,可导致机体阴阳失调,从而引起疾病的发生。如过食生冷寒凉之品,可损伤脾胃阳气,而发生腹痛、腹泻等症状;若偏嗜辛温燥热之品,则可导致胃肠积热,出现口渴、口臭、腹满胀痛、便秘或酿成痔疮等。

综上可见,饮食物虽为机体维持正常生命活动所必需,但必须做到饮食适宜,即饮食有节,饮食洁净,饮食不偏嗜,只有这样,摄入机体的饮食物才能起到化生精微以营养全身的作用。否则,饮食物就会成为致病因素。在药膳的配制和食用上,同样要求适宜,否则,药膳不仅不能起到保健和治疗作用,反而会成为致病因素。

四、痰饮、瘀血

痰饮和瘀血都是人体在某种致病因素作用下所形成的病理产物。由于这些病理产物在体内形成后又能直接或间接地作用于机体的某些部位,引起各种不同的病证,所以又是重要的致病因素。

(一)痰饮

1. 痰饮的基本概念

痰和饮都是机体水液代谢障碍所形成的病理产物。其中较稠厚的称为痰,较清稀的称为饮。痰又分为有形之痰和无形之痰两类。有形之痰,是指视之可见,触之可及,闻之有声的实质性痰,如咳嗽之吐痰,喘息之痰鸣等。无形之痰,是指只可见其痰证,而不见其痰形的非实质性痰,如痰火扰心引起的神昏谵语,痰阻经络引起的瘰疬、痰核等。

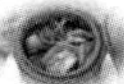

2. 痰饮的形成

痰饮是机体水液代谢障碍凝聚而成的病理产物。因此，外感六淫、饮食失宜或内伤七情等致病因素，一旦引起肺、脾、肾及三焦等脏腑功能失常，机体水液代谢障碍均可导致水津停滞而成痰饮。痰饮形成后，可随气降流行，内至五脏六腑，外达筋骨皮肉，无处不到，引起各种复杂的病理变化。

3. 痰饮的致病特点

阻滞气机，阻碍气血运行：痰饮为水湿所聚，最易于阻滞气机，影响气机的升降；同时又可流注于经络，阻碍气血运行。如痰饮停肺，使肺失宣降，可出现胸闷、咳嗽、喘促等症状；痰饮流注经络，易使经络阻滞，气血运行不畅，出现肢体麻木、屈伸不利，甚则半身不遂等症状。

致病广泛，变化多端：痰饮形成后，可随气的升降出入，内至脏腑，外达筋骨皮肉，所致疾病的临床表现极为复杂，因此，有“百病多有痰作祟”“怪病多痰”之说。近年来，有人将痰饮的临床表现归纳为“咳、喘、悸、眩、呕、满、肿、痛”八大症，可见其致病范围之广。

易蒙蔽清窍神明：痰浊上扰，蒙蔽清阳，会出现头昏目眩，精神不振；痰迷心窍或痰火攻心，则可致神昏谵语或引起癫、狂、痫等病。

病势缠绵，病程较长：痰饮为体内水液积聚而成，具有重浊黏滞的特性。因而痰饮为病，多病势缠绵，且病程较长，如痰饮所致咳喘、胸痹、癫痫、中风、痰核、瘿瘤、阴疽等，多反复发作，缠绵难愈。

舌苔滑腻：痰饮内停，一般多见腻苔或滑苔。

（二）瘀血

1. 瘀血的基本概念

瘀血是指体内血液停滞，不能正常循行。它既包括积于体内的离经之血，又包括阻滞于经脉及脏腑内运行不畅的血液。由于瘀血已失去了正常血液的功能，因而又有恶血、败血等名称。

2. 瘀血的形成

瘀血形成的原因除外伤使血离经脉，不能及时消散排出而形成瘀血外，主要有气虚、气滞、血寒、血热四个方面。

气虚:气为血之帅,气虚一方面因无力推动血液运行,导致血行迟滞而成瘀血;另一方面,气虚统摄无权,血溢脉外而成瘀血。

气滞:气行则血行,气滞不能推动血液运行而成瘀血。

血寒:血得温则行,得寒则凝,机体感受外寒或阴寒内盛,均可使血液凝涩,运行不畅,形成瘀血。

血热:热入营血或血与热邪互结,或血受热煎熬而黏滞,均可导致血行不畅;再者,热邪灼伤脉络,血溢于脉外,留于体内而不得消散,亦可形成瘀血。

3. 瘀血的致病特点

瘀血形成后不仅失去正常血液濡养作用,而且又反过来阻滞全身或局部气运行,且能影响血液的生成。同时,瘀血还可进一步导致出血。瘀血所致临床病证繁多,因其瘀阻部位不同而各有所异,但其共同特点为以下几个方面。

疼痛:一般多为刺痛,痛处固定不移,拒按,且昼轻夜重。

肿块:固定不移,在体表局部青紫肿胀,在体内多为肿块,质硬。

出血:血色紫暗或挟有瘀块。

发热:多见于夜间,伴有口渴,欲漱水而不欲咽。

其他:多见面色紫暗或黧黑,口唇爪甲青紫,肌肤甲错。舌质紫暗或有瘀斑、瘀点或舌下静脉曲张。

第六节 体质学说

体质是指人的生命过程中,在先天禀赋和后天获得的基础上,不知不觉形成的,在形态结构、生理功能和性格心理等方面综合的、固有的某些特质。体质揭示了人体生命的特殊性或差异性。

《中医体质分类及判定》标准制定工作于 2006 年 6 月正式启动,由国家中医药管理局主管,中华中医药学会编制完成。制定出中医体质量表及《中医体质分类及判定》标准。该标准应用了中医体质学、遗传学、流行病学、心

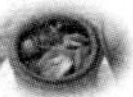

理测量学、数理统计学等多学科交叉的方法，经中医体质专家、临床专家、流行病学专家多次的讨论论证而建立，并在全国范围内进行了 21948 例流行病学调查，显示出良好的适应性、可行性。2009 年 4 月，《中医体质分类与判定》标准文件正式发布，该标准是我国第一部指导和规范中医体质研究及应用的文件，是中医体质辨识的标准化工具。该标准将体质分为平和质、气虚质、阳虚质、阴虚质、痰湿质、湿热质、血瘀质、气郁质、特禀质九个类型。

多年来，笔者一直从事中医体质学说的研究与实践。根据笔者多年调研，九种类型体质中尚缺乏血虚质一型，标准体质应为十种分类方法，并摸索、总结出一套较为系统的中医体质养生方法，通过数百场中医药科普报告，将“辨体质、辨疾病、辨症状”的“三辨理论”及心养、神养、形养、术养、食养、药养、居养的具体措施与方法推广到社区和基层单位的群众中，介绍给病人，取得了初步成效。现将笔者的中医体质十种分类方法与包括饮食养生的养生七法简介如下。

一、体质的概念

体质由形体结构、生理功能和性格心理三部分构成。

1）形态结构　人的体型有高、矮、胖、瘦的不同；脸色有偏白、偏黄的差别；皮肤有润泽、干燥、油光的区别；头发有浓密、稀疏的差异。这些都是个体体质的重要标志。

2）生理功能　睡眠时间的长短，精力是否充沛，语音的高低，食欲是否旺盛等，都是人体的生理差异的外在表现。

3）性格心理　有的人心胸宽，有的人心眼小；有的人比较敏感，有的人比较迟钝；有的人乐观开朗，有的人内向压抑。人的性格、情绪等心理状态也是体质的重要组成部分。

总之，每个人的形态结构、生理功能和心理特征等都具有自己的特点，形成了特有的体质类型。不同的体质可以给我们带来不同的生命体验。不良体质和明显偏颇体质，虽是来源于先天与遗传，但主要是从不良的生活习惯与方式、不良的性格心理和不良的生存环境中来的。用一句通俗易懂的话，就是“父母给予的，环境塑造的，个人修来的”。所以我们每个人，每个医生和病人都应关心体质，呵护体质，促进健康，提高生命质量，尽享天年。

二、体质与健康的关系

真正具有平和体质的人比较少，特别是随着年龄的增长，体质或多或少都会出现不同程度的偏颇，体质偏颇是人群中常见现象。偏颇体质对环境、气候的适应性有所下降，不同的体质对某些病因和疾病的会出现易感性。

体质与健康、疾病的关系主要包括以下几个方面。

1）体质的强弱决定发病与不发病。

2）体质类型决定对某些病邪的易感性。每种体质容易发生的疾病是不一样的，如痰湿型体质易患中风，阴虚体质易患失眠等。

3）体质类型决定疾病的性质。以感冒为例，气虚体质的人最易感冒，阳虚体质的人易患风寒感冒，阴虚体质的人易患风热感冒。

4）体质特性影响着疾病的传变和转归。平和体质的人，病后容易恢复；体质弱者，抗病力弱，病邪易乘虚内陷，故患病后多难治愈，病程长，预后不良。

每个人的体质是相对稳定的，但在一定范围内又具有动态的可变性、可调性。正是因为这种体质的可变性和可调性，使体质养生具备了实用价值和现实意义。我们可以通过各种体质养生的方法和措施来顺应体质的稳定性，逐步优化体质的特点，改变体质的不良变化，纠正体质的偏颇，减少某些疾病的易感性，使我们少生病不生病。即使生了病，也可通过体质养生法来促进早日康复。中医的体质养生可使体质向好的方面转化，体质的变化可能决定健康的变化，体现了“治未病”的思想。

三、平和体质的养生保健

（一）体质特征

总体特征：阴阳气血调和，身体和谐，自稳能力强，以体态适中、面色红润、精力充沛等为主要特征。

形体特征：体形匀称健壮。

常见表现：面色、肤色润泽，头发稠密有光泽，目光有神，鼻色明润，嗅觉通利，唇色红润，不易疲劳，精力充沛，体重适中，耐受寒热，睡眠良好，饮食正常，二便正常，舌色淡红，苔薄白，脉和缓有力。

心理特征：情绪稳定，性格平和开朗，七情六欲适度，饮食正常，思维不偏激。

发病倾向：平素患病较少，或生病时对治疗反应敏感，自我康复能力强。

对外界环境适应能力：对自然环境和社会环境适应能力较强。

（二）养生保健方法

1）心养　古人认为“不伤不扰，顺其自然”为心养。古人所说的“心”，主要是指大脑的功能，平和体质应科学用脑，科学护脑，做到脑健心怡。

2）神养　神养即精神养生。俗语说：“快乐满地跑，看你找不找，快乐对你笑，看你要不要。”知足之乐、天伦之乐、助人之乐、安居之乐、远足之乐等，尽在个人领略感悟之中，全靠自己去寻找。精神愉悦便是最重要的神养。心态和平、恬淡乐生、宠辱不惊、拒贪清欲才是真正的神养。

3）形养　现代人存在的一个大问题是运动太少，体质下降，疾病丛生。养生法认为，动以强健筋骨肌肉，静益心肺肝肾脑功能，文武兼修，动静结合，才能强健大脑，畅通血流，增强免疫功能。跳舞、旅游、登山、垂钓、玩球、打太极拳、散步、跑步等，为形养的好方法。平和体质者进行适量运动是防止向亚健康、疾病转化的重要措施之一。

4）术养　术养是一种非食非药的养生方法。平和体质者通过沐浴、泡足、指压、艾灸、按摩、推拿等方法，因时、因人、因地制宜地进行养生保健，达到消除疲劳、增强体质，使自己从暗藏的亚健康状态中解脱出来，达到养生防病的目的。

5）食养　平和体质者应吃低脂、低盐、低糖和低热量的饮食，这是针对现代人营养过剩的一剂良方妙药。提倡粗细搭配、荤素搭配、干稀搭配、生熟搭配。提倡二低：低脂、低热量；三高：高蛋白、高纤维、高维生素；四少：少油、少盐、少糖、少辛辣味品；提倡酸碱平衡：大部分的肉、鱼、禽、蛋均含丰富的含硫蛋白质，米面含磷较多，成酸物质多，属酸性食物；蔬、果、菜、薯类属碱性食物，应合理搭配。平和体质者还应注意既不饱食，也不可过分节食，以“收支平衡”，保证营养需要为准。做到以上即达到食养的目的，即符合中医《黄帝内经》“五谷为养，五果为助，五畜为益，五菜为充”的食养精神。

6)药养　平和体质者无须药养、药补,也不需服用保健品,以免画蛇添足,过犹不及。

7)居养　应顺应四时,调摄生活,做到定时起床、定时睡觉、定时定量饮食、定量喝水、定时锻炼,按照自己的生物时钟生活,若干扰和破坏生物时钟就如同逆水行舟,改变自己的体质会造成疾病。

四、气虚体质的养生保健

(一)体质特征

总体特征:元气不足,以疲乏、气短、自汗,容易感冒等气虚表现为主要特征。

形体特征:肌肉松软不实。

常见表现:平素语音低怯,气息轻浅,气短懒言,容易疲乏,精神不振,易出汗,排便无力,内脏下垂,白带多,月经经色淡,舌淡红,舌边有齿痕,脉弱。

心理特征:性格内向,不喜冒险。

发病倾向:稍受凉即易患感冒,易发生内脏下垂;病后康复缓慢。

对外界环境适应能力:不耐受风、寒、暑、湿邪,皮肤容易发生过敏。

(二)养生保健方法

1)心养　中医认为“喜则伤心”“心气虚则悲”。气虚体质者心态应平和,切忌大喜大悲、忧思过度;遇事不浮躁,勿贪欲。

2)神养　气虚体质者应重视神养,遇事勿急躁,办事勿过劳,俗语说:“药补不如食补,食补不如神补”是很有道理的。一位名人说过“精神快乐是人类最好的滋补品。”消除焦虑和紧张,有益于增强免疫功能,有利于大脑分泌脑啡肽,心旷神怡,轻松悠然,焉有不健康之理。

3)形养　气虚体质者形养应动静结合,动静结合是指有氧运动和静则养心的原则,二者相辅相成,相得益彰。散步是一种简而易行、行之有效的健身法,对气虚体质者更为适宜。关键是在于持之以恒,常练不懈。散步有四种形式:①缓慢散步,每分钟 60~90 步,每次 20~40 分钟;②快速散步,每分钟 90~120 步,每次 30~60 分钟;③反臂背向散步,两手臂放于肾(俞)穴处,缓步背向行走(倒退走)50 步,再向前走 100 步,反复 5~10 次;④摆臂散步,

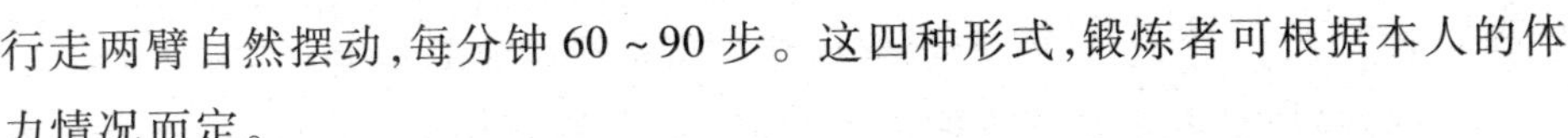

行走两臂自然摆动,每分钟 60~90 步。这四种形式,锻炼者可根据本人的体力情况而定。

4)术养 笔者主张采用补肺通气法、补脾养胃法两种保健按摩方法。

• 补肺通气法分为 5 个步骤。

舒气会:双手手掌相叠,置于两乳头连线的中间部位,上下推擦 36 次。

畅气机:坐位,先用右手虚掌置于右乳上方,适当用力拍击并渐横向左侧移动,来回 9 次;再以两手掌交叉紧贴乳上下方,横向用力往返擦动 36 次;最后两手掌虎口卡置于两胁下,由上沿腰向下至髂骨,来回推擦,以热为度。

振胸膺:坐位,先用右手从胸下捏拿左侧胸大肌 9 次,再换左手如法操作。然后双手十指交叉抱持于后枕部,双肘相平,尽力向后扩展,同时吸气,向前内收肘,呼气,一呼一吸,操作 9 次。

理三焦:坐位或卧位,两手四指交叉,横置于两乳头连线的中间部位,两掌根按两乳内侧,自上而下,稍用力推至平肚脐处,操作 36 次。

擦迎香:坐位,用双手大鱼际或示指桡侧缘分别按于两侧迎香穴处,上下擦动,边擦边快速呼吸,以有热感为度。

• 补脾养胃法分为两个步骤。

摩脘腹:用左手或右手手掌置于中脘部(肚脐上四横指处),先逆时针,从小到大摩脘腹 36 圈,然后再顺时针,从大到小摩脘腹 36 圈。

分阴阳:坐位或仰卧,两手相对,全掌置于胸骨剑突下,稍用力从内向外沿肋弓向胁处分推,并逐渐向小腹移动,操作 9 次。

此外,艾灸足三里等多种养生保健方法也有效。

5)食养 粳米、糯米等粮食,牛肉、兔肉、鸡肉等禽畜肉,红枣、莲子等干果,大豆、青豆等豆类及豆制品,鳝鱼、青鱼等水产品均适合气虚体质者经常食用,制成色、香、味、形俱佳且易于消化的食品则效果更佳。平时少吃生冷、黏腻食品。

6)药养 人参有“补气大王”的美称,当为首选,每天可用 2 克薄片,泡茶饮用,冲泡 3~5 次后嚼服。黄芪、党参、太子参、西洋参、山药、白术、灵芝、绞股蓝、扁豆、刺五加、大枣、饴糖、蜂蜜等中药均有良好的补气功效。它们性味多甘温,或甘平,能补脏腑之气,增强机体活动能力。中医认为“肺主气”

“脾为后天之本,生化之源”所以气虚体质者的药养重在补肺、脾之气。

7)居养　笔者主张气虚体质者早睡晚起,每天睡足8小时,应避免夜生活时间太长、睡太迟;不可过度劳作(包括家务劳动);注意保暖,防止汗出受风受寒。

五、血虚体质的养生保健

(一)体质特征

总体特征:气血不足,以面色苍白或萎黄,口唇、爪甲色淡,头晕眼花等血虚表现为主要特征。

形体特征:胖瘦均可见。

常见表现:平素心悸失眠,气短懒言,易于疲劳,精神萎靡,手足容易麻木,妇女月经延后、量少色淡,舌质淡,脉细弱。

心理特征:性格大多沉静或内向。

发病倾向:易患病毒或感染性疾病及疲劳综合征;易患贫血、白细胞减少症、血小板减少性紫癜;妇女易患月经不调;易患黄褐斑等损容性疾病;易于衰老;病后或术后恢复较慢。

对外界环境适应能力:不耐风寒,患病后容易虚实杂夹或转化为虚证。

(二)养生保健方法

1)心养　保持稳定平和心态,避免过于紧张,用脑勿过度,凡事量力而行,知足常乐。

2)神养　勿过度思虑,劳神太过,以免暗耗气血;勿悲忧过度,以免“悲忧伤肺”;树立科学的人生观、名利观;培养豁达乐观的生活态度;体位变更时动作宜缓慢,防止昏厥跌倒。

3)形养　经常参加室外健身锻炼,能得到阳光的照射和吸进新鲜空气,改善血虚体质的不适。适合的项目有散步、慢跑、打太极拳等。

4)术养　自我按摩手上各指甲下方的井穴及手掌中央的“手心”及神门、大陵、肾俞等穴位可刺激血液循环,增强消化吸收功能,从而改善血虚体质;足部按摩可按压足底心腔、脊髓等反射区;刮痧、拔罐疗法也有一定效果。

5)食养　饮食应营养丰富,易于消化。宜食乳类、鱼类、蛋类、豆制品及

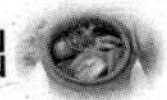

瘦肉等高蛋白食物和动物肝脏、肾脏、猪血、鸭血等含铁较多的食物，还应多食绿叶蔬菜和水果，以保证一定量的铁、叶酸、维生素 B_{12}、维生素 C 的供应。还可适量进食一些酸性食物。食疗方、药膳方均是改善血虚体质者的妙法。忌食油腻食物。忌饮浓茶及烈性白酒。

6）药养　当归、熟地黄、何首乌、白芍、东阿阿胶、龙眼肉均为适合血虚体质者的药补佳品。中医认为"气旺生血"，所以人参、黄芪等补气药物可与补血药一道服用。现介绍一张药膳验方：东阿阿胶 10 克，牛奶 250 克。待牛奶即将煮沸时，加入打碎的阿胶，烊化后即可与早点一同食用，常食有效。

7）居养　血虚体质者较常人怕冷，应注意室温不可太低，及时增加衣被，避免受凉；洗热水澡时要防止因全身小血管扩张，血容量相对不足而发生意外；避免剧烈劳作，以免增加心、脑、肾负担而产生不适。

六、阳虚体质的养生保健

（一）体质特征

总体特征：阳气不足，以畏寒怕冷、手足不温等虚寒表现为主要特征。

形体特征：肌肉松软不实。

常见表现：平素畏冷，手足不温，往往"手冷过肘，足冷过膝"，较喜热饮食，精神不振，舌淡胖嫩，脉沉迟。

心理特征：性格多沉静、内向。

发病倾向：易患痰饮、肿胀、泄泻、性欲减退、勃起功能障碍等，感邪易从寒化。

对外界环境适应能力：耐春夏不耐秋冬；易感风、寒、湿邪。

（二）养生保健方法

1）心养　宜陶冶情操，振奋精神，使之心旷神怡，保持心态平和，尤其在秋冬季节更宜注重养心。

2）神养　精神上应积极向上，以知足和乐观的精神对待世间万物，注意消除因寒冷等环境因素引起的焦虑、恐惧和紧张，摆脱精神困扰，轻松悠然，逐渐纠正阳虚体质引起的一些不适。

3）形养　肾藏元阳，阳虚形养应以振奋阳气为主。"五禽戏"，尤其是其中的虎戏，有提升元阳，补肾阳、强腰膝的作用；道家养生术中的“卧功”可调节任、督二脉，补肾壮阳；阳虚体质者的户外运动宜选择天气暖和之时进行，晨练不如暮练，切忌在阴冷天气或潮湿环境锻炼身体；慢跑、跳绳及踢毽子等民间健身方法均可促进阳气的生发与流通。

4）术养　艾灸足三里、气海、涌泉、阳陵泉、三阴交等穴位；采用桂枝30克、附子20克、威灵仙100克，煎水泡脚或每晚用热水泡足20分钟，或隔日用热水沐浴一次也有效；推拿足底涌泉等保健穴，对阳虚体质者均有益，捏脊方法可改善儿童阳虚体质。

5）食养　可经常适当进食温补脾肾阳气的食物，如羊肉、鹿肉、狗肉、韭菜、虾、核桃仁、栗子、茴香等食物，应少吃生冷黏腻食品，盛夏季节切勿过食寒凉食物与饮料。温补脾肾的食疗方很多，可参考相关书籍。

6）药养　常用的补阳药物有鹿茸、鹿鞭、巴戟天、肉苁蓉、仙茅、淫羊藿、骨碎补、补骨脂、益智仁、冬虫夏草、蛤蚧、紫河车、菟丝子、锁阳、海参、海龙、海马、韭菜子、蛤蟆油、核桃仁等。其中，鹿茸为峻补肾阳之品，宜从小剂量开始服用，缓慢增量，不宜一次骤用大量，以免引起头晕目眩或鼻衄。介绍一款简便药膳——鹿角胶牛奶：将10克鹿角胶打碎后放在250克煮沸的牛奶中烊化，每天与早餐一道食用，对阳虚体质者有良好的药养功效。

7）居养　秋冬两季衣被宜温暖，尤其应注意腰腹部及下肢的保暖；夏季暑热多汗，阳气易于外泄，引起阳气虚于内，应尽量避免劳作强度过大，大汗伤阳。更不宜恣意贪凉饮冷，还应避免在阴暗、潮湿或寒冷的环境下工作生活过久。室内注意保暖，用空调时，室内外温差勿过大。

七、阴虚体质的养生保健

（一）体质特征

总体特征：阴液亏少，以口燥咽干、容易“上火”、吃火锅后加重，手足心热等虚热表现为主要特征。

形体特征：体型偏瘦。

常见表现：手足心热，口燥咽干，鼻微干，喜冷饮，大便干燥，舌红少津，脉细数。

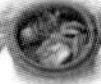

心理特征：性情急躁，外向好动，活泼。

发病倾向：易患虚劳、遗精、失眠、咽炎等病，感邪易从热化。

对外界环境适应能力：耐冬不耐夏，不耐受暑、热、燥邪。

（二）养生保健方法

1）心养　用脑过度、工作紧张、心情焦虑等不良情绪均可加重阴虚倾向，使津、液、精、血更加亏少。“阴虚生内热”，往往更加焦虑烦躁，易于“上火”，常常步入恶性循环，心养得当，可保持稳定心态，避免虚火伤阴。

2）神养　阴虚体质者应保证充足睡眠，以藏养阴气，熬夜或夜生活时间过长会加重阴虚倾向，老年阴虚体质者若能中午平卧30分钟至1小时，养神蓄精，更为有利。

3）形养　阴虚体质者适合中小强度的有氧运动，太极拳、太极剑、八段锦、六字诀、静气功、游泳等均可强身健身，养阴生津，改善阴虚体质。阴虚容易阳亢，所以不宜大强度运动，在炎热夏秋季节或闷热的环境中运动，会引起出汗太多而耗伤阴液。

4）术养　自我推拿头部风池、迎香、百会等穴位；每天顺时针推拿腹部5～10分钟；手部推拿大鱼际，足部推拿照海、地机、昆仑、涌泉等穴位，均可改善阳虚体质的常见症候。每晚用50℃左右的热水泡足，有条件者采用温泉疗法对阴虚体质者均有辅助功效。

5）食养　宜选用甘寒濡润养阴之食物或寒热偏性不明显的食物，如百合、枇杷叶、山药、赤豆、扁豆、苦瓜、丝瓜、冬瓜、黄瓜、梨、芦笋、芹菜、萝卜、胡萝卜、甘蔗、苹果、罗汉果、银耳、小米、粳米等食物，海参、甲鱼、鸭肉也为养阴佳品。忌食辛辣、大热类食物，忌食火锅。

6）药养　具有药养、药补的品种有北沙参、麦冬、天冬、石斛、玉竹、百合、枸杞子、桑葚、旱莲草、女贞子、甲鱼、黑芝麻、西洋参等药物。用西洋参3克、枸杞子10克，泡茶饮用，为最简便有效的补阴方法，可改善阴虚体质。

7）居养　夏季室内养工作环境应尽量避免高温酷热；冬季用煤炭取暖或用空调应注意保持室内湿度，以免加重阴虚程度。家务劳动勿过度，以免出汗过多而伤阴。

八、痰湿体质的养生保健

(一)体质特征

总体特征:痰湿凝聚,以形体肥胖、腹部丰满、口黏苔腻等痰湿表现为主要特征。

形体特征:体形肥胖,腹部显得肥满松软,没有弹性,腹围增大。

常见表现:面部皮肤油脂较多,多汗且黏,胸闷,痰多,口黏腻或甜,喜食肥甘甜黏,苔腻,脉滑。

心理特征:性格偏温和、稳重,遇到矛盾善于忍耐。

发病倾向:易患糖尿病、脑卒中、冠心病、肥胖症、不孕症等病。

外界环境适应能力:对梅雨季节及湿重环境适应能力差。

(二)养生保健方法

1)心养　俗语说:“胖人多痰湿”,痰湿体质者易并发肥胖、肢体沉重,容易产生自卑心理,可运用条件反射的原理进行“行为矫正疗法”,逐步进行心理沟通,解开心结,正确对待痰湿的危害,持之以恒地纠正生活方式中种种引起痰湿体质的因素。

2)神养　痰湿体质之人容易困乏嗜睡、精神萎靡不振,可通过多种文娱体育活动,或与亲人、朋友谈心,或郊游,来消除顾虑,振奋精神。只有精神振奋起来,兴趣爱好广泛起来,才能有精神去逐步纠正痰湿引起的种种困扰。

3)形养　平时应主动参加户外运动,以舒展阳气,通达气机;进行日光浴、多晒晒太阳也是痰湿体质之人的一项形养内容。中等度的有氧运动,现代的、传统的健身项目均可达到纠正痰湿体质的功效,“迈开腿”是最简便有效的方法。适当出汗,有纠正痰湿质的功效。在湿冷的气候条件下,痰湿质者应减少户外活动,还要避免受寒淋雨,以免加重不适感觉。

4)术养　针刺、艾灸、指压、推拿、按摩对痰湿体质者都有一定作用,可以改善痰湿体质。中医认为,在任脉、足太阴脾经、足阳明胃经、足少阳胆经、足太阳膀胱经等五条经络上的中脘、神阙、气海、关元、阴陵泉、足三里、脾俞、三焦俞等穴位轮流施以艾灸、推拿等方法，均可逐步改善痰湿体质。

5）食养　“管住嘴”对痰湿体质者最为重要，切忌暴饮暴食，不要“早餐马虎，中餐凑合，晚餐丰盛，夜宵豪放”，不要只吃大鱼大肉，不吃蔬菜。应做到粗细搭配，荤素搭配，合理营养，平衡膳食。痰湿体质者可选用健脾祛湿化痰的食物，如薏苡仁、山药、白扁豆、赤小豆、冬瓜、魔芋、鲫鱼、生姜等。过于油腻的食物和菜肴不适宜痰湿体质者。痰湿体质者更不宜盲目跟风食补。

6）药养　脾为生痰生湿之源，痰湿体质之人的药养最重要的是不伤脾胃，保护脾胃，养护脾胃。具有养护脾胃的药物有怀山药、党参、太子参、绞股蓝、刺五加、薏苡仁、冬瓜皮、白扁豆、白术、茯苓、陈皮、砂仁、玉米须等。可制成丸、散、膏、丹等剂型服用，也可制作药膳调养。痰湿体质者慎用膏滋方补益。

7）保养　痰湿体质者应多晒太阳，因为阳光有助于发散湿气，振奋阳气；每天或隔几天泡个热水澡，毛孔开泄、微微出汗，有利于痰湿消散；夏天应少用空调，切忌电扇对着身体吹，出汗受抑制，不利于湿邪发散。痰湿体质者忌穿化纤的紧身衣裤，以免妨碍痰湿散发。

九、湿热体质的养生保健

（一）体质特征

总体特征：湿热内蕴，以面垢油光、皮肤油腻、口苦口臭、苔黄腻等湿热表现为主要特征。

形体特征：形体中等或偏瘦。

常见表现：面垢油腻，易生痤疮，口苦口干，身重困倦，汗臭味大，大便黏滞不畅或干结，小便短黄、味道大，男性易患阴囊潮湿或湿疹，女性易患带下增多、色黄、异味大，舌质偏红，苔黄腻，脉滑数。

心理特征：容易烦躁发怒或郁闷。

发病倾向：易患皮肤化脓性感染、黄疸性肝炎、急性尿路感染等。

对外界环境适应能力：对夏末秋初湿热气候，湿重或气温偏高环境较难适应。

(二)养生保健方法

1)心养　湿热体质之人往往性情比较急躁,容易心烦意乱,甚至发脾气。心养要舒缓情志,安神定志,以一颗平常心正确对待喜与忧、苦与乐、逆与顺,稳定的心态才能达到"心养"之目的,保证肝胆疏泄畅达,排除湿热的渠道通畅。

2)神养　湿热体质者往往外向好动,活泼热情,情志易于过极,精神保养十分重要,心胸宜开朗豁达,处世宜大度,理性地克制情感上的冲动,与人和谐相处,加强沟通,克服偏执;应保证充足睡眠,静养心神。

3)形养　湿热体质者适合进行较大运动量的锻炼,如跑步、爬山、游泳、球类、中华武术等项目,以消耗体内多余热量,排泄体内多余的水分;传统气功六字诀中的"呼""嘻"字诀有健脾清热化湿作用,可经常操练。运动时应避开酷暑与炎热,这样有利于调理脾胃,逐步起到清热化湿作用。

4)术养　推拿、艾灸、拔罐等自然疗法具有健脾化湿、疏肝利胆功效。值得一提的是沐浴疗法、泡足疗法,有助于肝胆发挥疏泄功能,有助于湿热排泄通畅。在背部足太阳膀胱经进行刮痧治疗,有助于清热利湿排毒。

5)食养　调理湿热体质、清热化湿的食物有:绿豆、赤豆、薏苡仁、玉米须、海带、紫菜等。应少吃甜腻食物、辛辣食物、动火食物,少饮酒,忌食油炸、烧烤类食物。应主动饮用清洁的开水或淡茶,清凉饮料或凉茶可以选用,多饮开水很有必要。

6)药养　具有清化湿热的药物有:茯苓、猪苓、车前子、车前草、泽泻、薏苡仁、赤小豆、冬瓜皮、玉米须、金钱草、茵陈、滑石、田基黄、平地木、垂盆草、蒲公英等。柴胡、枳壳、郁金、木香、金橘叶、玫瑰花、绿梅花等药可疏肝利胆,在湿热体质者不适感加重时也常配用。

7)居养　湿热体质者应避免长时间在炎热潮湿的环境中工作或居住;忌穿化纤衣裤及紧身衣裤,尤其内衣内裤更应注意;巧用空调,可减少湿热侵扰,注意室内外温差不宜过大。

十、血瘀体质的养生保健

(一)体质特征

总体特征:血行不畅,以持久固定的疼痛、肤色晦黯、舌质紫黯等血瘀表

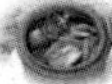

现为主要特征。

形体特征:胖瘦均见。

常见表现:偏头痛、痛经、胸痛、胃痛、痹证、肿瘤、包块,肤色晦黯,色素沉着、黑眼圈。

心理特征:易烦,健忘。

发病倾向:容易患脂肪肝及痛证、血证、癌症等。

对外界环境适应能力:不耐寒邪。

(二)养生保健方法

1)心养　进行静养心神配合舒展肝气,促进血液循环和经络运行的多种活动。培养开朗、乐观、平和、不偏激的心态和胸怀宽阔,培养与人无争宽容为怀,与人相处诚实忠善,多交友常交谈的性格,是通过心养纠正血瘀体质偏颇的重要方法。

2)神养　精神愉悦可使气血通畅,经络运行正常。血瘀体质者务必保持精神愉快,及时消除不良情绪,避免生气,克服牢骚满腹,遇事切勿暴躁发怒。经常听听抒情柔缓、轻松活泼的音乐也不失为神养的好方法。总之,神养在血瘀体质者身上显得十分重要。血瘀体质是气血运行不畅,相对缓慢瘀滞,但尚未生病的状态,血瘀体质者应重视神养。

3)形养　跳舞、打球、跑步、登山、打太极拳、栽花种草等均可锻炼形体,活动关节,活跃内脏,都是形养的好方法,有利于活血祛瘀,改善血瘀体质。锻炼应选择在无污染、视野宽阔的环境中进行,群体活动更有利于形养。

4)术养　保健针刺、艾灸、指压、刮痧、放血、推拿、按摩等中医传统方法对改善血瘀体质者的不适感觉确实有效。常用穴位有背部膀胱经的肝俞、膈俞、委中;肝经的太冲、期门;脾经的血海、三阴交;心包经的内关;大肠经的合谷、曲池以及任脉经的神阙等穴位。

5)食养　山楂、桃仁、橘皮、玫瑰花、韭菜、洋葱、竹笋、大蒜、桂皮、生姜、黑木耳、红糖、葡萄酒、米醋等食物有活血祛瘀,改善血瘀体质的功效,可经常选用;忌食生冷、冷冻类食物及收涩、寒凉性味的食物,以免加重血瘀体质的不适。

6)药养　可经常适量服用活血化瘀药物,如三七、红花、当归、益母草、桃仁、赤芍、郁金、绿梅花、月季花等,其中丹参为活血养血良药,古有“一味丹参饮,功同四物汤”的说法。中医认为“气行则血行”,配以理气行气药,可以推动血行,如香附、青皮、木香等,其中川芎、玫瑰花等药为“血中气药”,既可活血又可理气,为药养佳品。

7)居养　早睡早起,保证足够的睡眠时间,生活有规律,尽量不打乱生物钟;生活不可过于安逸,尽量多运动,以免引起气机郁滞而造成血瘀体质加重。

十一、气郁体质的养生保健

(一)体质特征

总体特征:气机郁滞不通畅,以神情抑郁、忧虑、喜叹气等气郁表现为主要特征。

形体特征:形体瘦者为多。

常见表现:神情抑郁,情感脆弱,烦闷少欢,舌淡红,苔薄白,脉弦。

心理特征:情绪不稳定,寡欲少欢、生闷气,性格内向不稳定、敏感多虑。

发病倾向:易患脏躁、梅核气、百合病、月经不调、更年期综合征、乳腺小叶增生及郁证等。

对外界环境适应能力:对精神刺激适应能力较差,不适应阴雨等阴冷、潮湿天气。

(二)养生保健方法

1)心养　气郁体质的人与后天生活不顺心、工作压力大有密切关系,所以如何逐步克服闷闷不乐、情绪低沉、紧张焦虑,多愁善感、感情脆弱显得特别重要。应该有意识地逐步培养自己开朗豁达的性格,多参与社会的公益活动,多结交知心朋友。经常听听节奏欢快、旋律优美的轻松音乐,多读点好书,培养弹奏乐器、搞创作、看电视、种花、养鸟、放风筝、垂钓、旅游、野餐等兴趣和爱好,也不失为气郁体质者心养的良策。

2)神养　气郁体质者的神养主要是千方百计地寻求快乐,有首民谣说得好:“快乐满地跑,看你找不找。快乐对你笑,看你要不要。知足之乐,天伦之乐,助人之乐,安居之乐,漫步之乐,探友之乐,远足之乐,尽在个人领略感

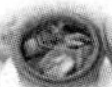

悟之中,全靠自己去寻找。”“难得糊涂”是劝人凡事不要太计较,宽容为怀。气郁体质者既要学会处事大度,遇事不要太敏感,也要学会适当发泄,郁闷过久会生病,找亲朋好友叙谈一番,发泄一下有利于肝气疏散,也是神养主法之一。

3)形养　气郁体质者可选择的形养项目应因个人的兴趣、爱好及条件而异,跳舞、打腰鼓、扭秧歌、打牌、下棋、学绘画、练书法、放风筝、登山、散步、慢跑、垂钓、旅游、玩健身球、打乒乓球、打羽毛球、打太极拳,练五禽戏、易筋经、八段锦、六字诀(尤其是“嘘”字功)等均可起到形养的目的,都有纠正气郁体质的作用。

4)术养　推拿、按摩、指压等传统医术对气郁体质者有较好效果。常用部位为两季肋肝经循行路线;常用穴位有肝经的曲泉、期门,胆经的日月、阳陵泉,任脉的膻中、中脘、气海、神阙,心包经的内关、间使等。

5)食养　适合气郁体质者的食物有橘子、橘皮、橘络、橙子、柚子、开心果、金橘饼、金橘叶、洋葱、黄花菜、山楂、蘑菇、香菜、萝卜籽、包心菜、槟榔等,具有理气、顺气、解郁、宽胸等作用,少吃收敛酸涩及寒凉食物。

6)药养　疏肝理气、解郁宽胸的药物,如陈皮、青皮、金橘叶、枳壳、郁金、玫瑰花、绿梅花、川芎、香附、佛手、刀豆壳、木香、柴胡等,均适合气郁体质者药疗、药养。因为理气药物大多辛温香燥,易于耗气伤阴,故常配合当归、白芍等养阴生津药同用,以防止疏泄太过而伤阴。

7)居养　居室应宽畅、温馨、安静,空气流通。应鼓励气郁体质者亲近大自然,多参加集体性的户外活动和社交活动。防止一人独处家中而黯然神伤、孤独、凄凉。养成有规律的生活作息制度,定时进餐,定时排便,定时睡觉,定时运动,切勿轻易打乱自己的生物钟。

十二、特禀体质的养生保健

(一)体质特征

总体特征:先天失常,以生理缺陷、过敏反应等为主要特征。

形体特征:过敏体质者一般无特殊体征;先天禀赋异常者或有畸形,或有生理缺陷。

常见表现:过敏体质者常见哮喘、风疹块、咽痒、鼻塞、喷嚏多等;患遗传性疾病者有垂直遗传、先天性、家族性特征;患遗传性疾病者具有母体影响胎儿个体生长发育及相关疾病特征。

心理特征:随禀质不同情况各异。

发病倾向:过敏体质者易患哮喘、荨麻疹、花粉症及药物过敏等。高血压病、糖尿病、精神病、癌症与家族的先天禀赋、体质遗传密切相关。先天禀赋异常可见血友病、先天愚型等,遗传性疾病如“五迟”(立迟、行迟、发迟、齿迟和语迟)、“五软”(头软、项软、手足软、肌肉软、口软)、解颅、胎惊等。

对外界环境适应能力:适应能力差,如过敏体质者对易发生过敏的季节适应能力差,易引发宿疾。

(二)养生保健方法

1)心养　特禀体质者适应能力差,宿疾反复发作,有的过敏源还一时难以查清,所以心灵常常受到重创,苦不堪言。家族性过敏者,病症往往会持续一生;过敏体质引起的过敏性鼻炎、过敏性哮喘、过敏性紫癜、湿疹、风疹块等过敏性疾病,属于中医调理可改善的范围,治疗要打持久战,要有信心,心态要平和,不宜操之过急,不要怨天尤人。消极悲观反而不利于过敏体质的改善和纠正。

2)神养　特禀体质者总因为先天性和遗传因素造成的特殊体质、心理状况而有所不同,但大多数特禀体质者对外界环境适应力较差。精神上会出现不同程度的敏感、内向、多疑、焦虑、压抑等反应,可采取疏导、转移等方法对待。

3)形养　可根据特禀体质者的不同特征,有的放矢地选择运动项目,逐渐改善体质,增强抵抗力。有专家认为,国家体委推荐的保健气功——六字诀有效,特别是其中的“吹”字功可调养先天,培补肾气肾精,可起到形养功效。

4)术养　与特禀体质关系密切的经络有手太阴肺经、手阳明大肠经,可在这两条经络上进行推拿、按摩、指压、刮痧。有术养作用的穴位有肺经的列缺,大肠经的迎香,经外奇穴的上迎香,膀胱经的肺俞、脾俞,督脉的印堂,任脉的大椎,可在以上穴位上采用点压。亦可采用捏鼻、擦鼻翼各 2 分钟,早晚

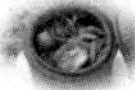

各1次的方法进行术养。

5)食养 特禀体质者的饮食应注意营养合理,膳食平衡,清淡易消化。可常食粳米、红枣等益气健脾类食物。忌食生冷及寒凉食物;慎食鲤鱼、鲢鱼、虾、蟹、肥肉、鹅肉、牛肉、扁豆、蚕豆、茄子、辣椒、酒、浓茶、咖啡等辛辣和腥膻发物及含致敏物质的食物;粮食类中的荞麦因含有致敏物质(荞麦荧光素)也应慎食。有污染的食物也在禁忌范围内。

6)药养 增强免疫力可能是药养对抗特禀体质的方法之一。古方玉屏风散,含生黄芪、白术、防风三种药。据临床观察,其为对抗特禀体质的有效方法。药养的药物有黄芪、乌梅、蝉蜕、荆芥、防风、当归、生地黄、益母草、黄芩、红枣、丹皮等。

7)居养 特禀体质者的起居养生方法各异。过敏体质者应尽量少到新环境或陌生环境中生活,以免水土不服;减少户外活动,少到野外春游、秋游,避免接触各种导致过敏的动植物。如若接触可服用预防性脱敏药物,如口服氯苯那敏(扑尔敏)、特非那定等抗组织胺药物,或皮下注射组胺球蛋白等。尽量不要饲养宠物,不宜与小动物亲密接触。室内应保持清洁。被褥、床单应常洗常晒,要防止尘螨过敏。要防止新装修房屋的室内污染,保持室内空气流通。在季节交替之时,应及时增减衣被,以减少感冒机会,逐步增强身体对环境的适应能力。重在预防,做好个人防护。

第七节 中医诊病方法

一、四诊

四诊是指望、闻、问、切四种诊察疾病的方法。中医看病就是应用四诊对病人进行详细的询问和观察,搜集有关的临床资料,作为辨证和治疗的依据。在整个诊治疾病的过程中四诊是一个重要的环节。

(一)问诊

问诊即询问病史。应直接问病人,对幼儿或意识障碍的病人可问了解其病情的人。问诊时要体贴耐心,避免主观、片面和暗示性的提问,并应根据中医辨证要求进行询问。兹将问诊的重点简述如下。

1. 现病史

现病史是问诊的主要内容。包括现病的主要症状、发生的时间、部位和性质,以及发展和治疗经过等。关于现病症状的询问,应注意下列几方面。

(1)恶寒发热

外感发热时,需要询问有无恶寒现象。凡发热伴恶寒的,属于表证;不恶寒而发热较高的,属于里证;寒热往来的,属半表半里。

有些慢性病的病人,经常感到轻微恶寒,四肢觉冷而不发热的,多属阳虚;如见午后经常发热(潮热),兼有两颧潮红的,多属阴虚。

(2)汗

发热病人如有轻微恶寒,同时出汗的,多是感受风热而引起的表热证;如恶寒较重而又不出汗的,多是感受风寒而引起的表寒证。

凡不发热而白天出汗的称为自汗,多是气虚或阳虚;睡着时出汗,醒后汗止的称为盗汗,多是阴虚。

(3)饮食

口渴而喜喝冷的,多是里热的表现;口渴而不想喝水或想喝而喝不多的,多是里有湿热的表现;口不渴或渴而喜喝热的,多是里寒的表现。

口淡的多属脾胃气虚;口苦口臭的多属实热;口甜的多属脾胃有湿热;口酸的多因宿食,或有郁热;口黏的多属湿。多食易饥的多属胃热或消渴病(糖尿病);饥而不欲食,多属胃阴亏虚。

(4)大便

大便秘结难解,一般多属热证(实热或虚热);大便稠黏有恶臭或夹有脓血的,多属湿热证;大便溏稀夹有不消化食物的,多属虚寒证。

(5)小便

小便黄赤、短少的属于热;小便清长的属于寒。小便色清、次数增多而且不禁,或老年夜尿多的,属于气虚。

(6)头身

头痛、全身酸痛伴恶寒发热的,多为外感病;头痛重胀、时发时止,或伴有眩晕，多为内伤病。突然头痛较重的大多属实证；经常性头痛的大多属虚。头痛部位与经络脏腑有关：痛在头额部的，多属胃经；痛在头部两侧或太阳穴的，多属胆经；痛连颈后项背的，多属膀胱经；痛在头顶部的，多属肝经。

眩晕也有新久、虚实的不同。突然眩晕较甚的，多属实证，由于肝火或痰湿引起；经常性眩晕多属虚证，由于气血不足或肝肾亏虚。

身躯疼痛多与经脉受邪有关。如关节疼痛，游走不定的，多为风寒所致。痛限局部，固定不移的，多属瘀血所致。身痛而重，举动不便的属湿阻经络。多卧身痛不舒，活动后反见减轻的属气血不和。腰背酸痛的，要问其他兼证，如兼夜尿频多的，多属肾虚；并有四肢关节酸痛，且与气候变化有关的，多属风湿；由于扭挫伤引起的则属外伤腰痛。

（7）胸腹

问胸腹与辨别脏腑病证有关。胸膈脘腹满闷不痛或胀痛走窜的多为气滞，疼痛固定一处的多为血瘀。痛处喜按的多属虚，拒按的多属实。痛处遇冷则痛减的为热证，遇热则痛减的为寒证。痛在上腹多属于胃，痛引两胁（乳下两旁至肋骨尽处）多属肝胆，痛在脐周多属于脾，痛在小腹（脐下至耻骨上缘）多属膀胱及子宫，痛在少腹（小腹两旁）多属于肝。

2. 既往史

了解既往史对辨证和辨病都有参考价值。一般新病属实，久病属虚，旧病复发多属虚中夹实。如以往有溃疡病史的人，现在又出现胃脘痛、呕血，乃是旧病复发合并胃出血，病情较前加重。如小儿患过麻疹、百日咳、猩红热等疾病，就不会再患这些疾病。因此必须问清既往病史。

3. 个人生活史

对个人生活史主要应了解病人的体质和生活情况。如平时嗜好烟酒的，则脾胃湿热较盛；饮食不正常的，胃肠多病；平时喜热恶冷的，多属虚寒；平时喜凉恶热的，多属阴虚内热；常住阴湿地方的，多易感受寒湿。对精神状态也要有所了解。如抑郁恼怒的人，容易发生肝郁之症；忧愁思虑多的人，容易损伤心脾，辨证时应考虑这些因素。

对妇女还要了解月经情况。如经期超前，血色鲜红或紫、量多或挟血块，喜凉怕热的多属热；经期延后，血色暗红、量少、喜热怕冷或小腹冷痛得热减轻的多属寒。经前腹痛，少腹胀满，多属气滞；经后腹痛，少腹不满的，是血虚。如已婚妇女月经不行要考虑怀孕。

问诊的范围很广，以上仅举例说明问诊与辨证的关系。四诊中问诊是很重要的，临证时必须根据辨证需要，掌握重点，深入细致地询问。

(二)望诊

望诊，就是观察病人精神、形态、皮肤、五官、舌苔以及全身各部分出现的异常现象的一种方法，主要包括以下内容。

1. 精神

观察病人的精神状态，可以推测病情的轻重和预后的好坏。如两目有神、精神振作的，表示病情较轻，正气充实，预后多良好；如两目呆滞无神、精神萎靡、表情淡漠，表示病情较重，正气虚弱，须防病情变化。

2. 形态

观察病人的形态亦有助于诊断。如肥胖的人一般痰湿较重，消瘦的人则虚火较多。半身不遂的属中风；四肢痉挛，角弓反张的(病人头向后仰，两腿蜷曲而贴近腹部)，多见于小儿惊风或破伤风。

3. 面色

观察病人面部色泽的变化，叫作望色。正常人面色红润，发生疾病时则面色随之变化。面色皖白，多见于阳虚的病人；面色萎黄，多见于血虚或脾胃虚弱的病人；面色红赤，多见于外感发热或肝火上炎的病人(实热证)，如仅两颧红赤则属阴虚内热(虚热证)；面呈青色，多主痛证；面唇青紫，多见于严重的心肺气血阻滞病人；小儿面色青紫，多为肺气不宣或肝风内动等证；面色晦暗，多属虚证、寒证或有瘀血停滞，特别多见于肝肾亏虚。

4. 皮肤

1)黄疸　病人的双目发黄或全身皮肤呈明显黄色的称为黄疸。如黄色鲜明如橘子皮色者称“阳黄”，多是湿热的表现；黄而晦暗的称“阴黄”，多为寒湿的表现。

2)浮肿　面部、眼窝或全身浮肿是由水湿停留所引起。

3)斑疹　皮肤出现斑疹可见于温热病中热邪深入营血阶段，或见于出

血性疾病。一般来说，出疹为轻，出斑为重。凡斑疹分布较稀疏、色泽红润的，表示热毒较轻，预后多良好；斑疹反复出现，分布稠密、色泽晦暗的（深红色或紫赤色），表示热毒亢盛，病情严重。斑疹见于慢性出血性疾病的为气阴损伤，或同时血分有热。

4）白痦　在长期发热出汗的病人，皮肤上常可出现一种高出于皮肤表面，内有白色浆液，如粟米大小的颗粒称为白痦。如颗粒饱满而明亮的，是正气充足的表现，预后较好；如空壳无浆，呈枯白色而不明亮的，是正气不足或津液耗伤的表现，预后较差。

5. 眼耳鼻口

目赤为热，目黄为黄疸。目窝浮肿为气虚或水肿之始。眼往上蹿视，多见于肝风症；目斜视为惊风。耳部流脓为肝胆实热。鼻翼翕动为高热肺闭。口噤不语为痉病，口角㖞斜为中风。口唇淡白为血虚，口唇红赤而干为热甚，口唇紫黯为血瘀。

6. 舌

观察舌质与舌苔的变化，称为舌诊。舌诊包括观察舌质（舌的本体）、舌苔（舌面上的苔垢）和舌的形态等三方面的变化。在临床辨证时，三者应结合起来分析。

（1）舌质

正常人的舌质呈淡红色，鲜而润泽。常见的病态舌质有红舌、绛舌、淡白舌和紫舌等四种。

1）红舌　红舌较正常舌色为红。在急性热病属里热证，在慢性病多属阴虚证。红而起刺的，属于热极；红而干燥的，是热盛而津液不足的征象。

2）绛舌　绛舌为深红色的舌质，表示里热较红舌更加严重。

3）淡白舌　淡白舌的舌色比正常人淡白，一般属于气血不足（如严重贫血或营养不良等）和阳虚。

4）紫舌　紫舌的舌色呈紫色或青紫色，或有蓝紫色斑点，多属于瘀血征象。

（2）舌苔

正常人舌上有薄薄的一层白苔。有病时舌苔常发生变化，如舌苔的增多、增厚、剥脱或颜色的改变。

1)白苔　白苔多见于表证、寒证或脾胃有湿。

2)黄苔　黄苔多见于里证、热证。

3)灰苔　灰苔是较黑色淡的舌苔,多见于热证、湿证。灰而干燥的是热象;灰而滑腻的多属寒湿。

4)黑苔　黑苔多是热盛的征象,也可见于寒证,一般是病情较重的证候。黑而干燥无津的,多属于热极津液耗损;黑而滑润的,常见于阴寒偏盛或痰饮水湿的病证。

5)剥苔或光苔　舌苔中间呈块状部分剥脱,显现红色舌质,界限分明的称为剥苔。如有多处剥脱,大小不等的称为花剥苔,多属正气亏虚或脾胃薄弱的征象。如舌上光滑无苔,全部呈红色舌质的称为光苔,多为胃阴枯涸征象。

6)腻苔　舌苔增厚,看上去呈黏糊样的称为腻苔,多为湿重的征象。白腻苔为寒湿,黄腻苔为湿热。

另外有一种染色苔,是由于食物或药物所引起的变化,如橄榄能使苔色变黑,橘汁能使苔色变黄,某些抗生素能使苔色变灰黑等,这些属于假象,不能作为辨证依据。

(3)舌的形态

1)胖嫩舌　舌质浮肿娇嫩,舌体较大,有时舌边出现齿印,都属于气虚、阳虚的征象。

2)芒刺舌　舌上起刺,是热重的表现。

3)裂纹舌　舌面上有裂纹是阴虚、血虚的表现,在热性病是热盛伤津的征象。

4)颤动舌　舌体颤动不定,常见于重证的急性热病或肝风内动。

5)偏斜舌　舌伸出时偏向一侧,多见于中风病人。

(三)闻诊

闻诊包括听声音和嗅气味两方面。

1. 听声音

听病人的语言、呼吸、咳嗽等声音来鉴别病证的虚实寒热。

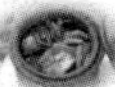

1)语言　语音低微或断续不相接的多属虚证;语音响亮的多属实证。高热、神志不清、胡言乱语的称为谵语,多属实热证。

2)呼吸　呼吸浅表,声音微弱的多属虚证;呼吸声音粗而响的多属实证。呼吸急促而无痰声的为气喘,夹有痰声的为痰喘。喘时呼吸声音粗而高,并以呼出为快的为实喘;呼吸声音低促,并以深吸气为快的,多属肺肾虚喘。

3)咳嗽　咳声微弱或无力咳嗽的,多属虚证;咳声洪亮的多属实证。咳嗽时喉间有很多痰声的,多属痰湿内阻;干咳无痰的,多属燥热伤肺。小儿咳时有回声似鸡鸣的,当考虑百日咳;咳声如犬吠音的,当考虑严重的白喉。

2. 闻气味

嗅病人口中和排泄物的气味来鉴别病证的虚实寒热。一般来说,病人口中或痰涕内出现臭秽气味的,多属实证、热证。病人口中或大便呈腐酸臭气的,多属食积。大小便呈恶臭气的,是实热证;臭气不重的是虚寒证。白带黄稠臭气重的,为湿热所致;稀薄而不甚腥臭的,为脾肾亏虚。产后恶露臭秽的,多为产褥中感受外邪所引起。

(四)切诊

切诊包括切脉(脉诊)和摸体表(触诊)两方面。

1. 切脉

切脉就是检查脉象。中医对切脉是很重视的,并且积累了较为丰富的经验。但是,切脉仅是中医诊断方法之一,并非唯一的方法,必须综合运用四诊才能全面地了解和分析病情,得出正确的诊断。

(1)切脉的部位和方法

切脉一般取近手腕部的桡动脉,分寸、关、尺三部按察。掌后高骨处为关,关前为寸,关后为尺。切脉必须在病人安静状态下进行。病人手臂平放,手掌向上,医生用食指、中指和无名指的指尖分别平按在寸、关、尺三个部位上,用力由轻到重,采用浮取、中取、沉取三种手法,仔细地体会脉象的情况。

(2)脉象种类

正常成人的脉搏,在安静时每分钟 60 ~ 90 次(即一呼一吸 4 ~ 5 次),按之和缓均匀,称为平脉。

中医对脉象的分类很精细，最多有28脉（浮、沉、迟、数、滑、涩、虚、实、长、短、洪、微、紧、缓、芤、弦、革、牢、濡、弱、细、散、伏、动、促、结、代、疾）。临床常见的病态脉象有下列10种。

1）浮脉　脉搏比较浮浅，轻轻按上即能触得，多见于表证（即急性发热性疾病初起时）。如浮而细软无力，不耐重按者称为濡脉。多见于气血不足或湿困的病证。

2）沉脉　脉搏比较深沉，轻按不明显，重按才能触到。多见于里证。沉而有力为里实，沉而无力为里虚。

3）数脉　脉搏频率增快，一呼一吸超过5次（每分钟超过90次）。多见于热证。数而有力为实热，数而无力为虚热。

4）迟脉　脉搏频率减慢，一呼一吸不足4次（每分钟少于60次）。多见于寒证。迟而有力为实证，迟而无力为虚寒证。

5）洪脉　脉形粗大，充盛有力。多见于热盛之证（如高热病人）。

6）细脉　脉形细小如线。多见于久病虚证。脉极细而微弱无力，按之似有若无的又称微脉，是阳气衰微，津血大量耗损的危重征象。

7）弦脉　脉搏硬而有力，像按在琴弦上一样。多见于肝病（肝风、肝阳亢盛或肝气郁结），疼痛时亦见此脉。

8）涩脉　脉来艰涩不利。见于气滞血瘀、血少或伤精。

9）滑脉　脉搏流利、圆滑有力。常见于痰盛、食滞、发热等证。妇女妊娠时见到滑脉，则不属于病脉。

10）结代脉（歇止脉）　脉搏或快或慢，脉律不齐，时有停止脉动现象。歇止无规律的为结脉，歇止有规律的为代脉。多见于气血虚衰，或血瘀、气滞、痰郁的病证。

不同的脉象不一定单独出现，往往可见兼见，如浮数、沉细等。

2. 摸体表

1）摸皮肤　皮肤灼热多是实证、热证；皮肤冷而汗多的是虚证。皮肤有浮肿，如按之有凹陷较易恢复的为阳水，陷而不能即起的为阴水。

2）摸手足　手足心热为阴虚，手足清冷为阳虚。

3）摸腹部　腹部胀痛，以手按压下去更痛而拒按的，多是实证；按压反觉

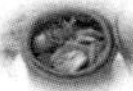

舒服而喜按的，多属虚证。喜热敷为寒；不喜近暖物属热。触有质硬的包块癥积（包括肝、脾大及腹腔肿块）。

4）摸脓肿　如脓肿局部灼热，肿胀高凸，肿势局限，肿块较硬，压痛明显的多属阳证；脓肿局部不热或微热，肿胀平塌，肿势散漫，境界不清，肿块或坚硬如石或柔软如棉，压痛较轻或不显的，多属阴证。

二、八纲

八纲是指表里、寒热、虚实、阴阳八个辨证纲领，是辨证的基本法则，也是指导治疗的主要依据。临床上运用四诊所搜集得来的资料，就是根据这八个纲领，加以分析综合，予以分类归纳，从而掌握疾病发展的本质的。

1. 表里

表里是鉴别病变部位和病情深浅的两个纲领。凡病变在皮肤、肌肉、经络的属于表证范围；病变在脏腑的多属里证范围。许多外感疾病的发展，多有一个由表到里，由浅到深，由轻到重的过程，因此表里又标志着病情深浅和轻重的不同。另外还有一种半表半里证，是介乎表证与里证之间的证候（表2－2）。

表2－2　表里证候表

辨证	表证	里证	半表半里证
主要症状	恶寒，发热，头痛，四肢酸痛，无汗或有汗	发热，不恶寒，口渴，甚则烦躁，神志昏迷，或胸痛、腹痛，或呕吐、泄泻，或大便秘结	寒热往来，胸胁胀满，心烦口苦，呕吐，不思饮食
脉象	浮	滑数或沉	弦
舌苔	薄白	厚腻	白

2. 寒热

寒热是鉴别疾病性质的两个纲领。凡因阴寒性质的病邪所引起的，或因机体功能活动减退所产生的一系列证候，属于“寒证”；凡因阳热性质的病邪所引起的，或因机体功能活动亢进所产生的一系列证候，属于“热证”

(表2－3)。

表2－3　寒热证候表

辨证	寒证	热证
主要症状	恶寒,手足发冷,口不渴或渴喜热饮,面色苍白,或腹痛喜暖,大便稀溏,小便清长	发热不恶寒,面红目赤,口唇干燥,口渴喜冷饮,烦躁不安,大便秘结,或腹痛下痢,小便短少黄热
脉象	迟或沉细	脉数有力
舌苔	舌质淡,苔白滑	舌质红,苔黄燥

3. 虚实

虚实是鉴别病邪和人体正气(抗病功能)之间盛衰的两个纲领。虚证是正气不足(人体气血不足或脏腑功能衰退)的征象,多见于慢性病;实证是病邪亢盛的征象,多见于急性暴病(表2－4)。

表2－4　虚实证候表

辨证	虚证	实证
主要症状	神疲乏力,自汗、盗汗,食少,气短、语音低微,形体消瘦,大便溏薄	痰多气壅,胸闷喘咳,腹部胀满,疼痛拒按,大便秘结,或腹痛下痢,小便不通
脉象	细小无力	有力
舌苔	舌质淡或红,苔少	苔厚腻

4. 阴阳

阴阳学说是祖国医学阐述人体生理、病理以及辨证、治疗等方面的说理工具。凡属动的、热的、向上的、在外的、明亮的、亢进的、兴奋的、强壮的、无形的等均为阳;凡属静的、寒的、向下的、在内的、晦暗的、衰退的、抑制的、虚弱的、有形的等均为阴。因此,在生理上以人体的脏腑等物质基础为阴,它的功能活动为阳;以人体组织结构来说,内部脏腑为阴,外部躯体为阳;腹为阴,背为阳;以内部脏腑来说,五脏为阴,六腑为阳;血为阴,气为阳等。在辨证

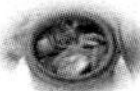

上，阴阳是八纲的总纲，又是八纲的两个组成部分。表证、热证、实证多属阳证；里证、寒证、虚证多属阴证。在治疗上，药物四性的寒凉属阴，温热属阳；五味的辛、甘、淡为阳，酸、苦、咸为阴。因此阴寒之证，应以热药治疗；阳热之病，应以寒药治疗。

在正常生理活动情况下，阴阳在一定限度内消长盛衰而维持相对的平衡；如果阴阳的消长盛衰超出一定限度，机会发生病理变化，如阴盛、阳盛、阴虚、阳虚等。阴盛为寒实证，阳盛为实热证，阴虚是虚热证，阳虚是虚寒证。如果阴阳过分衰竭，在临床上可出现亡阴、亡阳的危重情况，多见于高热大汗、严重呕吐、泄泻、出血过多以及其他危重病后期。

亡阴：表现为身热肢温，烦躁不安，颧红面赤，汗多而黏，口干喜冷饮，舌光红而干，脉细数无力（如见于脱水、大出血病人）。

亡阳：表现为恶寒喜热饮，面色苍白，四肢厥冷，冷汗量多，舌质淡，脉微欲绝或浮数而虚（如见于休克病人）。

由于人体感受病邪性质的不同以及正气盛衰的差异，临床所见的病证往往是错综复杂的，因此辨证时必须详细地分析。例如：同一表证或里证，又有寒热虚实的区别（表寒、表热、表虚、表实、里寒、里热、里虚、里实）；同一热证，又有实热、虚热之分；同一寒证，又有实寒、虚寒之分；同一虚证，又有阴虚、阳虚之别；又如表证与里证可以同时出现，称为“表里同病”；或寒证与热证同时出现，称为“寒热并见”；或虚证与实证夹杂出现，称为“实中夹虚”或“虚中夹实”。

八纲是辨证的基本纲领，但还须与脏腑和气血津液辨证、卫气营血辨证、六淫辨证等结合起来才能做出全面的分析判断，确定病变部位、性质和原因，掌握疾病的本质。

三、辨证施治概要

中医看病，首先是运用四诊详细了解病情，然后进行分析综合，辨其八纲所属。根据病因、脏腑病位、卫气营血津液的病理变化，掌握证候属性，决定治疗方法，采用适当方药，这就是“辨证施治”。由于中医辨证施治的基本精神在于从病人整体出发，在强调内因起主导作用的指导思想下，对人体遭受

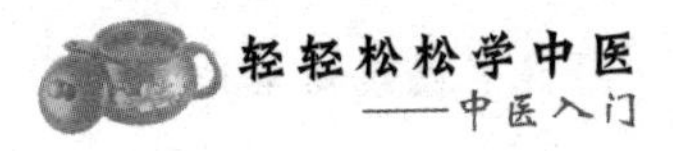

各种致病因素侵扰后所引起的不同症状进行具体分析,根据病变的主要表现,采取针对性的处理,所以它体现了朴素的辩证法观点。

证,也称证候,是对疾病所表现的各种症状和体征的概括,为正邪斗争的反映。辨证的目的是"审证求因"就是透过现象掌握本质,从复杂的证候中认清疾病的主要原因和主要病证。

在疾病过程中,由于人体内部的矛盾性是其根本原因,所以同一种疾病往往因体质、年龄、生活习惯、季节环境及先后阶段的不同,可以在不同的人身上出现不同的证候,必须采取"同病异治"的方法,分别处理。另一方面,各种不同的疾病由于病因、病位、病理的相似,可以表现相同的证候,或在病的某一阶段有相同证候,在特殊性中有其共同性,这就应当运用"异病同治"的方法去处理。同时还须认识每一疾病的发生、发展及转归,掌握其特殊规律,把辨证与辨病结合起来,才能正确处理疾病普遍性和特殊性两者的关系。

为了便于重点掌握临床各科辨证施治的规律性,在以八纲为辨证总纲的基础上,本节以脏腑病的辨证施治为例进行简要介绍。这几种辨证方法,既是互相联系,又有一定区别,临床诊疗中应当根据具体病证进行综合运用。

(一)心的辨证施治

1. 虚证

(1)心阳(气)虚

主要病证:心慌气短或气喘,心胸闷痛,形寒怕冷,面浮肢肿,面色苍白,或指甲青紫,舌质淡紫、苍白,脉细或大而无力,或见歇止。多见于心脏病、心力衰竭和某些急、慢性疾病所引起的循环衰竭。

治法:温补心阳,益气通脉。

方药举例:参附汤加味。药如党参或红参、黄芪、炙甘草、制附子、肉桂或桂枝、丹参、红花等。

(2)心阴(血)虚

主要病证:心悸而烦,惊惕不安,失眠多梦,头昏健忘,盗汗,口干,颧红,或面色淡白,舌质红或淡红,脉细数或细弱。多见于心脏病、贫血、神经衰弱等疾病。

治法:滋阴养血,宁心安神。

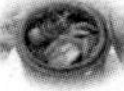

方药举例：补心丹加减。药如麦冬、玉竹、柏子仁、生地、熟地、当归、白芍、丹参等。

2. 实证

（1）心火炽盛

主要病证：心悸阵作，烦热躁动不安，失眠，夜多噩梦，面红目赤，口苦而干，口舌糜烂肿痛，小便黄赤灼热，舌尖红绛起刺、苔黄，脉数。多见于神经官能症、心脏病、舌炎等。

治法：清心泻火。

方药举例：朱砂安神丸加减。药如黄连、山栀、莲心、朱茯苓、木通、生地黄、竹叶心等。

（2）痰闷心窍

主要病证：神志痴呆，胡言乱语，哭笑无常，或见一时性昏厥，或昏迷，苔黄腻，脉弦滑。多见于精神分裂症、神经官能症、癫痫、脑血管意外等。

治法：化痰开窍。

方药举例：导痰汤加减。药如竹沥、半夏、橘红、茯苓、远志、石菖蒲、矾水、炒郁金、天竺黄、陈胆星等。

（3）心血瘀阻

主要病证：心悸闷痛或心胸疼痛阵作，或绞痛涉及肩背，面青，口唇及指甲青紫，舌质黯红或见紫色斑点，脉细涩或结。多见于冠状动脉硬化性心脏病、风湿性心脏病及心力衰竭等。

治法：行瘀通络。

方药举例：血腑逐瘀汤加减。药如桃仁、红花、赤芍、乳香、没药、郁金、丹参、当归等。

（4）热传心包

主要病证：高热烦躁，神昏谵语，直视狂乱，面赤，身发斑疹，口渴，苔黄，舌质红绛，脉数。多见于急性发热病、外科急性化脓性疾病、败血症等有严重中毒症状者。

治法：清心开窍，凉营解毒。

方药举例：万氏牛黄清心丸加减。药如黄连、山栀、连翘心、板蓝根、丹皮、玄参、生地、莲心等。

✤3. 兼证

(1)心脾两虚

主要病证:面色萎黄,心慌气短,头昏,夜寐不沉,疲倦,食少,大便或溏,妇女月经不调,苔薄白、舌质淡红,脉细。多见于贫血、神经衰弱、心脏病等。

治法:补益心脾。

方药举例:归脾汤加减。药如当归、熟地、党参、白术、黄芪、炙甘草、大枣等。

(2)心肾不交

主要病证:心悸健忘,虚烦少眠,梦遗,潮热,头晕目花,耳鸣,腰腿酸软,口干,舌质红,脉细数。多见于神经衰弱等疾病。

治法:滋肾养心。

方药举例:黄连阿胶汤加减。药如麦冬、五味子、生地、玄参、黄连、肉桂等。

(3)水气凌心

参阅肾的辨证施治之肾虚水泛条。

(4)心胆虚怯

主要病证:精神恍惚,遇事易惊,忧郁不乐,心慌,寐少梦多,头晕泛恶,口苦而黏,苔薄滑,脉细弦滑。多见于精神方面疾病。

治法:安神定志。

方药举例:安神定志丸加减。药如酸枣仁、朱茯苓、远志、石菖蒲、龙骨、党参等。

(二)肺的辨证施治

✤1. 虚证

(1)肺阴虚

主要病证:干咳,痰少质黏,有时咳痰带血,声音嘶哑,午后潮红,颧红,盗汗,口干咽燥,舌质红,少苔,脉细数。多见于肺结核或肺炎恢复期。

治法:滋阴润肺。

方药举例:沙参麦冬汤加减。药如沙参、麦冬、玉竹、五味子、百合等。

(2)肺气虚

主要病证:咳嗽气短,痰液清稀,倦怠懒言,声低气怯,面色淡白,畏风自汗,容易感冒,苔淡白,脉细弱。多见于慢性支气管炎、肺气肿(肺源性心脏病)、肺结核等久病之后。

治法:补益肺气。

方药举例:补肺汤加减。药如党参、黄芪、炙甘草、五味子、山药等。

2. 实证

(1)风寒犯肺,肺气不宣

主要病证:咳嗽,痰吐稀薄色白,鼻塞流清涕,甚则气喘音哑,恶寒发热,无汗,头痛,苔薄白,脉浮。多见于风寒感冒、急性支气管炎等。

治法:宣肺散寒。

方药举例:麻黄汤加减。药如麻黄、桂枝、杏仁、甘草、苏叶、桔梗等。

(2)风热犯肺(或痰热蕴肺),肺失清肃

主要病证:咳嗽气喘,咳引胸痛,痰吐稠黄,或有腥臭味,或吐血痰,咽喉红肿疼痛,鼻塞流浓涕,畏风身热,有汗不解,面赤心烦,口渴欲饮,苔黄,脉浮数或滑数。多见于风热感冒、急性支气管炎、支气管哮喘、肺炎、肺脓肿、支气管扩张症继发急性感染、急性扁桃体炎、急性副鼻窦炎等。

治法:疏风清肺化痰。

方药举例:麻杏甘膏汤加减。药如麻黄、杏仁、石膏、甘草、黄芩、知母、桑白皮、葶苈子、海蛤粉、鱼腥草、金荞麦根等。

(3)痰湿蕴肺

主要病证:咳嗽反复发作,胸闷,气短,痰白黏稠量多,苔白腻,脉濡缓或濡滑。多见于慢性支气管炎之类的慢性咳嗽。

治法:燥湿化痰。

方药举例:二陈汤加减。药如半夏、陈皮、茯苓、川朴、苍术等。

(4)寒饮(痰)阻肺

主要病证:咳嗽气喘,喉中有痰鸣声,痰吐稀薄如泡沫,怕冷,受寒可引起咳嗽加重,苔白滑,脉弦紧或沉弦。多见于慢性支气管炎、肺气肿、哮喘性支气管炎及支气管哮喘等病。

治法:温肺化痰(饮)。

方案举例:小青龙汤加减。药如麻黄、桂枝、干姜、细辛、白芥子、半夏等。

(5)肺失通调

主要病证:浮肿在身半以上和面部严重,皮肤光亮,小便深黄不利、量少或闭,腹部胀满,或伴有咳嗽气喘,或有寒热,苔白滑,脉浮滑。如见咽喉红肿、烦热、口渴、舌质红的为肺热内壅。多见于急性肾炎初期或尿潴留等。

治法:通调肺气。

方药举例:越婢加术汤加减。麻黄、石膏、生姜、甘草、白术、大枣等。有热的加连翘、白茅根。

3. 兼证

(1)肺脾气虚

主要病证:咳嗽日久,气短,痰多稀白,面色㿠,倦怠肢软无力,食少,大便溏,腹胀,甚则面浮足肿,苔淡白,脉细软。多见于肺结核、慢性支气管炎等慢性病。

治法:补脾养肺。

方药举例:参苓白术散加减。药如党参、黄芪、白术、山药、扁豆、薏苡仁等。

(2)肺肾阴虚

主要病证:咳嗽气逆,动则气促,反复咳血,失音,潮热,盗汗,遗精,腰酸腿软,形瘦,口干,舌质红,脉细数。多见于肺结核后期等慢性消耗性疾病。

治法:滋肾补肺。

方药举例:百合固金汤加减。药如沙参、麦冬、天冬、五味子、生地、玄参等。

(3)肝火犯肺

主要病证:咳呛阵作,痰黏,或咳吐鲜血,胸胁刺痛,烦热,口干,头眩,目赤,苔薄黄,舌质红,脉弦数。多见于慢性支气管炎、肺结核咳血等病。

治法:泻肝清肺。

方药举例:泻白散加减。药如桑白皮、丹皮、地骨皮、黄芩、黑山栀、黛蛤

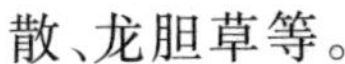

散、龙胆草等。

(三)肝的辨证施治

1. 实证

(1)肝气郁结

主要病证:胁肋胀痛,或涉及腰背,胸闷,咽部有异物梗阻感,乳房硬肿胀痛,少腹痛,嗳气泛恶,食少,情志抑郁不畅,苔薄白,脉弦。多见于慢性肝胆系统疾病、神经官能症、妇女月经不调及乳房慢性肿块等。

治法:疏肝理气。

方药举例:柴胡疏肝散加减。药如柴胡、白芍、枳壳、制香附、青皮、厚朴花、郁金、川楝子等。

(2)肝火上炎

主要病证:眩晕头痛,颞部跳痛,耳鸣,面红目赤,口干苦,胁部疼痛,呕吐黄苦水,甚则吐血、衄血,急躁易怒,大便多秘结,苔黄,脉弦数。多见于高血压病、更年期综合征、肝胆系统炎症、上消化道出血、目疾等。

治法:清肝泻火。

方药举例:龙胆泻肝汤加减。药如龙胆草、黑山栀、丹皮、夏枯草、金钱草、黄芩、黄连等。

(3)肝风内动

1)肝阳化风

主要病证:头部抽引疼痛,头晕目花,口眼㖞斜,肢麻或震颤,舌强、舌体偏斜抖动,言语不清,甚则猝然昏倒,手足拘急或抽搐,舌苔薄,舌质红,脉弦。多见于高血压病、脑血管意外及其他神经系统疾病。

治法:平肝息风。

方药举例:天麻钩藤饮加减。药如天麻、钩藤、白蒺藜、菊花、石决明、珍珠母、牡蛎等。

2)热极生风

主要病证:高热,肢体抽搐,两眼上翻,项强,角弓反张,四肢抖动,神志昏迷,苔黄质红,脉弦数。多见于急性发热病的高热惊厥,婴幼儿尤易发生。

治法:清热息风。

方药举例:生地黄、地龙、全蝎、生石决明、石膏、黄连、大青叶等。

2. 虚证

(1)肝阴(血)不足,肝阳上亢

主要病证:头昏痛,头晕,夜盲,肢麻,肉跳,虚烦夜寐不宁,面部烘热,口干,舌质红,脉细弦。多见于高血压病、神经衰弱、眩晕、夜盲等。

治法:滋阴潜阳,养血柔肝。

方药举例:枸杞子、菊花、当归、白芍、生地黄、何首乌、女贞子、旱莲草、牡蛎、珍珠母等。

(2)血燥生风

主要病证:皮肤干燥、粗糙、瘙痒、脱屑,毛发脱落。多见于皮肤病,如神经性皮炎、牛皮癣、脂溢性脱发等。

治法:养血祛风。

方药举例:当归、生地黄、白芍、黑芝麻、何首乌、白蒺藜、菊花、防风、蝉蜕等。

3. 兼证

(1)肝肾阴虚

主要病证:眩晕目花,眼干发涩,耳鸣,颧红,咽干,五心烦热,盗汗,腰膝酸软,男子遗精,女子月经不调,苔少质红,脉细弦数。多见于眩晕、高血压及肝肾疾病。

治法:滋肾养肝。

方药举例:杞菊地黄丸加减。药如地黄、萸肉、枸杞子、桑椹子、龟板、玄参、知母、黄柏等。

(2)心肝火旺

主要病证:头痛,面赤,目红,胁痛,急躁易怒,惊悸少寐,甚则精神失常,狂躁不安,言语无伦,苔黄舌尖红,脉弦数。多见于精神神经系统疾病。

治法:清心平肝。

方药举例:黄连、黄芩、山栀、龙胆草、珍珠母等。

(四)胆的辨证施治

胆附于肝,每多同病。胆的主要生理功能是储藏和传送胆汁,参与消化。

如肝胆湿热内蕴，疏泄失常，可发生黄疸、胁痛等症。

主要病证：胁痛较重，胸脘烦闷，呕吐酸苦黄水，口干苦，寒热往来，皮肤巩膜发黄，黄色鲜明，尿黄赤，苔黄腻、舌尖红，脉弦数。多见于急性胆囊炎、急性黄疸型肝炎等肝胆系统急性感染。

治法：清泄湿热。

方药举例：蒿芩清胆汤加减。药如茵陈、青蒿、黄芩、龙胆草、金钱草、法半夏、广郁金、碧玉散等。

(五)脾的辨证施治

1. 虚证

(1)脾阳虚弱

主要病证：面色苍白，腹胀有冷感，或泛吐清水，胃口不好，食后不易消化，喜热饮，大便溏薄，小便清，苔淡白，脉沉细。多见于慢性肠炎、慢性痢疾、慢性胃炎、肠结核、慢性肝炎、肝硬化、慢性肾炎等。

治法：健脾温中。

方药举例：理中汤加减。药如党参、白术、炮姜、炙甘草、茯苓等。

(2)中气不足

主要病证：面色萎黄，言语气短，疲倦无力，脘腹腰胯坠胀，久泄脱肛，肌衄，吐血，便血，妇女月经过多，白带清稀而多，小便淋漓难净，或混浊如米泔水，肌肉消瘦，舌质淡，脉濡弱。多见于内脏下垂、慢性肠炎、肠功能紊乱、某些出血性疾病、妇女白带病等。

治法：补中益气。

方药举例：补中益气汤加减。药如党参、黄芪、白术、炙甘草、山药、陈皮等。气虚下陷，见内脏下垂、气短、腹坠的，加升麻、柴胡；脾不统血而致出血，皮肤有紫癜的，加当归、熟地黄、仙鹤草。

2. 虚证

(1)寒湿困脾

主要病证：胸闷，胃部饱胀，饮食不香，恶心欲吐，口中淡黏或甜而腻，头昏，身倦，大便不成形或泄泻，甚则腹内停水，腹大膨胀，四肢浮肿，皮肤晦暗发黄，小便少，苔白腻，脉濡。多见于慢性肠炎、慢性肝炎、肝硬化、慢性肾炎、浮肿病等。

治法：燥湿运脾。

方药举例：胃苓汤加减。药如：制苍术、厚朴、陈皮、藿香、佩兰、白蔻仁、茯苓、泽泻等。

(2)湿热蕴脾

主要病证：肌肤发黄，黄色鲜明，两胁及脘腹作胀，食少厌油食，恶心呕吐，口干苦，大便秘结或不畅，小便少而黄，或有发热，苔黄腻，脉濡数。多见于急性黄疸型肝炎、急性胆囊炎等肝胆系统疾病。

治法：清利湿热。

方药举例：茵陈膏汤合四苓散加减。药如茵陈、黑山栀、黄柏、大黄、苍术、泽泻、赤苓、猪苓、车前子等。

3. 兼证

(1)脾肾阳虚

主要病证：面色苍白，神疲少气懒言，形寒肢冷喜热，大便溏泻或黎明即泻(五更泻)，腹痛，下肢浮肿，或有腹水，苔淡白，脉沉细迟。多见于慢性肠炎、肠结核、慢性肾炎(肾病型)、肝硬化腹水等。

治法：温补脾肾。

方药举例：附子、肉桂、干姜、肉豆蔻、党参、黄芪、白术、茯苓、鹿角片等。

(2)肝脾不和

主要病证：胁胀或痛，嗳气，腹部胀痛，肠鸣，大便溏泻，矢气多，性情急躁，不思饮食，苔薄白，脉弦细。多见于慢性肠炎、胃肠神经官能症、慢性肝炎及妇科疾患等。

治法：疏肝健脾。

方药举例：四逆散合痛泻要方加减。药如柴胡、白芍、枳壳、甘草、白术、陈皮、防风等。

(六)胃的辨证施治

胃是受纳、腐熟和消化饮食的器官。它的特性是喜润恶燥。胃与脾相表里。脾主运，胃主纳。脾主升，使饮食精微传输上承，分布营养全身；胃主降，

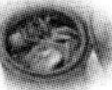

使饮食下行，便于进一步消化、吸收及排泄。两者有相辅相成的关系，所以常多通病。如胃气下降的功能失常，可见上腹部疼痛、嗳气、呕吐等证。

胃的病证有胃热、胃寒、胃实、胃虚的不同，但四者常可错综互见。胃寒的易伤阳气，胃热的可以耗损胃阴。

1. 胃热

主要病证：胃脘阵痛，痛势急迫，心中烦热，嘈杂易饥，吞酸，呕吐，或食入即吐，甚则呕血，口渴喜冷饮，口臭，牙龈肿痛糜烂，便秘，苔黄，脉数。多见于急性胃炎、上消化道出血、糖尿病、牙周炎、口腔溃疡等。

治法：清胃泻火。

方药举例：清胃散加减。药如黄连、山栀、黄芩、大黄、芦根、石膏、知母等。

2. 胃寒

主要病证：胃部胀满冷痛，持续不止，受凉饮冷则重，怕冷喜热，得温可舒，呃逆，呕吐清水，或食后久而吐出，苔白滑，脉沉弦。多见于慢性胃炎、溃疡病、幽门梗阻、胃神经官能症等。

治法：温胃散寒。

方药举例：温胃饮加减。药如附子、干姜、吴茱萸、高良姜、沉香等。

3. 胃实

主要病证：脘腹胀满，疼痛拒按，呕吐酸腐，嗳气泛酸，口臭，大便不爽，苔厚腻，脉滑。多见于消化不良、急性胃炎等消化道疾病。

治法：消食导滞。

方药举例：保和丸加减。药如神曲、山楂、枳壳、莱菔子、半夏、陈皮、厚朴等。

4. 胃虚

(1)胃气虚寒

主要病证：胃脘隐痛，空腹时明显，食后减轻，多食不易消化，喜热喜按，泛吐清水，大便不成形，苔淡白，脉细。可见于十二指肠溃疡、慢性胃炎、胃下垂等。

治法:温胃建中。

方药举例:黄芪建中汤加减。药如黄芪、桂枝、白芍、炙甘草、生姜、大枣等。

(2)胃阴不足

主要病证:胃部灼痛,嘈杂易饥,或不思饮食,少食即胀,干呕恶心,口干咽燥,大便干燥,形瘦,舌淡红少苔,脉细数。多见于萎缩性胃炎、发热病后期、糖尿病等。

治法:滋养胃阴。

方药举例:沙参麦冬汤加减。药如沙参、麦冬、玉竹、川石斛、白芍、甘草等。

3. 兼证

(1)脾胃不和

主要病证:胃部饱闷发胀、隐痛,食少,食后不易消化,嗳气,甚则呕吐,腹胀,大便溏薄,苔薄白,脉细。多见于慢性胃炎、消化不良等病。

治法:健脾和胃。

方药举例:香砂六君子汤加减。药如广木香、砂仁、党参、白术、炙甘草、半夏、陈皮等。

(2)肝胃不和

主要病证:胁肋胀痛,脘部满闷疼痛,食少,嗳气吞酸,呕吐,或嘈心吐酸苦水,苔薄黄,脉弦。可见于慢性胃炎、溃疡病、肝炎、慢性胆囊炎、胃神经官能症等。

治法:疏肝和胃。

方药举例:四逆散合左金丸加减。药如柴胡、白芍、枳壳、甘草、吴茱萸、黄连、川楝子、半夏、香附、煅瓦楞子等。

(七)小肠、大肠的辨证施治

1. 实证(肠腑燥结)

本证与卫气营血的气分证、燥热内结证类同。但后者是指热性病过程中因高热而致脏实者,本证所指则以腑实燥结为主。

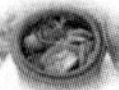

2. 热证

(1)湿热滞留

主要病证:发热,腹痛,腹泻,大便稀薄有热臭味或便赤白脓血,里急后重,肛门灼热,苔黄腻,脉滑数。多见于急性细菌性痢疾、阿米巴痢疾、急性肠炎、伤寒等。

治法:清化湿热。

方药举例:葛根芩连汤加减。药如葛根、黄连、黄芩、白芍、马齿苋、地锦、辣蓼、白头翁、秦皮、厚朴等。

(2)瘀热阻滞

主要病证:脐腹部疼痛,或在右下腹部痛而不移、拒按,便秘或腹泻,发热,苔黄,脉数。多见于肠痈(急性阑尾炎),或腹腔内其他急性炎症。

治法:清热化瘀通滞。

方药举例:大黄牡丹皮汤加减。药如大黄、丹皮、桃仁、红藤、紫花地丁、蒲公英、厚朴、乳香等。

3. 寒证

(1)寒邪内蕴

主要病证:肠鸣,脐腹冷胀疼痛、喜温,大便泄泻,小便清利,苔白滑,脉缓。多见于慢性肠炎、肠功能紊乱等。

治法:温肠散寒。

方药举例:香砂平胃散加减。药如苍术、厚朴、陈皮、木香、砂仁、炮姜、藿香、茯苓等。挟滞加神曲、山楂。

(2)小肠气痛

主要病证:小腹疼痛如绞,腹胀肠鸣,排气则舒,或疼痛连击腰胯睾丸,坠重不舒,行走不便,在胯腹部(腹股沟)有软的肿块突起,甚至一侧阴囊肿胀,或睾丸偏坠,怕冷,苔白滑,脉沉弦。多见于肠痉挛、疝气,或睾丸及副睾疾患。

治法:行气散结。

方药举例:天台乌药散加减。药如乌药、青皮、木香、吴茱萸、肉桂、小茴香、川楝子、延胡索、荔枝核、橘核等。

4. 虚证(虚寒滑脱)

主要病证:久泻久痢不止,小腹隐痛,肠鸣,喜按喜温,肛门下脱,四肢不温,神疲乏力,舌淡苔白,脉细无力。多见于慢性细菌性痢疾、慢性阿米巴痢疾、慢性肠炎、肠结核等。

治法:涩肠固脱。

方药举例:药如诃子、炮姜、赤石脂、肉豆蔻、乌梅、五味子等。

(八)肾的辨证施治

1. 虚证

(1)肾阳虚

主要病证:面色皖白,怕冷,腰背酸冷或痛,腿软,阳痿早泄,滑精,尿浊,大便泄泻,小便清长,尿频不禁,或尿少、排尿困难,苔淡白,脉沉细。可见于肾上腺皮质功能减退、慢性肾炎、神经衰弱、糖尿病晚期等多种慢性疾病。

治法:温补肾阳。

方药举例:右归丸加减。药如制附子、肉桂、鹿角片、仙灵脾、巴戟天、菟丝子、熟地等。

(2)肾不纳气

主要病证:气短喘促,动后喘甚,吸气更为困难,声低气怯,咳逆,汗出怕冷,面部虚浮,苔淡白,脉细无力。多见于肺气肿、肺源性心脏病、慢性充血性心力衰竭等。

治法:补肾纳气。

方药举例:人参胡桃汤加味。药如党参(必要时用人参)、胡桃肉、五味子、山萸肉、紫河车、熟地、紫石英等。

(3)肾阴虚

主要病证:面色憔悴,消瘦,头昏眼花,耳鸣,健忘,腰酸腿软,骨痿,男子精少,女子经闭或无月经,低热虚烦,颧红,盗汗、尿浊、尿多或如脂膏,舌质红,脉细数。多见于慢性肾炎、慢性肾盂肾炎、乳糜尿、结核病(肺、肾、骨)、糖尿病、尿崩症、不育或不孕等慢性病。

治法:滋养肾阴。

方药举例:六味地黄汤加减。药如熟地、山萸肉、山药、何首乌、枸杞子、龟板。

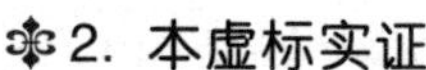

2. 本虚标实证

(1)肾(阳)虚水泛

主要病证:全身水肿,下肢为甚,按之凹陷,腹部胀满,阴囊肿,尿少色清,咳逆气喘,痰多稀薄起泡沫,心悸,目眩,形寒,手足冷,苔淡白,脉沉。多见于慢性肾炎的肾病型(肾病综合征)、充血性心力衰竭等病。

治法:温肾利水。

方药举例:真武汤加减。药如附子、桂枝、细辛、干姜、白术、茯苓等。

(2)肾(阴)亏火旺

主要病证:颧红唇赤,烦热,睡眠不安,口中干苦,腰酸痛,梦遗,尿血,小便黄赤灼热,苔黄质红,脉细弦数。可见于神经衰弱、高血压、慢性肾盂肾炎、肾结核等。

治法:滋阴泻火。

方药举例:大补阴丸加减。药如黄柏、知母、生地、龟板、玄参等。

(九)膀胱的辨证施治

1. 实(湿)热证

主要病证:尿频尿急,尿道热痛,小便少而不利。点滴不畅,甚则不通,小腹胀痛,尿色深黄混浊,或下脓血、砂石,苔黄腻,脉数。多见于急性膀胱炎、急性前列腺炎、泌尿系统结石等。

治法:清热利湿。

方药举例:八正散加减。药如黄柏、知母、萹蓄、瞿麦、木通、滑石、海金沙、金钱草等。

2. 虚寒证

主要病证:小便频数、清长或不禁,尿有余沥,遗尿,尿后下浊,甚则小便点滴不爽,排出无力,舌润苔白,脉沉细。多见于慢性泌尿道疾病、膀胱无力症、尿失禁或尿潴留、神经性尿频等。

治法:温肾固摄。

方药举例:桑螵蛸散加减。药如桑螵蛸、覆盆子、龙骨、金樱子、菟丝子、山药、益智仁、天台乌药等。

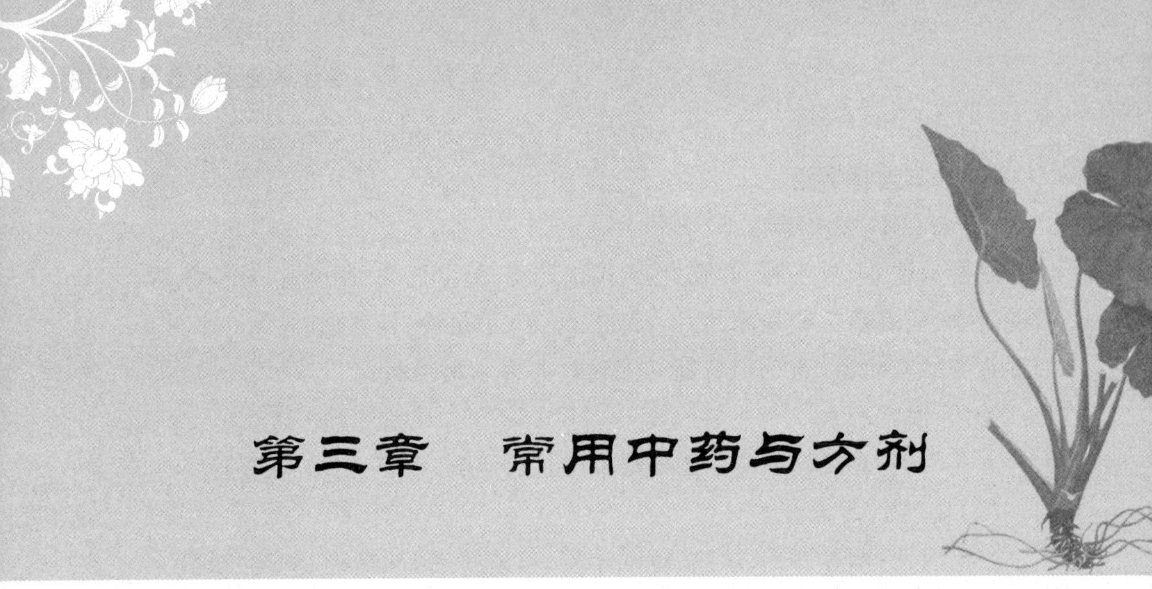

第一节　补益中药

一、补气中药

人参(《本经》)

【处方用名】人参、野山参、吉林参、生晒参、红参、白参、别直参。

【性味归经】甘、微苦,微温。归肺、脾、心经。

【功效主治】大补元气,主治元气虚脱证;补脾益肺,主治肺脾心肾气虚证;生津止渴,主治热病气虚、津伤口渴及消渴证;安神益智,主治气血亏虚的心悸、失眠、健忘等。

【用法用量】煎服,3 ~ 10 克;抢救虚脱可用 15 ~ 30 克。宜文火另煎分次兑服。野山参研末吞服,每次 2 克,日服 2 次。

【使用注意】忌与萝卜、茶同食,以免影响药效;实证、热证不宜服用,不可与莱菔子、藜芦、五灵脂同服。

【药膳举例】参花茶、白参粥、人参酒、白参豆浆、白参大枣汤、白参炖乌骨鸡、白参炖肉鸽等。

党参(《本草从新》)

【处方用名】党参、潞党参、台党参。

【性味归经】甘,平。归脾、肺经。

【功效主治】补中益气,主治脾肺气虚证;生津止血,主治血虚津亏所致的面色萎黄、头晕目眩等病症。

【用法用量】煎服,10~30克。

【使用注意】本品对虚寒证最为适用。如属热证则不宜单独应用。反藜芦,忌同用。

【药膳举例】党参大枣茶、党参酒、党参粥、党参山药糕、参归鳝鱼、党参兔肉、党参清蒸羊肉等。

太子参(《中国药用植物》)

【处方用名】太子参、孩儿参。

【性味归经】甘、微苦,平。归脾、肺经。

【功效主治】益气健脾,主治脾肺气虚证;生津润肺,主治阴虚津伤证。

【用法用量】煎服,10~30克。

【使用注意】本品补而不腻,为补气药中的清补之品。

【药膳举例】太子参山药粥、太子参鸡、太子参鸭、太子参圆蹄、太子参烩鸽肉、太子参豆枣汤等。

黄芪(《本经》)

【处方用名】黄芪、生黄芪、炙黄芪、绵黄芪。

【性味归经】甘,微温。归脾、肺经。

【功效主治】健脾补中,本品为补中益气要药,主治脾气虚证及中气下陷诸证;升阳举陷,主治肺气虚证;益卫固表,主治气虚自汗证;托毒生肌,主治气血亏虚,疮疡难溃难腐,或溃久难敛;利尿消肿,主治气虚水湿失运的浮肿、小便不利。

【用法用量】煎服,10~30克。蜜炙可增强其补中益气作用。

【使用注意】本品补气升阳，易于助火，又能止汗，故凡表实邪盛、气滞湿阻、食积内停、阴虚阳亢、痈疽初起或溃后热毒尚盛等证，均不宜用。

【药膳举例】黄芪防风饮、黄芪母鸡粥、玉屏风饮、芪参汽锅鸡、黄芪鱼肚汤等。

白术(《本经》)

【处方用名】白术、炒白术、焦白术。

【炮制异同】炒用补气健脾止泻力强。

【性味归经】甘、苦，温。归脾、胃经。

【功效主治】健脾益气，主治脾胃虚弱证；燥湿利水，主治脾虚失运、水湿内停之痰饮、水肿、小便不利；固汗止表，主治肺卫不固所致的自汗、易于外感；安胎，主治脾虚气弱、胎动不安。

【用法用量】煎服，6～12 克。

【使用注意】本品性偏温燥，热病伤津及阴虚燥渴者不宜。

【药膳举例】白术猪肚粥、白术健脾饼、白术茯苓糕、白术鲈鱼汤、白术安胎汤。

甘草(《本经》)

【处方用名】甘草、生甘草、炙甘草、粉甘草。

【性味归经】甘，平。归心、肺、脾、胃经。

【功效主治】补脾益气，主治脾气虚证及心气不足，脉结代、心动悸；祛痰止咳，主治寒热虚实多种咳喘，有痰无痰均宜；缓急止痛，止脘腹、四肢挛急疼痛；清热解毒，主治热毒疮疡、咽喉肿痛及药物、食物中毒；调和诸药，调和药性。

【用法用量】煎服，1.5～10 克。生用性微寒，可清热解毒；蜜炙药性微温，并可增强补益心脾之气和润肺止咳作用。

【使用注意】不宜与京大戟、芫花、甘遂同用。本品有助湿壅气之弊，湿盛胀满、水肿者不宜用。大剂量久服可导致丢钾蓄钠、水钠潴留，引起浮肿。

【药膳举例】甘草茶、甘草蜜膏、甘草蜜枣饮、甘麦大枣汤、芍药甘草红枣汤等。

二、补阳中药

鹿茸(《本经》)

【处方用名】鹿茸、鹿茸片、鹿茸血片。

【性味归经】甘、咸,温。归肾、肝经。

【功效主治】补肾阳、益精血,主治肾阳虚衰、精血不足证;强筋骨、调冲任,主治肾虚骨弱、腰膝无力,或小儿五迟及妇女冲任虚寒、崩漏带下;托疮毒,主治疮疡久溃不敛,阴疽疮肿内陷不起。

【用法用量】研末吞服,1～2克,或入丸、散。

【使用注意】服用本品宜从小量开始,缓缓增加,不可骤用大量,以免阳升风动,头晕目赤,或伤阴动血。凡发热者均当忌服。

【药膳举例】鹿茸酒、鹿茸粥、什锦鹿茸羹、鹿茸蜜膏、鹿茸香菇菜心、鹿茸炖羊骨、鹿茸炖乌骨鸡等。

仙茅《海药本草》

【处方用名】仙茅、生仙茅、川仙茅。

【性味归经】辛,热。有毒。归肾、肝经。

【功效主治】温肾壮阳,主治肾阳不足、命门火衰之阳痿精冷、小便频数;祛寒除湿,主治腰膝冷痛、筋骨痿软无力;补肝肾,主治肝肾亏虚、须发早白、目昏目暗。

【用法用量】煎服,5～10克。或酒浸服,亦入丸、散。

【使用注意】阴虚火旺者忌服。燥烈有毒,不宜久服。

【药膳举例】仙茅酒、仙茅鸡肉粥、仙茅阿胶粉、仙茅虾仁煲、仙茅炖羊肉等。

肉苁蓉(《本经》)

【处方用名】肉苁蓉、淡苁蓉、大云、甜苁蓉、淡大云。

【性味归经】甘、咸,温。归肾、大肠经。

【功效主治】补肾助阳,本品为补肾阳、益精血之良药,主治肾阳亏虚、精血不足之阳痿早泄、宫冷不孕、腰膝酸痛、痿软无力。润肠通便,主治肠燥津枯便秘。

【用法用量】煎服,10~15 克。

【使用注意】本品能助阳、滑肠,故阴虚火旺及大便泄泻者不宜服。肠胃实热、大便秘结亦不宜服。

【药膳举例】苁蓉羊肉粥、苁蓉酒、苁蓉烧饼、苁蓉肉片、苁蓉炖公鸡、苁蓉虫草炖乳鸽等。

淫羊藿(《本经》)

【处方用名】淫羊藿、仙灵脾。

【性味归经】辛、甘,温。归肾、肝经。

【功效主治】补肾壮阳,主治肾阳虚衰、阳痿尿频、腰膝无力;祛风除湿,主治风寒湿痹、肢体麻木;止咳平喘,主治阳虚喘咳。

【用法用量】煎服,10~15 克。

【使用注意】阴虚火旺者及实热者忌服。

【药膳举例】淫羊藿酒、淫羊藿雏鸽汤、淫羊藿归胶汤。

杜仲(《本经》)

【处方用名】川杜仲、杜仲炭。

【性味归经】甘、微辛,温。归肝、肾经。

【功效主治】补肝肾、强筋骨,主治肝肾不足所致腰膝酸痛、阳痿、尿频;固冲安胎,主治肝肾不足、冲任不固所致胎动不安、习惯性流产。

【用法用量】煎服,10~15 克。

【使用注意】阴虚火旺者慎用。

【药膳举例】杜仲粥、桂仲酒、杜仲降压茶、杜仲炖鸡、杜仲猪蹄汤、杜仲猪腰汤等。

续断(《本经》)

【处方用名】续断、川断、川断肉。

【性味归经】苦、辛，微温。归肝、肾经。

【功效主治】补益肝肾，主治肾阳不足，下元虚冷，阳痿不举，遗精滑泄，遗尿尿频等；强筋健骨，主治腰膝酸痛，寒湿痹痛；止血安胎，主治崩漏下血，胎动不安；疗伤续折，主治跌打损伤，筋伤骨折；活血祛瘀止痛，主治痈肿疮疡，血瘀肿痛。

【用法用量】煎服，10～15克，或入丸、散。外用适量研末敷。

【使用注意】本品配制止血药膳宜用炒续断。

【药膳举例】续断强筋茶、续断保胎饮、续断猪尾、续断五加皮酒、续断猪腰汤等。

补骨脂(《药性论》)

【处方用名】补骨脂、破故纸。

【性味归经】苦、辛，温。归肾、脾经。

【功效主治】补肾壮阳，主治肾阳不足，命门火衰之腰膝冷痛，阳痿，遗精，尿频等症；固精缩尿，主治肾虚遗精、遗尿、尿频；温脾止泻，主治脾肾阳虚五更泄泻；纳气平喘，主治肾不纳气，虚寒喘咳。

【用法用量】煎服，10～15克。

【使用注意】本品性质温燥，能伤阴助火，故阴虚火旺及大便秘结者忌服。

【药膳举例】补骨脂芡实粉、补骨脂菟丝子饮、补骨脂四神汤、补骨脂炖猪肚等。

益智仁(《本草拾遗》)

【处方用名】益智仁、煨益智。

【性味归经】辛，温。归肾、脾经。

【功效主治】暖肾固精缩尿，主治下元虚寒遗精、遗尿、小便频数；温脾开胃摄唾，主治脾胃虚寒，腹痛吐泻及口涎自流。

【用法用量】煎服，3～10克。

【使用注意】本品燥热，能伤阴助火，故阴虚火旺或因热而患遗精、尿频、崩漏等均忌服。

【药膳举例】益智仁粥、益智仁山药糊、益智仁煲瘦肉、益智豆腐等。

菟丝子（《本经》）

【处方用名】菟丝子、菟丝饼。

【性味归经】辛、甘，平。归肾、肝、脾经。

【功效主治】补肾益精，本品为平补阴阳之品，主治肾虚腰痛、阳痿、遗精、尿频及宫冷不孕；养肝明目，主治肝肾不足，目暗不明；止泻，主治脾肾阳虚，便溏泄泻；补肾安胎，主治肾虚胎动不安。

【用法用量】煎服，10～20克。

【使用注意】本品为平补之药，但偏补阳，故阴虚火旺，大便燥结、小便短赤者不宜服。

【药膳举例】菟丝子酒、菟丝饼、五子散、菟丝子炖鸭、菟丝子鳝段汤等。

冬虫夏草（《本草从新》）

【处方用名】冬虫夏草、冬虫草、虫草。

【性味归经】甘，温。归肾、肺经。

【功效主治】补肾益肺，主治阳痿遗精、腰膝酸痛、病后体虚不复或自汗畏寒；止血化痰，主治久咳虚喘、劳嗽痰血。

【用法用量】另煎兑服，1～3克。也可入丸、散。

【使用注意】有表邪者不宜服用。因野生冬虫夏草价格昂贵，可用人工培植的蛹虫草代用。

【药膳举例】虫草牡蛎粥、虫草枸杞酒、虫草茶、虫草川贝炖瘦肉、冬虫夏草炖鸭、虫草炖鸡、羊肉虫草汤、虫草鳖甲汤等。

紫河车（《本草拾遗》）

【处方用名】紫河车、胎盘、人胞。

【性味归经】甘、咸,温。归肺、肝、肾经。

【功效主治】补肾益精,主治肾气不足,精血亏虚之不孕、阳痿、遗精、腰酸、头晕、耳鸣等症及肺肾虚喘;养血益气,主治气血不足诸症。

【用法用量】研末装胶囊服,1.5~3克,也可入丸、散。如用鲜胎盘,每次半个至一个,水煮服食。

【使用注意】阴虚火旺者不宜单独服用。

【药膳举例】紫河车粉、紫河车茯神酒、鲜胎盘参茸散、鲜河车豆腐汤等。

巴戟天(《本经》)

【处方用名】巴戟天、巴戟肉。

【性味归经】辛、甘,微温。归肾、肝经。

【功效主治】补肾助阳,主治肾阳虚阳痿、宫冷不孕、小便频数;祛风除湿,主治风湿腰膝疼痛及肾虚腰膝酸软无力。

【用法用量】水煎服,5~15克。

【使用注意】阴虚火旺及有热者不宜服。

【药膳举例】巴戟天熟地酒、巴戟天炖牛肚、巴戟天炖羊肉、巴戟天牛鞭汤。

沙苑子(《本草衍义》)

【处方用名】沙苑子、沙苑蒺藜、潼蒺藜。

【性味归经】甘,温。归肝、肾经。

【功效主治】补肾固精,主治肾虚腰痛、阳痿遗精、遗尿尿频、白带过多;养肝明目,主治目暗不明、头昏目花。

【用法用量】煎服,10~20克。

【使用注意】本品为温补固涩之品,阴虚火旺及小便不利者忌服。

【药膳举例】三子明目粉、沙苑子莲须散、沙苑子菟丝甲鱼汤、沙苑子猪肝汤等。

蛤蚧(《雷公炮炙论》)

【处方用名】蛤蚧、蛤蚧尾。

【性味归经】咸，平。归肺、肾经。

【功效主治】补肺益肾，纳气平喘，主治肺虚咳嗽、肾虚作喘、虚劳喘咳；助阳益精，主治肾虚阳痿。

【用法用量】煎服，5～10克；研末每次1～2克，日三次；浸酒服用1～2对。

【使用注意】风寒或实热咳喘忌服。

【药膳举例】蛤蚧酒、蛤蚧杏仁粉、蚧蛤炖冰糖、蛤蚧韭菜子散、蛤蚧鸡汤等。

三、补血中药

当归（《本经》）

【处方用名】当归、全当归、当归身、当归尾、酒当归。

【性味归经】甘、辛，温。归肝、心、脾经。

【功效主治】补血调经，本品为补血之圣药，主治血虚诸症；活血止痛，主治血虚血瘀之月经不调、经闭、痛经、虚寒性腹痛、跌打损伤、痈疽疮疡、风寒痹痛等；润肠通便，主治血虚肠燥便秘。

【用法用量】煎服，5～15克。

【使用注意】湿盛中满、大便泄泻者忌服。

熟地黄（《本草图经》）

【处方用名】熟地黄、熟地、大熟地。

【性味归经】甘，微温。归肝、肾经。

【功效主治】补血养阴，本品为养血补虚之要药，主治血虚诸症；填精益髓，熟地黄为补肾阴之要药，治肝肾阴虚诸症；熟地黄炭，止血作用强，可用于崩漏等血虚出血证。

【用法用量】煎服，10～30克。

【使用注意】本品性质黏腻，较生地黄更甚，有碍消化，凡气滞痰多、脘腹胀痛、食少便溏者忌服。重用久服宜与陈皮、炒仁等同用，防止黏腻碍胃。

【药膳举例】熟地黄补血酒、熟地黄蜜膏、杞菊地黄鸡、地黄甲鱼汤等。

白芍(《本经》)

【处方用名】白芍、生白芍、杭芍、炒白芍。

【性味归经】苦、酸,微寒。归肝、脾经。

【功效主治】养血敛阴,主治肝血亏虚及血虚月经不调;柔肝止痛,主治肝脾不和之胸胁脘腹疼痛或四肢挛急疼痛;平抑肝阳,主治肝阳上亢之头痛眩晕;敛阴止汗,主治外感风寒,营卫不和之汗出恶风,阴虚盗汗等。

【用法用量】煎服,5~15克;大剂量15~30克。

【使用注意】阳衰虚寒之证不宜用。反藜芦。

【药膳举例】白芍延时酒、白芍当归蜂蜜饮、芍药羊肉粥、白芍猪肉粥、白芍肉桂汤等。

何首乌(《开宝本草》)

【处方用名】制首乌、生首乌。

【性味归经】苦、甘、涩,微温。归肝、肾、大肠经。

【功效主治】制用:补肝肾,益精血,主治精血亏虚、头晕眼花、须发早白、腰膝酸软、遗精;生用:解毒,截疟,润肠通便,主治久疟、痈疽、瘰疬、肠燥便秘等。

【用法用量】煎服,10~30克。

【药膳举例】首乌地黄当归酒、首乌大枣粥、首乌乌发膏、首乌肝片、首乌炖鸡、首乌海带瘦肉汤等。

阿胶(《本经》)

【处方用名】阿胶、陈阿胶、阿胶珠、蛤粉炒阿胶、蒲黄炒阿胶。

【性味归经】甘,平。归肺、肝、肾经。

【功效主治】补血止血,本品为补血止血要药,多用于治血虚诸症;滋阴润肺,主治肺阴虚燥咳,热病伤阴之心烦失眠及阴虚风动,手足瘈疭。

【用法用量】5~15克。入汤剂宜烊化冲服。或用蛤粉烫炒成阿胶珠用。

【使用注意】本品性质黏腻,有碍消化。如脾胃虚弱、不思饮食,或纳食不消,以及呕吐泄泻者均忌服。

【药膳举例】阿胶珠、阿胶双补气血膏、阿胶金丝枣、黄连阿胶鸡蛋、阿胶安胎汤等。

四、补阴中药

西洋参(《本草从新》)

【处方用名】西洋参、花旗参。

【性味归经】甘、微苦,凉。归肺、心、肾、脾经。

【功效主治】补气养阴,主治气阴两伤证;清热生津,主治肺气虚及肺阴虚证。

【用法用量】另煎兑服,3～6克。

【使用注意】本品不宜与藜芦同用。

【药膳举例】参七袋泡茶、西洋参毛豆浆、西洋参龙眼肉茶、西洋参含化方、洋参炖燕窝、西洋参酒、西洋参炖乌鸡等。

玄参(《本经》)

【处方用名】玄参、元参、黑玄参。

【性味归经】甘、苦、咸,微寒。归肺、胃、肾经。

【功效主治】清热凉血,主治温邪入营,内陷心包,温毒发斑;滋阴,主治热病伤阴,津伤便秘,骨蒸劳嗽;泻火解毒,主治目赤咽痛,瘰疬,白喉,痈肿疮毒。

【用法用量】煎服,10～15克。

【使用注意】脾胃虚寒,食少便溏者不宜服用。反藜芦。

【药膳举例】玄参蜜汁、玄参甘桔利咽茶、玄参口疮粉、玄参炖莲枣、玄参海参等。

生地黄(《本经》)

【处方用名】生地黄、生地、干地黄、生地炭。

【性味归经】甘、苦，寒。归心、肝、肾经。

【功效主治】本品为清热、凉血、止血之要药，主治热入营血，舌绛烦渴、斑疹吐衄；滋阴降火，主治阴虚内热，骨蒸劳热；养阴生津，主治津伤口渴，内热消渴，肠燥便秘。

【用法用量】煎服，鲜地黄味甘苦、性大寒，作用与干地黄相似，滋阴之力稍逊，但清热生津，凉血之力较强。

【使用注意】本品性寒而滞，脾虚湿滞腹满便溏者，不宜使用。

【药膳举例】生地黄粥、生地黄藕梨茶、生地黄乌鸡、生地黄炖老鸭等。

山茱萸(《本经》)

【处方用名】山茱萸、山萸肉。

【性味归经】酸、涩，微温。归肝、肾经。

【功效主治】补益肝肾，为平补阴阳之要药，主治腰膝酸软，头晕耳鸣，阳痿；收敛固涩，为固精止遗及防止元气虚脱之要药，主治遗精、滑精、遗尿、尿频及崩漏，月经过多及大汗不止，体虚欲脱。

【用法用量】煎服，5～10克，急救固脱20～30克。

【使用注意】素有湿热而致小便淋涩者，不宜应用。

【药膳举例】山茱萸粥、山茱萸龙眼肉粥、山茱萸酒、山茱萸炖鸡、山茱萸老鸭汤等。

桑椹(《新修本草》)

【处方用名】桑椹子、桑果、桑葚。

【性味归经】甘，寒。归心、肝、肾经。

【功效主治】滋阴补血，用于阴亏血虚之眩晕、目暗、耳鸣、失眠、须发早白；滋阴、生津、止渴，用于津伤口渴或消渴证；滋阴养血润肠，用于阴亏血虚引起的便秘。

【用法用量】煎服，10～15克。

【使用注意】脾胃虚寒、腹泻便溏者忌食。

【药膳举例】桑葚生食方、桑葚大枣粥、桑葚核桃芝麻糊、桑葚大枣杞圆酒、桑葚膏等。

北沙参(《本经》)

【处方用名】北沙参。

【性味归经】甘、微苦,微寒。归肺、胃经。

【功效主治】养阴清肺,主治阴虚肺燥有热之干咳少痰、咯血或咽干音哑等;益胃生津,主治胃阴虚有热之口干多饮、饥不欲食、大便干结、舌苔光剥或舌红少津及胃痛、胃胀、干呕等症。

【用法用量】煎服,5~10克。

【使用注意】反藜芦。

【药膳举例】北沙参麦冬饮、北沙参粥、北沙参蜜膏、北沙参炖猪肉、北沙参百合鸭肉汤等。

南沙参(《本经》)

【处方用名】南沙参。

【性味归经】甘,微寒。归肺、胃经。

【功效主治】养阴清肺、补气化痰,主治阴虚肺燥有热之干咳痰少、咯血或咽干音哑等;清胃生津,主治胃阴虚有热之口燥咽干、大便秘结、舌红少津及饥不欲食、呕吐等。

【用法用量】煎服,10~15克。

【使用注意】反藜芦。

【药膳举例】二参茶、南沙参粳米粥、南沙参煮蛋、南沙参炖兔肉、南沙参玉竹焖鸭等。

麦冬(《本经》)

【处方用名】麦冬、麦门冬、寸冬。

【性味归经】甘、微苦,微寒。归胃、肺、心经。

【功效主治】养阴生津,主治胃阴虚有热之舌干口渴,胃脘疼痛,饥不欲食,呕逆,大便干结等症;清燥润肺,主治阴虚肺燥有热的鼻燥咽干、干咳痰

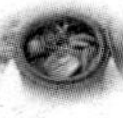

少、咯血、咽痛音哑等；滋养心阴，主治心阴虚有热之心烦、失眠多梦、健忘、心悸怔忡等。

【用法用量】煎服，6～12 克。

【使用注意】感冒风寒或有痰饮湿浊的咳嗽，以及脾胃虚寒泄泻者均忌服。

【药膳举例】鲜麦冬汁、麦冬二参茶、乌梅麦冬饮、参麦止咳糖浆、麦冬鸡肉汤等。

天冬(《本经》)

【处方用名】天冬、天门冬。

【性味归经】甘、苦，寒。归肺、肾、胃经。

【功效主治】清肺生津，主治阴虚肺燥有热之干咳痰少、咯血、咽痛音哑等；养阴润燥，主治肾阴亏虚之眩晕、耳鸣、腰膝酸痛及阴虚火旺之骨蒸潮热，内热消渴等。

【用法用量】煎服，10～15 克。

【使用注意】本品甘寒滋腻之性较强，脾虚泄泻、痰湿内盛者忌用。

【药膳举例】天冬润肺茶、二冬滋阴膏、天冬排骨汤、天冬牛蹄筋汤等。

黄精(《本经》)

【处方用名】黄精、制黄精。

【性味归经】甘，平。归脾、肺、肾经。

【功效主治】补气养阴，主治阴虚肺燥，干咳少痰及肺肾阴虚的劳咳久咳；健脾，主治脾脏气阴两虚之面色萎黄、困倦乏力、口干食少、大便干燥；益肾，用于肾虚精亏之头晕、腰膝酸软、须发早白及消渴等。

【用法用量】煎服，9～15 克。

【使用注意】本品味甘，性平，作用缓慢，故可作为久服滋补之品。又因性质滋腻，易助湿邪，凡脾虚有湿、咳嗽痰多以及中寒便溏者均不宜服。

【药膳举例】黄精豆浆、黄精陈皮粥、黄精炒肉丝、黄精煲兔肉、黄精鳝鱼片、黄精蒸鸡等。

石斛(《本经》)

【处方用名】石斛、金石斛、霍石斛、鲜石斛。

【性味归经】甘,微寒。归胃、肾经。

【功效主治】益胃生津,主治胃阴虚及热病伤津证;滋阴清热,主治肾阴亏虚之目暗不明、筋骨痿软,以及阴虚火旺、骨蒸劳热等肾阴虚证。

【用法用量】煎服,6~12克。鲜用,15~30克。

【使用注意】本品能敛邪,使邪外达,所以温热病不宜早用;又能助湿,如湿温尚未化燥忌服。

【药膳举例】鲜石斛全草汁、干石斛细粉、石斛膏、石斛明目液、石斛香米粥、石斛甲鱼汤等。

玉竹(《本经》)

【处方用名】玉竹、葳蕤、制玉竹。

【性味归经】甘,微寒。归肺、胃经。

【功效主治】养阴润燥,主治阴虚肺燥有热之干咳少痰、咯血、声音嘶哑等肺阴虚证;生津止渴,主治胃阴虚证及热病烦渴及消渴;养心阴,主治热伤心阴之烦热多汗、惊悸等症。

【用法用量】煎服,6~12克。

【使用注意】本品虽性质和平,但毕竟为滋阴润燥之品,故脾虚而有湿痰者不宜服。

【药膳举例】玉竹茶、玉竹糯米粥、玉竹膏、玉竹白参鸡、玉竹猪心、玉竹猪肝汤等。

枸杞子(《本经》)

【处方用名】枸杞子、枸杞、甘枸杞。

【性味归经】甘,平。归肝、肾经。

【功效主治】滋补肝肾、益精明目,主治精血不足所致的视力减退、内障目昏、头晕目眩、腰膝酸软、遗精滑泄、耳聋、牙齿松动、须发早白、失眠多梦,以及肝肾阴虚之潮热盗汗、消渴等肝肾阴虚证及早衰证。

【用法用量】煎服,6~12克。

【使用注意】因能滋阴润燥,故脾虚便溏者慎食。

【药膳举例】枸杞子含嚼方、三子降脂茶、枸杞莲心苦丁茶、枸杞爆鸡丁、杞子猪肝汤等。

女贞子(《本经》)

【处方用名】女贞子、熟女贞。

【性味归经】甘、苦,凉。归肝、肾经。

【功效主治】滋补肝肾,乌须明目,主治肝肾阴虚证。

【用法用量】煎服,6~12克。因主要成分齐墩果酸不易溶于水,故以入丸剂为佳。本品以黄酒拌后蒸制,可增强滋补肝肾作用,并使苦寒之性减弱,避免滑肠。

【使用注意】本品虽补而不腻,但性质偏凉,如脾胃虚寒泄泻及阳虚者忌服。

【药膳举例】女贞子大枣茶、女贞子安宁合剂、女贞子生发糊、复方女贞子膏、女贞子退热汤等。

墨旱莲(《新修本草》)

【处方用名】墨旱莲、旱莲草。

【性味归经】甘、酸,寒。归肝、肾经。

【功效主治】滋补肝肾,主治肝肾阴虚或阴虚内热所致须发早白、头晕目眩、失眠多梦、腰膝酸软、遗精耳鸣等症;凉血止血,主治阴虚血热的失血证。

【用法用量】煎服,10~15克。

【使用注意】脾胃虚寒之大便泄泻者忌服。

【药膳举例】墨旱莲鲜汁、旱莲白果饮、墨旱莲炖鸡、墨旱莲糯米粥等。

龟板(《本经》)

【处方用名】醋炙龟板、炒龟板、血板、烫板、龟板、龟甲。

【性味归经】甘、咸，寒。归肝、肾、心经。

【功效主治】滋阴潜阳，主治阴虚阳亢或热病阴伤、虚风内动证；滋阴清热，主治阴虚发热证；益肾健骨，主治腰腿痿弱、筋骨不健；养血补心，主治心虚惊悸、失眠健忘。

【用法用量】煎服，10～30 克。宜先煎。

【使用注意】脾胃虚寒者忌服。古籍认为孕妇慎用。

【药膳举例】龟板健骨粉、龟板固经散、龟板猪脊髓膏、龟板胶、龟板猪肚汤等。

鳖甲（《本经》）

【处方用名】鳖甲、炙鳖甲。

【性味归经】甘、咸，寒。归肝、肾经。

【功效主治】滋阴潜阳、退热除蒸，主治肝肾阴虚所致阴虚内热、阴虚风动、阴虚阳亢诸证；软坚散结，主治肝脾肿大等癥瘕积聚。

【用法用量】煎服，10～30 克。宜先煎。本品经砂炒醋淬后，有效成分更容易煎出；其可去其腥气，易于粉碎，方便制剂。

【使用注意】脾胃虚寒、食少便溏及孕妇忌服。

【药膳举例】鳖甲粉、鳖甲攻痨散、鳖甲炖白鸽、鳖甲保肝饮、鳖甲白茅根红枣汤等。

第二节 其他中药

桂枝（《本经》）

【处方用名】桂枝、嫩桂枝、桂枝尖。

【性味归经】辛、甘，温。归心、肺、膀胱经。

【功效主治】发汗解肌，主治外感风寒证；温通经脉，主治寒凝血滞诸痛证及心悸动、脉结代者；助阳化气，主治痰饮病、蓄水证。

【用法用量】煎服,3~9克,不宜久煎,治痹证可加量至15~20克。

【使用注意】本品辛温助热,易伤阴动血,凡外感热病、阴虚火旺、血热妄行等证,均当忌用。孕妇及月经过多者慎用。

【药膳举例】桂枝生姜茶、桂枝茯苓饮、桂枝桃仁丹皮消瘤汤、桂枝瓜姜薤白饮等。

紫苏(《本草经集注》)

【处方用名】紫苏、紫苏叶、苏梗。

【性味归经】辛,温。归肺、脾经。

【功效主治】解表散寒,主治风寒表证兼有气滞;行气宽中,主治中焦气滞证;和中解毒,解鱼蟹毒。

【用法用量】煎服,5~10克,不宜久煎。

【使用注意】不宜久煎,否则影响疗效。

【药膳举例】苏叶生姜茶、紫苏橘皮安胎饮、紫苏解鱼蟹毒方等。

荆芥(《中国药用植物》)

【处方用名】荆芥、荆芥穗、荆芥炭。

【炮制异同】生用发表透疹消疮力强;炒用止血力强。

【性味归经】辛,微温。归肺、肝经。

【功效主治】祛风解表,主治外感表证;透疹消疮,主治麻疹不透、风疹瘙痒;止血,主治吐血、便血等多种出血证。

【用法用量】煎服,3~10克,不宜久煎。

【使用注意】用于止血,选用荆芥炭。

【药膳举例】荆芥薄荷饮、荆芥槐花便血方、荆芥止痒汤等。

防风(《本经》)

【处方用名】防风、炒防风、防风炭。

【性味归经】辛、甘,微温。归膀胱、肝、脾经。

【功效主治】祛风解表,主治外感表证;胜湿止痛,主治风疹瘙痒、风湿痹痛;止痉,主治破伤风证。

【用法用量】煎服,5~10 克。

【使用注意】本品药性偏温,阴血亏虚、热病动风者不宜使用。

【药膳举例】防风上感茶、防风山药止泻饮、防风乌蛇汤等。

薄荷(《新修本草》)

【处方用名】薄荷、薄荷叶、苏薄荷。

【性味归经】辛,凉。归肺、肝经。

【功效主治】疏散风热,主治风热感冒及温病卫分证;清利头目,用于风热上攻所致的头痛、目赤多泪诸症;利咽透疹,主治风热束表,麻疹不透及风疹瘙痒;疏肝行气,主治肝郁气滞诸证。

【用法用量】煎服,3~6 克,宜后下。薄荷叶长于发汗解表,薄荷梗偏于行气和中。

【使用注意】本品芳香辛散,发汗耗气,故体虚多汗者不宜使用。

【药膳举例】薄荷开胃茶、薄荷糖、荷薄祛风茶、薄荷清暑饮等。

桑叶(《本经》)

【处方用名】桑叶、冬桑叶、霜桑叶。

【炮制异同】肺燥咳嗽宜蜜炙。

【性味归经】苦、甘,寒。归肺、肝经。

【功效主治】疏散风热,主治风热感冒、温病初起;清肺润燥,主治肺热咳嗽或燥热咳嗽;平抑肝阳,主治肝阳上亢之眩晕、头痛诸症;清肝明目,主治风热上攻、肝火上炎所致的目赤昏花。

【用法用量】煎服,5~9 克;或入丸、散。外用煎水洗眼。桑叶蜜制能增强润肺止咳的作用,故肺燥咳嗽多用蜜制桑叶。

【使用注意】本品可用沸水泡服,代茶饮用。

【药膳举例】桑叶茶、桑叶露、桑叶平肝饮、桑叶菊花饮、桑叶菊花明目茶等。

菊花(《本经》)

【处方用名】黄菊花、杭菊花、白菊花、滁菊花、甘菊花。

【性味归经】辛、甘、苦,微寒。归肺、肝经。

【功效主治】疏散风热,主治风热感冒、温病初起;平抑肝阳,主治肝阳眩晕、肝风实证;清肝明目,主治肝经风热或肝火上攻所致的目赤肿痛;清热解毒,主治疮痈肿毒。

【用法用量】煎服,5~9克。疏散风热宜用黄菊花,平肝、清肝明目宜用白菊花。

【使用注意】外感风热多用黄菊花,清热明目和平肝降压多用白菊花。

【药膳举例】菊花茶、菊花杞子茶、菊花苦丁茶、菊花鱼片等。

柴胡(《本经》)

【处方用名】北柴胡(硬柴胡)、南柴胡(软柴胡)、醋炒柴胡。

【性味归经】苦、辛,微寒。归肝、胆经。

【功效主治】解表退热,主治外感表证发热及少阳证;疏肝解郁,主治肝郁气滞证;升举阳气,主治中气不足,气虚下陷证。

【用法用量】煎服,3~9克。解表退热宜生用,且用量宜稍重;疏肝解郁宜醋炙,升阳可生用或酒炙,其用量均宜稍轻。

【使用注意】柴胡其性升散,古人有"柴胡劫肝阴"之说,阴虚阳亢、肝风内动、阴虚火旺及气机上逆者忌用或慎用。

【药膳举例】柴胡疏肝饮、柴胡青皮茶、柴胡黑芝麻糊等。

葛根(《本经》)

【处方用名】葛根、粉葛根、煨葛根。

【性味归经】甘、辛,凉。归脾、胃经。

【功效主治】解肌退热,主治外感表证发热;发汗透疹,主治麻疹初起,疹出不畅;生津止渴,主治热病口渴,阴虚消渴;升阳举陷,主治热泻热痢、脾虚泄泻。

【用法用量】煎服，10～15 克。解肌退热、透疹、生津宜生用，升阳止泻宜煨用。

【使用注意】止泻多用煨葛根。

【药膳举例】葛根粉、葛根醒酒饮、葛根白术猪肚汤等。

豆豉(《本经》)

【处方用名】淡豆豉、豆豉。

【性味归经】苦、辛，凉。归肺、胃经。

【功效主治】解表，主治外感表证；除烦，宣发郁热，主治热病烦闷。

【用法用量】煎服，6～12 克。

【使用注意】可作药用，也可用于调味品。

【药膳举例】豆豉冬瓜粥、豆豉葱白粥、豆豉鳊鱼、豆豉肉丝、豆豉生姜煮羊肉、豆豉红枣泥鳅汤等。

芦根《别录》

【处方用名】芦根、鲜芦根、活芦根、苇根、苇茎。

【性味归经】甘，寒。归肺、胃经。

【功效主治】清热泻火，生津止渴，除烦，主治热病烦渴、肺热咳嗽、肺痈吐脓；止呕，主治胃热呕哕；利尿，主治热淋涩痛。

【用法用量】煎服，干品 15～30 克；鲜品加倍，或捣汁用。

【使用注意】体质虚寒者慎用。

【药膳举例】鲜芦根汁、芦根竹茹饮、芦根橘皮茶、芦根芯仁冬瓜仁饮、芦根利尿饮等。

夏枯草(《本经》)

【处方用名】夏枯草。

【性味归经】辛、苦，寒。归肝、胆经。

【功效主治】清热泻火明目，主治目赤肿痛、头痛眩晕、目珠夜痛；散结消肿，主治瘰疬、瘿瘤、乳痈肿痛。

【用法用量】煎服,10～15克。或熬膏服。

【使用注意】脾胃虚寒者慎用。

【药膳举例】夏枯草菊花茶、夏枯草海带汤、夏枯草决明子降压饮、夏枯草大枣护肝饮等。

竹叶(《别录》)

【处方用名】竹叶、鲜竹叶。

【性味归经】甘、辛、淡,寒。归心、胃、小肠经。

【功效主治】清热泻火,除烦,生津,主治热病烦渴;利尿,主治口舌生疮,尿赤涩痛。

【用法用量】煎服,6～15克;鲜品15～30克。

【使用注意】体质虚寒者慎用。

【药膳举例】鲜竹叶麦冬汁、竹叶莲心茶、竹叶银花饮。

决明子(《本经》)

【处方用名】决明子、草决明。

【性味归经】甘、苦、咸,微寒。归肝、大肠经。

【功效主治】清热明目,主治头痛、眩晕、目赤肿痛、畏光多泪、目暗不明;润肠通便,主治肠燥便秘。

【用法用量】煎服,10～15克。

【使用注意】用于润肠通便,不宜久煎。

【药膳举例】决明子降脂茶、决明子菊花茶、决明子润肠饮等。

黄连(《本经》)

【处方用名】黄连、川黄连、川连、雅连、炒黄连、姜黄连、酒黄连。

【性味归经】苦,寒。归心、脾、胃、胆、大肠经。

【功效主治】清热燥湿,本品善清中焦湿热,为治湿热泻痢的要药,主治湿热中阻、脘痞呕恶,泻痢腹痛;泻火解毒,用于热盛火炽、高热烦躁(尤善清心经火热)。

【用法用量】煎服,2~5克。外用适量。

【使用注意】本品大苦大寒,过服久服易伤脾胃,脾胃虚寒者忌用;苦燥易伤阴津,阴虚津伤者慎用。

【药膳举例】黄连茶、黄连葛根饮、黄连牙痛饮、黄连肉桂汤等。

黄芩(《本经》)

【处方用名】黄芩、淡黄芩、子芩、条芩、枯芩、炒黄芩、酒黄芩、黄芩炭。

【性味归经】苦,寒。归肺、胆、脾、胃、大肠、小肠经。

【功效主治】清热燥湿,本品善清上焦湿热,用于湿温暑湿、泻痢、黄疸;泻火解毒,主治肺热证、少阳证、疮疡肿毒;凉血止血,主治血热吐衄证;清热安胎,主治胎热不安;清胃火,主治胃火炽盛的呕吐证。

【用法用量】煎服,3~10克。清热多生用,安胎多炒用,清上焦热可酒炙用,止血可炒炭用。

【使用注意】本品苦寒伤胃,脾胃虚寒者不宜使用。

【药膳举例】黄芩槐花降压茶、黄芩菊花饮、黄芩鱼腥草汤等。

金银花(《别录》)

【处方用名】金银花、银花、二花、忍冬花、银花炭。

【性味归经】甘,寒。归肺、心、胃经。

【功效主治】清热解毒,用于痈肿疔疮、热毒血痢,为治一切内痈外痈之要药;疏散风热,主治外感风热,温病初起。

【用法用量】煎服,6~15克。

【使用注意】脾胃虚寒及气虚疮疡脓清者忌用。

【药膳举例】金银花凉茶,金银花露、金银花解毒饮、金银花生甘草利咽汤等。

板蓝根(《别录》)

【处方用名】板蓝根、大青根。

【性味归经】苦,寒。归心、胃经。

【功效主治】清热解毒，利咽，主治外感发热，温病初起，咽喉肿痛；凉血，主治温毒发斑，痄腮，丹毒，痈肿疮毒。

【用法用量】煎服，10～15克。

【使用注意】体虚而无实火热毒者忌服，脾胃虚寒者慎用。

【药膳举例】板蓝根粥、板蓝根抗病毒茶、板蓝根冲剂等。

蒲公英《新修本草》

【处方用名】蒲公英、公英、黄花地丁。

【性味归经】苦、甘，寒。归肝、胃经。

【功效主治】清热解毒，消痈散结，主治内外热毒疮痈诸证，为治乳痈要药；利湿通淋，主治湿热黄疸及小便淋沥涩痛。

【用法用量】煎服，10～30克。外用鲜品适量捣敷或煎汤熏洗患处。

【使用注意】用量过大可致缓泻。

【药膳举例】鲜蒲公英淡盐水、清炒蒲公英、蒲公英粥、蒲公英包子、蒲公英什锦菜等。

鱼腥草(《别录》)

【处方用名】鱼腥草。

【性味归经】辛，微寒。归肺经。

【功效主治】清热解毒，主治热毒疮毒；消痈排脓，主治肺痈吐脓，肺热咳嗽；利尿通淋，主治湿热淋证；清热止痢，治湿热泻痢。

【用法用量】煎服，15～30克。鲜品用量加倍，水煎或捣汁服。外用适量，捣敷或煎汤熏洗患处。

【使用注意】本品含挥发油，不宜久煎。虚寒证及阴性疮疡忌服。

【药膳举例】鲜鱼腥草汁、鲜鱼腥草蒲公英汁、鱼腥草杏仁饮、清炒鱼腥草、干鱼腥草烧肉等。

野菊花(《本经》)

【处方用名】野菊花、野菊。

【性味归经】苦、辛,微寒。归肝、心经。

【功效主治】清热解毒,主治痈疽疔疖,咽喉肿痛,为治外科疔痈之良药,及风火上攻之目赤肿痛、肝火上炎之头痛眩晕。

【用法用量】煎服,10～15 克。外用适量。

【使用注意】脾胃虚寒者忌服。

【药膳举例】野菊花茶、野菊花粥、野菊花露、野菊花清肝饮等。

五加皮(《本经》)

【处方用名】五加皮。

【性味归经】辛、苦,温。归肝、肾经。

【功效主治】祛风湿,主治风湿痹证,尤宜于老人及久病体虚者;补肝肾,强筋骨,主治筋骨痿软,小儿行迟,体虚乏力;利水,主治水肿,脚气。

【用法用量】煎服,5～10 克;或酒浸,或入丸、散服。

【使用注意】北五加有毒,忌用于药膳。

【药膳举例】五加皮酒、五加皮散、五加皮龟板煎等。

藿香(《别录》)

【处方用名】藿香、广藿香、藿香叶、藿香梗、鲜藿香。

【性味归经】辛,微温。归脾、胃、肺经。

【功效主治】芳香化湿,本品为芳化湿浊的要药,主治湿阻中焦证;解暑发表,主治暑湿证及湿温初起;止呕,主治湿浊中阻所致的呕吐。

【用法用量】煎服,5～10 克。鲜品加倍。

【使用注意】阴虚血燥者不宜用。

【药膳举例】藿香叶茶、藿香梗行气茶、藿香生姜茶、藿香砂仁开胃饮等。

苍术(《本经》)

【处方用名】苍术、制苍术、炒苍术、茅术。

【性味归经】辛、苦,温。归脾、胃、肝经。

【功效主治】燥湿健脾,主治湿阻中焦,脾失健运而致的脘腹胀满、食欲不振、吐泻乏力，舌苔白腻等症；祛风散寒，主治风湿痹证，湿胜者尤宜；解表，主治风寒挟湿表证；明目，主治夜盲症及眼目昏涩。

【用法用量】煎服，3 ~9 克。

【使用注意】阴虚内热，气虚多汗者忌用。

【药膳举例】苍术健脾糕、苍术川椒煎、苍术玄参降糖饮、苍术陈皮消肿煎、苍术炖猪肝等。

砂仁(《本经》)

【处方用名】砂仁、缩砂仁、香砂仁、阳春砂仁。

【性味归经】辛，温。归脾、胃、肾经。

【功效主治】化湿行气，本品为醒脾和胃的良药，主治湿阻中焦及脾胃气滞证；温中止泻，主治脾胃虚寒吐泻；理气安胎，主治妊娠恶阻，胎动不安。

【用法用量】煎服，3 ~6 克。入煎剂宜后下。

【使用注意】阴虚血燥者慎用。

【药膳举例】砂仁含嚼方、砂仁茶、姜汁砂仁粥、砂仁猪肚丝、砂仁豆腐、砂仁鲫鱼汤等。

白豆蔻(《开宝本草》)

【处方用名】白豆蔻、豆蔻仁、豆蔻。

【性味归经】辛，温。归肺、脾、胃经。

【功效主治】化湿行气，主治湿阻中焦及脾胃气滞证；温中止呕，主治呕吐，尤以胃寒湿阻气滞呕吐最为适宜。

【用法用量】煎服，3 ~6 克，入汤剂宜后下。

【使用注意】胃热证必须配伍清热药物或食物方可运用。

【药膳举例】豆蔻粥、白豆蔻馄饨、白豆蔻馒头、白豆蔻鲫鱼、乌鸡豆蔻等。

土茯苓(《本经》)

【处方用名】土茯苓。

【性味主治】甘、淡，平。归肝、胃经。

【功效主治】解毒，主治杨梅毒疮，肢体拘挛。对梅毒或因梅毒服汞制剂中毒而致肢体拘挛、筋骨疼痛者疗效尤佳，为治梅毒的要药；除湿，主治淋浊带下，湿疹瘙痒；通利关节，主治痈肿疮毒；降低血尿酸，治高尿酸血症及轻度痛风。

【用法用量】煎服，15～60克。外用适量。

【使用注意】用于治疗痛风需大剂量。

【药膳举例】茯苓赤豆红枣粥、茯苓粉粥、茯苓饼、三仁茯苓饼、笋丁茯苓包、茯苓豆腐、茯苓冬瓜皮汤等。

冬瓜皮(《开宝本草》)

【处方用名】冬瓜皮。

【性味归经】甘，凉。归脾、小肠经。

【功效主治】利水消肿，主治水肿；清热解暑，主治暑热证。

【用法用量】煎服，15～30克。

【使用注意】用于利水消肿需大剂量。

【药膳举例】冬瓜皮茶、冬瓜皮煎汁、清炒冬瓜皮等。

玉米须《本经》

【处方用名】玉米须、玉米。

【性味归经】甘，平。归膀胱、肝、胆经。

【功效主治】利水消肿，主治水肿，小便不利；利湿退黄，主治黄疸，阳黄或阴黄均可用。

【用法用量】煎服，15～60克。鲜者加倍。

【使用注意】无特殊禁忌证。

【药膳举例】玉米段茶、玉米须冬瓜皮煎汁、玉米二金煎、玉米须降压饮等。

金钱草(《本草纲目拾遗》)

【处方用名】金钱草、过路黄、四川大金钱草。

【性味归经】甘、咸,微寒。归肝、胆、肾、膀胱经。

【功效主治】利湿退黄,本品清肝胆之火,又能除下焦湿热,主治湿热黄疸;利尿通淋,主治石淋、热淋;解毒消肿,主治痈肿疔疮、毒蛇咬伤。

【用法用量】煎服,15~60克。鲜品加倍。外用适量。

【使用注意】治泌尿系统结石也可单用代茶饮用。

【药膳举例】金钱草茶、金钱草排石饮、金钱草退黄饮、鲜金钱草汁等。

干姜(《本经》)

【处方用名】干姜、淡干姜。

【性味归经】辛,热。归脾、胃、肾、心、肺经。

【功效主治】温中散寒,本品为温暖中焦之主药,凡脾胃寒证,无论外寒内侵之实证,或阳气不足之虚证均适用;回阳通脉,主治心肾阳虚、阴寒内盛所致的亡阳厥逆、脉微欲绝者;温肺化饮,主治寒饮伏肺。

【用法用量】煎服,3~10克。

【使用注意】本品辛热燥烈,阴虚内热、血热妄行者忌用。

【药膳举例】干姜红糖茶、干姜薤白饮、干姜乌梅汤等。

肉桂(《别录》)

【处方用名】肉桂、桂心、紫油桂。

【性味归经】辛、甘,大热。归肾、脾、心、肝经。

【功效主治】补火助阳,主治肾阳不足,命门火衰及脾肾阳衰证,为治命门火衰的要药;散寒止痛,主治脘腹冷痛、寒湿痹痛、腰痛,以及血分有寒之瘀滞经闭、痛经等;温经通脉,用于阴疽及气血虚寒、痈肿脓成不溃,或溃后久不收敛等外科疾患;引火归源,主治虚阳上浮诸证。

【用法用量】1~4.5克,宜后下或焗服;研末冲服,每次1~2克。

【使用注意】有出血倾向者及孕妇慎用。不宜与赤石脂同用。

【药膳举例】肉桂粉、肉桂人参茶、肉桂山楂粥、肉桂牛肉、五香瓦块鱼、肉桂阿胶等。

小茴香《新修本草》

【处方用名】小茴香。

【性味归经】辛，温。归肝、肾、脾、胃经。

【功效主治】散寒止痛，主治寒疝腹痛，睾丸偏坠胀痛，少腹冷痛，痛经；理气和胃，主治中焦虚寒气滞证。

【用法用量】煎服，3 ~ 6 克。外用适量。

【使用注意】本品辛温，阴虚燥热者忌服。

【药膳举例】小茴香粥、小茴香水饺、小茴香叶烧豆腐、小茴香猪腰等。

陈皮(《本经》)

【处方用名】陈皮、橘皮、广陈皮、新会皮。

【性味归经】辛、苦，温。归脾、肺经。

【功效主治】理气健脾，主治脾胃气滞证；燥湿化痰，本品为治痰之要药，主治湿痰、寒痰咳嗽；行气通痹止痛，主治胸痹证。

【用法用量】煎服，5 ~ 10 克。

【使用注意】本品辛散苦燥、温能加热，舌红少津、内有实热者慎用；本品性燥，过用久用可耗散正气，无气滞勿用。

【药膳举例】陈皮茶、陈皮苡仁粥、陈皮干丝、陈皮鸽松、陈皮鸡丁、陈皮炖鸭等。

薤白(《本经》)

【处方用名】薤白、薤白头。

【性味归经】辛、苦，温。归肺、胃、大肠经。

【功效主治】通阳散结，本品为治胸痹之要药，主治胸痹证；行气导滞，主治脘腹痞满胀痛，泻痢里急后重。

【用法用量】煎服，5 ~ 10 克。

【使用注意】气虚无滞者及胃弱纳呆、不耐蒜味者不宜用。

【药膳举例】腌薤白、薤白砂仁茶、薤白头烧鱼等。

香橼（《本草图经》）

【处方用名】香橼、香橼皮、香橼片。

【性味归经】辛、微苦、酸，温。归肝、脾、胃、肺经。

【功效主治】疏肝解郁，主治肝郁胸胁胀痛；理气和中，主治气滞脘腹胀痛；燥湿化痰，主治痰饮咳嗽、胸膈不利。

【用法用量】煎服，3 ~ 10 克。

【使用注意】气虚者忌用。

【药膳举例】香橼茶、香橼皮橘皮蜜饮、香橼皮蜜饯、香橼砂仁煎等。

白茅根（《本经》）

【处方用名】白茅根、茅根、鲜茅根。

【性味归经】甘，寒。归肺、胃、膀胱经。

【功效主治】凉血止血，治多种血热出血之证；清热利尿，主治水肿、热淋、黄疸；清肺胃热，主治胃热呕吐、肺热咳喘。

【用法用量】煎服，15 ~ 30 克，鲜品加倍，以鲜品为佳，可捣汁服。多生用，止血亦可炒炭用。

【使用注意】脾胃虚寒者慎用。

【药膳举例】鲜白茅根煎汁、白茅根旱莲草鲜汁、白茅根生地黄止血汤等。

三七（《本草纲目》）

【处方用名】三七、参三七、田三七、三七粉。

【性味归经】甘、微苦，温。归肝、胃经。

【功效主治】化瘀止血，本品具有止血不留瘀、化瘀不伤正的特点，对内外各种出血，无论有无瘀滞，均可应用，尤以有瘀滞者为宜；活血定痛，三七为伤科之要药，主治跌打损伤、瘀血肿痛；补虚强壮，治虚损劳伤。

【用法用量】多研末吞服，1 ~ 2 克；煎服，3 ~ 10 克，亦入丸、散。外用适量，研末外搽或调敷。孕妇慎用。

【使用注意】孕妇慎用。

【药膳举例】三七白及粉、三七白参粉、三七藕节散、三七片炖兔肉等。

艾叶(《别录》)

【处方用名】艾叶、陈艾叶、艾叶炭。

【性味归经】辛、苦,温。有小毒。归肝、脾、肾经。

【功效主治】温经止血,主治虚寒性出血病证,尤宜于崩漏;散寒调经,本品为治妇科下焦虚寒或寒客胞宫之要药,主治下焦虚寒、月经不调、经行腹痛、宫寒不孕及带下清稀等证;安胎,主治胎动不安,为妇科安胎之要药。

【用法用量】煎服,3~10克。外用适量。

【使用注意】实热证忌用。

【药膳举例】艾叶油、艾叶阿胶饮、艾叶橘核饮、艾叶安胎汤等。

炮姜(《本经》)

【处方用名】炮姜。

【性味归经】苦、涩,温。归脾、肝经。

【功效主治】温经止血,主治脾胃虚寒、脾不统血之出血病证;温中止痛,主治虚寒性腹痛、腹泻。

【用法用量】煎服,3~6克。

【使用注意】实热证、阴虚内热证忌用。

【药膳举例】炮姜参芪茶、二姜茶、二姜饮、炮姜乌梅饮、炮姜归芎汤等。

川芎(《本经》)

【处方用名】川芎、酒炒川芎。

【性味归经】辛,温。归肝,胆、心包经。

【功效主治】活血行气,主治血瘀气滞痛证,亦善“下调经水,中开郁结”,为妇科要药,善治妇女月经不调、经闭、痛经、产后瘀滞腹痛等;祛风止痛,为治头痛要药,无论风寒、风热、风湿、血虚、血瘀头痛均可随证简要配伍用之,亦可用于风湿痹痛、肢体麻木。

【用法用量】煎服,3～10克。

【使用注意】本品味辛,性偏温燥,且有升散作用,故阴虚火旺,多汗者不宜使用。又本品性善走窜,活血行气之力较强,故月经过多者亦不宜应用。

【药膳举例】川芎粗末茶、川芎白芷茶、川芎桃红饮、川芎丹参冠心饮、川芎炖牛肉等。

丹参(《本经》)

【处方用名】丹参、紫丹参。

【炮制异同】酒炙用活血化瘀力强。

【性味归经】苦,微寒。归心、心包、肝经。

【功效主治】活血调经,主治月经不调、闭经痛经、产后瘀滞腹痛;祛瘀止痛,主治血瘀心痛、脘腹疼痛、癥瘕积聚、跌打损伤及风湿痹证;凉血消痈,主治疮痈肿毒;除烦安神,主治热病烦躁神昏及心悸失眠。

【用法用量】煎服,5～15克。

【使用注意】反藜芦。

【药膳举例】丹参茶、丹参三七粉、丹参冠心方、丹参鸭等。

桃仁(《本经》)

【处方用名】核桃仁、胡桃肉、核桃肉。

【性味归经】甘,温。归肾、肺、大肠经。

【功效主治】补肾温肺,主治肾阳虚衰之腰痛脚软、小便频数,以及肺肾不足之虚寒喘咳及肺虚久咳、气喘;润肠通便,主治肠燥便秘。

【用法用量】煎服,10～30克。

【使用注意】阴虚火旺、痰热咳嗽及便溏者不宜服用。

【药膳举例】桃红茶、桃仁丹皮饮、桃红四物酒、桃仁高粱粥、桃仁润肠汤等。

红花(《开宝本草》)

【处方用名】红花、草红花。

【性味归经】辛,温。归心、肝经。

【功效主治】活血通经,主治血滞经闭、痛经、产后瘀滞腹痛等症;祛瘀止痛,主治癥瘕积聚、心腹瘀痛,以及跌打损伤、血脉闭塞紫肿疼痛等;活血化瘀,主治斑疹色暗、热郁血瘀者。

【用法用量】煎服,3 ~ 9 克;外用适量。

【使用注意】本品祛瘀力强,故孕妇忌服,有出血倾向者不宜多用。

【药膳举例】红花檀香茶、红花油、红花调经饮、红花川芎饮、红花大枣汤、红花桂圆汤等。

益母草(《本经》)

【处方用名】益母草。

【性味归经】辛、苦,微寒。归肝、心、膀胱经。

【功效主治】活血调经,本品为妇产科要药,主治血滞经闭、痛经、经行不畅、产后恶露不尽、瘀滞腹痛;利水消肿,主治水肿、小便不利,尤宜用于水瘀互阻的水肿;清热解毒,主治跌打损伤、疮痈肿毒、皮肤瘾疹。

【用法用量】10 ~ 30 克,煎服;或熬膏,入丸剂。外用适量捣敷或煎汤外洗。

【使用注意】无瘀滞及阴虚血少者忌用,孕妇慎用。

【药膳举例】鲜益母草蜜汁、益母草归芎饮、益母草白茅根煎、益母草炖母鸡等。

骨碎补(《开宝本草》)

【处方用名】骨碎补、毛姜、猴姜、石岩姜、申姜、肉碎补、爬岩姜、岩连姜。

【性味归经】苦,温。归肝、肾经。

【功效主治】补肾强骨,用于肾虚所致的腰痛、耳聋、耳鸣、久泻、牙齿松动等;续伤止痛,用于跌仆闪挫、筋骨折伤、筋骨疼痛等。

【用法用量】煎服,或配伍其他药一同煎服,一般用量 10 ~ 20 克。

【使用注意】阴虚内热及无瘀血者慎服。风寒外感、热盛者忌用;忌羊肉、羊血。

【药膳举例】骨碎补酒、咸骨碎补粉、骨碎补牛蹄筋、骨碎补炖猪肉等。

川贝母(《本经》)

【处方用名】川贝母、川贝。

【性味归经】苦、甘,微寒。归肺、心经。

【功效主治】清热化痰、润肺止咳,主治虚劳咳嗽、肺热燥咳或痰热咳嗽;散结消肿,主治瘰疬疮肿及乳痈、肺痈。

【用法用量】煎服,3~10克;研末服,1~2克。

【使用注意】本品性寒质润,善化热痰燥痰,如属寒痰湿痰则不宜用。不宜与乌头配伍。

【使用注意】早期外感咳嗽忌用。

【药膳举例】川贝母粉、川贝母炖雪梨、川贝母百部糖浆、川贝炖雪蛤等。

浙贝母(《本经》)

【处方药名】浙贝母、浙贝、象贝、大贝。

【性味归经】苦,寒。归肺、心经。

【功效注意】清热化痰,主治风热、燥热、痰热咳嗽;散结消痈,主治瘰疬、瘿瘤、痈疡疮毒、肺痈等。

【用法用量】煎服,3~10克。

【使用注意】不宜与乌头配伍。

【药膳举例】浙贝母粉、浙贝枇杷露、浙贝炖猪肺等。

酸枣仁(《本经》)

【处方用名】酸枣仁、生枣仁、炒枣仁。

【性味归经】甘、酸,平。归心、肝、胆经。

【功效主治】养心益肝安神,本品为养心安神要药,主治心悸、失眠;敛汗,主治自汗、盗汗;生津,主治伤津口渴咽干。

【用法用量】煎服,10~15克。研末吞服,每次1.5~2克。本品炒后质脆易碎,便于煎出有效成分,可增强疗效。

【使用注意】用于催眠,可每晚吞服30粒去壳的酸枣仁粉。

【药膳举例】酸枣仁去壳粉、酸枣仁芝麻饼、酸枣仁柏子仁糕等。

天麻(《本经》)

【处方用名】天麻、明天麻、春麻、冬麻。

【性味归经】甘,平。归肝经。

【功效主治】息风止痉,可治各种病因之肝风内动、惊痫抽搐,不论寒热虚实,皆可配伍应用;平抑肝阳,本品为止眩晕头痛之良药,不论虚证实证,主治眩晕、头痛;祛风通络,主治肢麻痉挛抽搐,风湿痹痛。

【用法用量】煎服,3~10克。研末冲服,每次1~1.5克。

【使用注意】气血两虚引起的眩晕忌用。

【药膳举例】天麻定眩饮、天麻川芎饮、天麻威灵仙茶、天麻炖鲢鱼头等。

浮小麦(《本草蒙鉴》)

【处方用名】浮小麦。

【性味归经】甘,凉。归心经。

【功效主治】固表止汗,本品为养心敛液、固表止汗之佳品,主治自汗、盗汗;益气除热,主治骨蒸劳热。

【用法用量】煎服,15~30克;研末服,3~5克。

【使用注意】表邪汗出者忌用。

【药膳举例】浮小麦粉、浮小麦黄芪饮、甘麦大枣汤等。

莲子(《本经》)

【处方用名】莲子。

【性味归经】甘、涩,平。归脾、肾、心经。

【功效主治】固精,主治肾虚精关不固之遗精、滑精;止带,主治带下病;补脾止泻,主治脾虚泄泻;益肾养心,主治心悸、失眠。

【用法用量】煎服,10~15克。去心打碎用。

【使用注意】大便干结者慎用。

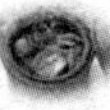

【药膳举例】莲肉莲心茶、莲子茯苓糕、冰冻莲蓉、莲子银耳羹、莲子鸡丁、莲子三鲜汤等。

第三节 必须掌握的重点药物

一、解表药

1. 发散风寒药

重点掌握：麻黄、桂枝、紫苏、防风、荆芥、羌活、白芷。

一般熟悉：香薷、细辛、藁本、苍耳子、生姜。

2. 发散风热药

重点掌握：薄荷、牛蒡子、柴胡、桑叶、菊花、葛根。

一般熟悉：蝉蜕、蔓荆子、升麻、淡豆豉。

二、清热药

1. 清热泻火药

重点掌握：石膏、知母、栀子、夏枯草。

一般熟悉：芦根、天花粉、淡竹叶。

2. 清热燥湿药

重点掌握：黄连、黄芩、黄柏。

一般熟悉：龙胆草、苦参、秦皮、白鲜皮。

3. 清热解毒药

重点掌握：金银花、连翘、板蓝根、蒲公英、鱼腥草、射干、白头翁、白花蛇舌草。

一般熟悉：穿心莲、大青叶、青黛、贯众、野菊花、土茯苓、大血藤、紫花地丁、重楼、败酱草、白蔹。

4. 清热凉血药

重点掌握:生地黄、玄参、牡丹皮、赤芍。

一般熟悉:紫草、水牛角。

5. 清虚热药

重点掌握:青蒿、地骨皮。

一般熟悉:白薇、胡黄连、银柴胡。

三、泻下药

1. 攻下药

重点掌握:大黄、芒硝、番泻叶。

一般熟悉:芦荟。

2. 泻下药

重点掌握:火麻仁、郁李仁。

3. 峻下逐水药

一般熟悉:甘遂、京大戟、牵牛子、芫花。

四、祛风湿药

1. 祛风寒湿药

重点掌握:独活、威灵仙。

一般熟悉:木瓜、川乌、蕲蛇。

2. 祛风湿热药

重点掌握:秦艽。

一般熟悉:豨莶草、臭梧桐、络石藤、雷公藤。

3. 祛风湿强筋骨

重点掌握:桑寄生。

一般熟悉:五加皮、狗脊。

五、化湿药

重点掌握:藿香、苍术、厚朴、砂仁。

一般熟悉:豆蔻、佩兰。

六、利水渗湿药

1. 利水消肿药

重点掌握:茯苓、薏苡仁、泽泻。

一般熟悉:猪苓、冬瓜皮、香加皮。

2. 利尿通淋药

重点掌握:车前子、海金沙、萆薢。

一般熟悉:滑石、石韦、瞿麦、地肤子。

3. 利湿退黄药

重点掌握:茵陈、金钱草、虎杖。

七、温里药

重点掌握:附子、干姜、肉桂。

一般熟悉:吴茱萸、小茴香、丁香、胡椒、花椒、高良姜。

八、理气药

重点掌握:陈皮、青皮、枳实、木香、香附。

一般熟悉:沉香、川楝子、薤白、乌药、荔枝核、佛手、香橼、天仙藤、大腹皮、柿蒂。

九、消食药

重点掌握:山楂、神曲、麦芽。

一般熟悉:莱菔子、鸡内金、谷芽。

十、驱虫药

一般熟悉：使君子、苦楝皮、槟榔、南瓜子、雷丸、榧子。

十一、止血药

1. 凉血止血药

重点掌握：地榆、槐花。

一般熟悉：大蓟、小蓟、侧柏叶。

了解：苎麻根。

2. 化瘀止血药

重点掌握：三七、茜草。

一般熟悉：蒲黄。

3. 收敛止血药

重点掌握：白及。

一般熟悉：仙鹤草、棕榈炭。

4. 温经止血药

一般熟悉：艾叶、炮姜、灶心土。

十二、活血化瘀药

1. 活血止痛药

重点掌握：川芎、延胡索、郁金。

一般熟悉：姜黄、乳香、没药、五灵脂。

2. 活血调经药

重点掌握：丹参、红花、桃仁、益母草、牛膝。

一般熟悉：鸡血藤。

3. 活血疗伤药

一般熟悉：马钱子、土鳖虫、骨碎补。

4. 破血消癥药

重点掌握:莪术、水蛭、三棱、穿山甲。

十三、化痰止咳平喘药

1. 温化寒痰药

重点掌握:半夏。

一般熟悉:天南星、旋覆花、禹白附、白芥子、白前。

2. 清热化痰药

重点掌握:川贝母、浙贝母、瓜蒌、桔梗、竹茹。

一般熟悉:竹沥、天竺黄、前胡、海藻、昆布、黄药子、礞石。

3. 止咳平喘药

重点掌握:苦杏仁、紫苏子、百部、枇杷叶、桑白皮。

一般熟悉:紫菀、款冬花、白果、葶苈子。

十四、安神药

1. 重镇安神药

一般熟悉:朱砂、磁石、龙骨、琥珀。

2. 养心安神药

重点掌握:酸枣仁、远志。

一般熟悉:柏子仁、首乌藤、合欢皮。

十五、平肝息风药

1. 平抑肝阳药

重点掌握:石决明、代赭石。

一般熟悉:牡蛎、珍珠母、刺蒺藜、罗布麻叶。

2. 息风止痉药

重点掌握:羚羊角、牛黄、钩藤、天麻。

一般熟悉：地龙、全蝎、蜈蚣、僵蚕。

十六、开窍药

重点掌握：麝香、石菖蒲。

一般熟悉：冰片、苏合香。

十七、补虚药

1. 补气药

重点掌握：人参、党参、黄芪、白术、甘草、西洋参、山药。

一般熟悉：大枣、太子参、白扁豆。

2. 补阳药

重点掌握：鹿茸、淫羊藿、杜仲、续断、菟丝子、冬虫夏草。

一般熟悉：紫河车、巴戟天、补骨脂、益智仁、仙茅、肉苁蓉、沙苑子、蛤蚧、核桃仁。

3. 补血药

重点掌握：当归、熟地黄、白芍、阿胶、何首乌。

4. 补阴药

重点掌握：北沙参、麦冬、石斛、枸杞子。

一般熟悉：百合、天冬、玉竹、龟甲、鳖甲、南沙参、黄精、墨旱莲、女贞子。

十八、收涩药

1. 固表止汗药

一般熟悉：麻黄根、浮小麦。

2. 敛肺涩肠药

重点掌握：五味子、乌梅。

一般熟悉：诃子肉、豆蔻、五倍子、赤石脂、禹余粮。

3. 固精缩尿止带药

重点掌握：山茱萸、桑螵蛸、莲子。

一般熟悉:海螵蛸、芡实、覆盆子、金樱子。

十九、攻毒杀虫止痒药

一般熟悉:雄黄、硫黄、蛇床子、白矾、蟾酥、土荆皮、蜂房、大蒜。

第四节　必须掌握的重点方剂

一、解表剂

重点掌握:麻黄汤、桂枝汤、九味羌活汤、小青龙汤、银翘散、桑菊饮、麻杏石甘汤、败毒散。

一般熟悉:再造散、加减葳蕤汤。

了解:香苏散、柴葛解肌汤、升麻葛根汤。

二、泻下剂

重点掌握:大承气汤、温脾汤、麻子仁丸。

一般熟悉:济川煎、舟车丸。

了解:大陷胸汤、大黄附子汤、五仁丸、黄龙汤、增液承气汤、十枣汤。

三、和解剂

重点掌握:小柴胡汤、痛泻要方、四逆散、逍遥丸、半夏泻心汤。

一般熟悉:蒿芩清胆汤。

了解:达原饮。

四、清热剂

重点掌握:白虎汤、清营汤、犀角地黄汤、普济消毒饮、导赤散、龙胆泻肝汤、清胃散、芍药汤、白头翁汤、左金丸。

一般熟悉:竹叶石膏汤、凉膈散、清瘟败毒饮、泻白散、玉女煎、青蒿鳖甲汤、黄连解毒汤。

了解:栀子豉汤、当归六黄汤、泻黄散、清骨散。

五、祛暑剂

重点掌握:香薷散、清暑益气汤、六一散。

一般熟悉:桂苓甘露饮、清络饮。

六、温里剂

重点掌握:理中丸、小建中汤、四逆汤、当归四逆汤。

一般熟悉:黄芪桂枝五物汤、吴茱萸汤。

了解:大建中汤、参附汤、回阳救急汤。

七、表里双解剂

重点掌握:葛根黄芩黄连汤、大柴胡汤。

一般熟悉:防风通圣散。

了解:石膏汤、五积散。

八、补益剂

重点掌握:四君子汤、参苓白术散、补中益气汤、玉屏风散、生脉散、四物汤、归脾汤、炙甘草汤、六味地黄丸、大补阴丸、一贯煎、肾气丸、地黄饮子。

一般熟悉:当归补血汤、泰山磐石散、左归丸、右归丸。

了解:人参蛤蚧散、八珍汤、石斛夜光丸、补肺阿胶汤、龟鹿二仙胶、七宝美髯丹。

九、固涩剂

重点掌握:牡蛎散、真人养脏汤、四神丸、完带汤。

一般熟悉:金锁固精丸、桑螵蛸散、固冲汤。

了解:九仙散、缩泉丸、固经丸、易黄汤。

十、安神剂

重点掌握:甘麦大枣汤、天王补心丹。

一般熟悉:酸枣仁汤、交泰丸。

了解:磁朱丸、朱砂安神丸、黄连阿胶汤。

十一、开窍剂

重点掌握:安宫牛黄丸。

一般熟悉:苏合香丸。

了解:紫雪丹、至宝丹、紫金锭。

十二、理气剂

重点掌握:瓜蒌薤白白酒汤、半夏厚朴汤、苏子降气汤、定喘汤、旋覆代赭汤、柴胡疏肝散。

一般熟悉:枳实消痞丸、厚朴温中汤、天台乌药散、橘皮竹茹汤、越鞠丸、金铃子散。

了解:四磨汤、橘核丸、暖肝煎、丁香柿蒂汤。

十三、理血剂

重点掌握:桃核承气汤、血府逐瘀汤、补阳还五汤、温经汤、生化汤、黄土汤。

一般熟悉:复元活血汤、咳血方、槐花散、十灰散、小蓟饮子。

了解:七厘散、失笑散、活络效灵丹、大黄䗪虫丸、四生丸、柏叶汤。

十四、治风剂

重点掌握:川芎茶调散、大定风珠、牵正散、天麻钩藤饮。

一般熟悉:大秦艽汤、消风散、羚角钩藤汤、镇肝熄风汤。

了解:小活络丹、阿胶鸡子黄汤。

十五、治燥剂

重点掌握:杏苏散、清燥救肺汤、麦门冬汤、百合固金汤、桑杏汤。

一般熟悉:养阴清肺汤、玉液汤。

了解:增液汤。

十六、祛湿剂

重点掌握:平胃散、藿香正气散、三仁汤、茵陈蒿汤、八正散、五苓散、苓桂术甘汤、真武汤、实脾饮、独活寄生汤。

一般熟悉:甘露消毒丹、猪苓汤、防己黄芪汤、萆薢分清饮。

了解:二妙散、连朴饮、当归拈痛汤、五皮散、鸡鸣散、羌活胜湿汤。

十七、祛痰剂

重点掌握:二陈汤、清气化痰丸、温胆汤、半夏白术天麻汤、止嗽散。

一般熟悉:小陷胸汤、贝母瓜蒌散、滚痰丸。

了解:消瘰丸、三子养亲汤、苓甘五味姜辛汤、定痫丸。

十八、消导化积剂

重点掌握:保和丸、健脾丸。

一般熟悉:枳实导滞丸、木香槟榔丸、桂枝茯苓丸。

了解:鳖甲煎丸、海藻玉壶汤。

十九、驱虫剂

重点掌握:乌梅丸。

了解:化虫丸、肥儿丸。

二十、涌吐剂

了解:瓜蒂散、救急稀涎散、盐汤探吐汤。

二十一、治疡剂

重点掌握:仙方活命饮、阳和汤、大黄牡丹汤。

一般熟悉:苇茎汤、透脓散。

了解:五味消毒饮、四妙勇安汤、犀黄丸、小金丹、薏苡附子败酱散、内补黄芪汤。

中医方剂是中医用药物治疗疾病的主要形式。临床常用方剂在100首左右,因本书篇幅限制,对常用名方的组成、用法、功效、主治、加减法、临床应用不一一介绍,有兴趣者可参阅相关方剂学书籍。

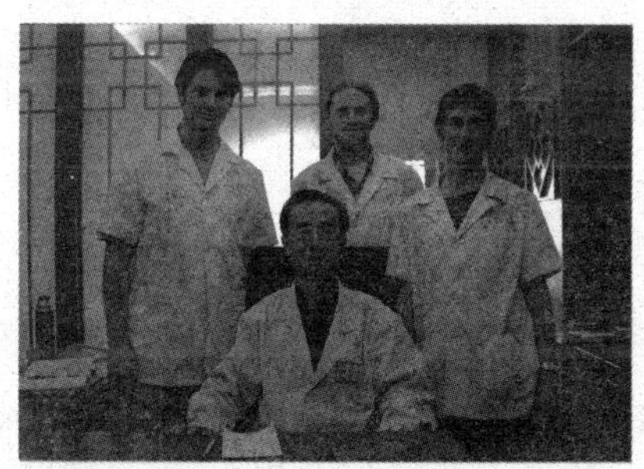

谢英彪与带教的美国中医学生合影

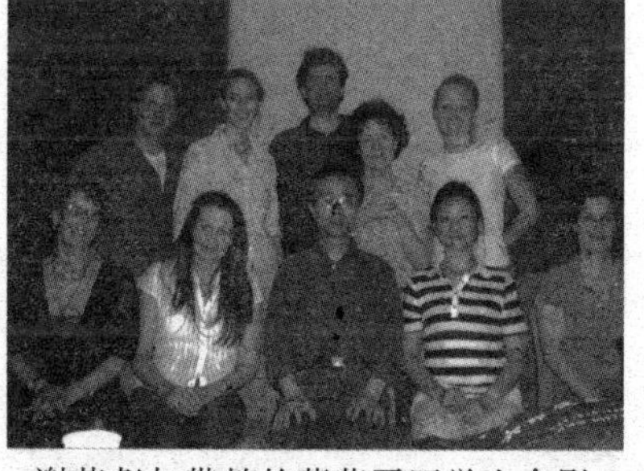

谢英彪与带教的葡萄牙医学生合影

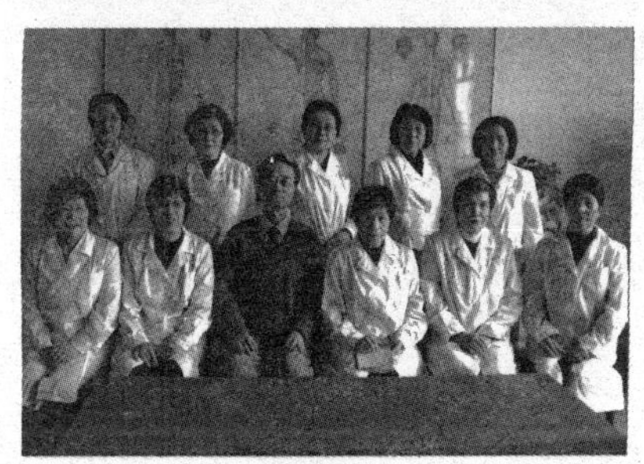

谢英彪与带教的日本医学生合影

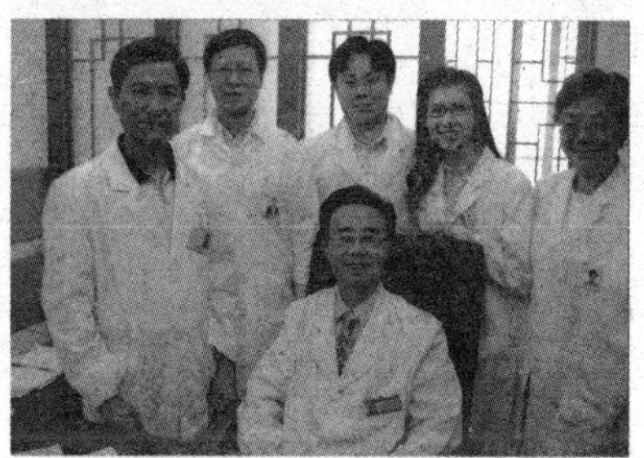

谢英彪与带教的香港浸会大学中医研究生合影

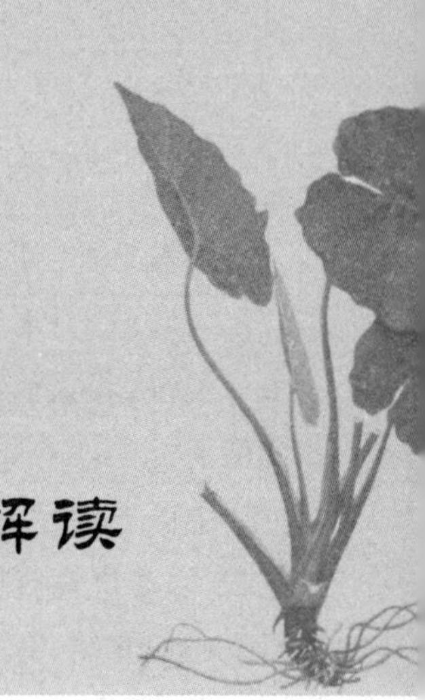

第四章　中医处方的解读

第一节　处方的组成意义

中医处方是在运用单味药治疗的基础上发展起来的，是由两味以上药物相互配伍组合而成的。处方不是药物的任意堆砌，它必须在辨证论治思想的指导下，按照一定结构组成。随着药物学知识的积累，治疗经验的总结，人们逐渐懂得了两味药或多味药配合成处方的优势。并研究出了一套优化组合药物的处方方法，这是药物治疗的重大发展与提高。

临床处方多为中医师为病人“量体裁衣”的复方，其处方组成具有以下意义。

1. 增强疗效

将数味药有选择地配伍组方，可以增强或综合药物的作用，提高原有的疗效。这种药物疗效的增进，可以有两种情况：一种仅是单纯在有效价的量上的积累，另一种则由于协同作用而大大地超过单味药的量与质的总和。所谓“药有个性之特长，方有合群之妙用”即是此意。

笔者在临床需要凉血止血，治疗便血、痔血和脓血便时，常将地榆炭与槐花同用；在治疗气虚病证时，常将炙黄芪、党参、山药、白术同用，其目的都是为了增强疗效。

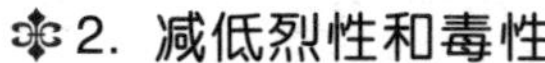

2. 减低烈性和毒性

大多数中药是可以安全服用的，但部分中药有一定的毒性，单味大剂量运用时尤为明显，笔者在临床治疗风湿性关节炎中的风寒痹痛时喜用《金匮要略》乌头汤加减，经验方中川乌、草乌、细辛具有麻醉止痛作用，虽经炮制后毒性有所减少，但仍有小毒，而且有性热燥烈、伤阴动火之弊病，笔者将其与当归、白芍、白芷、生甘草等药配伍运用后，既不影响蠲痹止痛之功效，又防止了小毒和偏性伤人。此经验曾在20世纪70年代初总结成论文，发表在《云南中医杂志》上。

3. 减少弊病和副作用

部分中药服用后有一定的副作用，产生一些弊病，处方时可通过合理的配伍得到纠正，如滋阴补血时，笔者喜用大剂量的熟地黄，效果颇佳，但熟地黄味甘质腻，单味运用有碍胃助湿之弊，对“虚不受补”者更是如此。笔者在处方时，必定要配以砂仁、陈皮之类健脾益胃药物，发现不仅增强了熟地黄的功效，又避免了其弊病和副作用。

4. 适应复杂多变的病情

单味药虽亦具有多方面的作用，但难以适应复杂而多变的病情变化。组成复方之后，却能补其不足，全面兼顾，更好地适应复杂多变的病情，扩大治疗范围。例如黄芪为临床最常用的补气药，但气虚证有多种表现，单味黄芪则难以胜任辨证的需要。若依据不同的情况配以相应的药物便更能符合病情变化和辨证的需求，例如：脾胃气虚配以党参、白术等药；阳气虚弱配以附子、肉桂等药；气血两虚配以当归、熟地、党参等药。中气下陷配升麻、柴胡等药；肺气虚弱、表卫不固配以浮小麦、麻黄根、牡蛎等药；肺虚咳喘配以五味子、炙麻黄、苏子等药；气虚易于感冒者配以白术、防风等药；脾虚水肿配以猪茯苓、车前子、玉米须等药；气虚血瘀配以党参、丹参、红花等药。

5. 改变和影响疗效

几种药物配伍组成处方，可以改变其原有功效，能够引导处方主要发挥某方面的作用或直达病所。

笔者在运用当归、熟地黄、阿胶等补血药治疗血虚证时，必定配伍大剂量的炙黄芪、党参等补气药，以发挥“气旺生血”的作用；在治疗中风后遗症肢体偏瘫无力时，在处方中运用桃仁、红花、丹参、地龙等活血化瘀通经药物时必定也要配以大剂量的黄芪、党参，补气生血，推动血行，化瘀导滞。在处方中配伍某经的引药，则可引诸药达某经，以治某经的病变。如上肢痹痛多配以桂枝或桑枝，下肢痹痛多伍用川牛膝或怀牛膝，咽喉病多配伍桔梗，以载药上行。

将药物组合成处方，既能相辅相成，相得益彰，又能相反相成，充分体现由单味药物组合处方应用的优越性。同时，必须指出，处方药物的组合，既不是药物之间简单的堆砌，也不是同类药效的相加，而是有一定的配伍原则的。有经验的中医师在这方面有其丰富的宝贵经验。

第二节 处方的组成结构

每一张处方是根据病情的需要，在辨证的基础上，以治法为依据，按照一定的组方原则，选择适当的药物，权衡适宜的用量，配伍而成的。

处方是由君药、臣药、佐药、使药四个部分组成的，现代多称为主药、辅药、佐药、使药。

1. 君药(主药)

君药是指针对疾病的主证或主病，起主要治疗作用的药物；此外，君药还包括根据“急则治其标”的原则，而针对给病人带来较大痛苦的个别症状的对症治疗药物。主药在一个处方中可以用一味或两味以上，但主药较辅药、佐药药味少而用量较大。如治疗外感风寒表证的麻黄汤，以麻黄为主药。在一个处方中，君药是必不可少的药物。

2. 臣药(辅药)

臣药是辅助主药加强治疗主病或主证的药；针对兼病或对兼证起主要治疗作用的药物。如麻黄汤以辛温发汗之麻黄为主药，为了加强该方发汗解表之力，又配以桂枝解肌发表，桂枝为辅助药物。

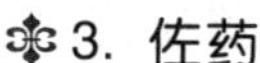

3. 佐药

佐药意义有三。①佐助药，即配合君药、臣药以加强治疗作用或直接治疗次要症状的药物。如麻黄汤以杏仁为佐，宣畅肺气，既助麻黄、桂枝解除表邪，又治咳嗽气喘的兼证。②佐制药，即用以消除或减弱君药、臣药峻烈之性的药物。如十枣汤中的甘遂、大戟、芫花皆有毒，且性峻烈，其攻逐水饮之力显著，但易伤正气，故配大枣为佐，缓和峻药之毒，减少药后反应。③反佐药，是指与君药药性或作用相反而又能在治疗中起相成作用的药物。如病属于真热假寒，治以寒凉药，常出现服药即吐的格拒现象，此时需在寒凉药中加入少许温热之品，作为反佐，则格拒现象不致发生。

4. 使药

使药意义有二。①引经药，即能引方中诸药直至病处的药物，如肺部疾患常以桔梗为引，下部疾患常以牛膝为引等。②调和药，即调和方中诸药性味的药物，如大多方剂中常加甘草，便是此意。

在临床处方时君、臣、佐、使的选用，并无一定格式。每一方中只有主药是必不可少的，至于臣、佐、使药则当根据病情和药性的具体情况而适当选择。例如，某些处方的君药或臣药的功效较为广泛，本身就兼有佐药、使药的作用时，就可以不设佐药、使药。对于君、臣、佐、使四部分俱全的，应称为完全方；而对于缺少臣、佐、使某一部分的，则应称为不完全方。一个处方中不一定是君药、臣药、佐药、使药完全具备才称其为方。实际上，一些比较简单的处方，除必须有君药外，其余臣药、佐药、使药等，不一定完全具备。如治疗元气暴脱的独参汤，只有君药人参一味；治疗肝经火盛所致的胁痛、口苦、呕吐等症的左金丸中，只有君药黄连和佐药吴茱萸；治表虚自汗出的玉屏风散中，则是由君药黄芪、臣药白术、佐药防风三药组成。

至于一首处方中君、臣、佐、使的药味多少，也无呆板的规定，但一般主药的药味较少，而药量和药力却较大。相对而言，臣、佐药的药味较多，药量也较轻。

处方的组成，是辨证施治与“理、法、方、药”的具体运用。临床上组方用药也不必生搬硬套，而是根据辨证立法的需要，针对具体的病情，分清其轻重缓急，确定治疗原则，有目的地选配药物，组成一个行之有效的处方。

现以吴鞠通《温病条辨》中治疗温病初起的辛凉透表、清热解毒的银翘散为例,试析其君、臣、佐、使的处方结构与原则。

君药:银花、连翘清热解毒,清中有透,辛凉透表,轻宣疏散,以透散风热之邪。

臣药:薄荷、荆芥穗、淡豆豉疏风透表,以助银花、连翘透散解表之功。

佐药:竹叶清上焦邪热,加强银花、连翘清热;牛蒡子、桔梗宣肺利咽,既助君、臣药透表,又治其兼症(桔梗为肺经引药,故又兼使药之义)。

使药:生甘草调和诸药。

君、臣、佐、使是临床处方的基本结构,它是前人实践经验的总结和中医学的精华部分。

第二节　处方的组成变化

处方分为自拟处方和成方处方两种。自拟处方是指医生根据具体病人的病情,按照处方规律自己拟定的处方,针对性强,应用灵活。成方处方是指由古今医家所创制,已载入方书的处方,如经方、时方和经验方。其中成方处方由于有固定的主治、功用和组成,所以应用时必须依据病人的不同病情、体质差异以及自然环境的变化,进行相应灵活的加减化裁,才能保证方与证相符,从而提高疗效。成方加减变化是有一定规律的,一般有药味加减、药量加减、剂型更换三种形式。

1. 药味加减的变化

药味加减是指所选成方,其主症与所治病情基本相同,而兼症或次要症状不相同,那么,该成方的君药不变,而在臣、佐药中,相应地去掉某些不适合的药物,加入适合的药物,使之丝丝入扣,更加切合病情的需要。这种变化,又有加味、减味与既增又减的区别,例如,六君子汤,具有益气健脾、燥湿化痰的功效,主治脾胃气虚兼有痰湿者,症见面色苍白,语言低微,四肢无力,食少便溏,胸脘痞闷,咳嗽痰多色白,舌质淡,脉细缓等症。方以党参为君药,白术为臣药,茯苓、陈皮、半夏为佐药,甘草为使药。若六君子汤主证未变,而又兼

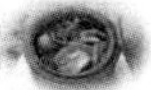

见胸脘胀满或疼痛者，则可加木香、砂仁理气止痛，即“香砂六君子汤”。若六君子汤主证仍在，但痰湿之象不明显者，去理气燥湿化痰的陈皮、半夏，则成“四君子汤”。

若因药味的加减而改变了原方的君药时，则属另行组方，而不能说成仿照某方加减。

2. 药量增减的变化

药量增减是指在应用成方时，不改变原方组成的药味，而只增加或减少其中某些药物的用量，从而改变了该方的功效与配伍关系，其主治范围也随之扩大或缩小，甚至改变了原主治范围。例如，《伤寒论》的四逆汤和通脉四逆汤，其组成都是以附子为君，干姜为臣，炙甘草为佐使。但四逆汤中的附子、干姜用量相对较小，功能回阳救逆，主治阴盛阳微而致的四肢厥逆，恶寒蜷卧，下利清谷，脉沉细微的证候；通脉四逆汤中的附子、干姜用量较前方俱有增加，功能回阳通脉，主治阴盛格阳于外而致四肢厥逆，身反不恶寒，其人面色赤，下利清谷，脉微欲绝的证候。又如《伤寒论》的小承气汤和《金匮要略》的厚朴三物汤，都由大黄、枳实、厚朴三味药物组成，但小承气汤中大黄用量较大，作为君药，枳实为臣药，厚朴用量较小，是大黄的二分之一，为佐使药，功能泻热通便，主治阳明腑实轻证；厚朴三物汤中厚朴用量独重，为君药，枳实为臣药，用量亦较小承气汤中枳实用量为大，大黄为佐使药，用量是厚朴的二分之一，全方功能行气通便，主治气滞便秘证。

古人遗留的多数有效处方的剂量不适合当今人群的情况，故大多需要增减。此外，还需因人、因地、因时、因病情而灵活增减药量，才能丝丝入扣，提高疗效。

若由于药量的增减，而改变了原方主药和主证的，也属重新组方。

3. 剂型更换的变化

剂型更换是指同一处方，由于选用不同剂型，而使治疗作用发生相应的变化。处方的剂型有汤、丸、散、膏、丹、酒等多种，由于制作方法和工艺不同，对药物作用的发挥也有一定影响。比如，汤剂比较便于吸收，易于迅速发挥作用，多用于急性病。丸剂吸收则较为缓慢，但药力持久，多用于慢性病症，等等。例如《伤寒论》的理中丸，本方由干姜、人参、白术、甘草四味药组成，主治中焦虚寒,自利不止,呕吐腹痛,舌淡苔白,脉沉迟少力等症。若见上焦阳虚而致的胸痹,病证较为急重时,则可将本方更换为煎汤服用,以取其速效。

古代名医徐灵胎认为"用方之妙,莫如加减;用方之难,亦莫如加减。"正是提醒临床医生,要在成方的"加减"方面下些功夫。

药物配伍组成处方之后,还必须根据病情需要或药物特点选择适宜的剂型,才能更好地发挥治疗作用。

第四节　处方的剂型

剂型,是按照一定的工艺加工制成的一定形状的药物。

历代医药学家在长期的医疗实践中创制了多种剂型。如《黄帝内经》记载的十三首处方中就有汤、膏、丸、散、酒等剂型。以后各个朝代均有所发展,如锭、条、线、饼、露,以及熏烟、熏洗、灌肠、坐药等剂型。现代,随着科学技术的发展,制剂技术也不断提高。目前,在传统剂型的基础上引进现代制剂新技术、新方法,研制和生产了许多新的剂型,如针剂、片剂、冲剂、涂膜剂、气雾剂、滴丸、糖浆、浸膏、微型胶囊等。各种不同的剂型有各自不同的特点与用处,现将常用的处方剂型介绍如下。

一、汤剂

汤剂又称煎制。是指将处方中的每剂药物混合均匀,加水泡浸后,再煎煮一定时间,然后去渣取汁,所得的药液称为汤剂。汤剂主要供内服。但煎汤外洗或熏浸的浸浴剂也属本剂型。汤剂是中医临床上应用最早,使用最广泛的剂型,适用于一般疾病或急性病。其优点是:制作简单,易于服用,吸收快,见效迅速,而且便于灵活加减,能够较全面而灵活地照顾到各种病情不断变化中治疗的需要。其缺点是:煎煮需花费一定时间,服用量大,久服易产生厌烦心理,不便于贮存及携带,一般需当天煎煮当天服完,不宜大量生产。

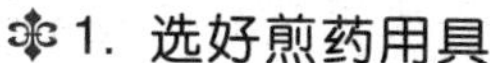

1. 选好煎药用具

煎煮中药宜选用沙锅，因其性质稳定，不易与中药中的化学成分起反应，煎出汤剂质量可靠，加之沙锅传热性能好，受热均匀，价格低廉，故深受群众的喜爱。其他如玻璃、搪瓷等器皿也可选用。但切忌使用铁锅，虽然铁锅传热性能好，但化学性质不稳定，易氧化。如中药内的鞣质可与铁化合形成难溶的络合物，铁与有机酸发生化学反应，产生盐，均影响中药的效果。此外，铁锅煎煮中药还会使汤液颜色改变。如诃子、地榆、苏木等含酚羟基类化合物，与铁结合后变成深紫色或黑绿色、紫黑色等。由铁锅煎出的中药有铁锈味，易使病人产生恶心、呕吐等不良反应。也不宜选用铝锅煎药。

2. 煎药用水要适宜

古人常用泉水、井水、河水、露水、雨水、雪水等作为煎煮中药的溶媒。现今主要用自来水，但应避免使用含农药或重金属含量过高的自来水煎药。

煎煮中药应加多少水为标准，目前尚无统一规定。由于药材的组织各异，吸水性能不同，加之水分的不断蒸发失散，若加水量不当，会直接影响煎药的质量。因此，加水量多少应根据药物的吸水量、煎煮时间、温度及病人所需药量等具体情况而决定。

根据实验研究认为，同一方剂的药量，在一定条件下，加水愈多，浸出物含药量愈高。一般平均每克药需加水 10 毫升，对于吸水性较强的中药还可适当多加些水，反之可少加些水。总之，应根据药物性质和量适当增减。一般以水面高出药物约 3 厘米为宜，大约相当于每 30 克药加水 300 毫升，头煎放总量的 70%，二煎放总量的 30%。

3. 浸泡药物勿忽视

中药绝大部分为干品，有一定的体积和厚度，若煎煮前不予以浸泡，即以武火煎煮，会使药物表面蛋白凝固，淀粉糊化，影响有效成分的渗出。

煎药前浸泡，可使药物湿润变软，细胞膨胀或胀破，使其有效成分溶解到药材组织水分中，再扩散到中药外部水中。实验研究证明，未经浸泡的茵陈蒿汤，第一次煎出的有效成分仅占总量的 16.05%，第二次占总量的 7.69%，总计为 23.74%。若同样条件下预先浸泡 1 小时，则第一次煎出的有效成分占总量的21.31%，第二煎占总量的9.69%，总计为30.98%，较前者高7.24%。又如白头翁汤，浸泡20分钟后煎得的药液较未经浸泡者抑菌作用明显增强。浸泡生药的时间，一般花、茎、根茎、种子、果实等宜浸泡60分钟左右。浸泡生药应使用凉水，不宜用温水或加温，以防药物酶解。

4. 煎药火候要得当

对于煎药火候，前人有"文火""武火"之分。慢火煎煮，使锅内药汁温度缓慢上升的火候，称为文火。急火煎煮，使锅内药汁温度急骤上升的火候，称为武火。除特殊需要外，一般药物常采用先武后文的煎法，即开始时用武火，煎沸后改用文火。

5. 两煎与三煎

一般药物经一、二煎后可煎出70%～80%的有效成分。除特殊情况一剂药煎1次外，多采用一剂药两煎为宜，个别情况，如补益药或不易煎出的药剂可行三煎，使药物中的有效成分尽量浸出，充分发挥药效。

中药含可溶性和难溶性成分，易煎出的成分有苷类、多糖类、挥发油等，这些成分在第一煎中出量较多，而难煎的苷元、树脂、树胶、脂肪油等，只能在第二煎中浸出较多，为使两煎的有效成分均匀一致，故常将一、二煎药液混合均匀，分2～3次服用。

6. 煎药时间与温度

根据药物有效成分浸出规律，一般认为温度愈高，煎煮时间愈长，则有效成分的浸出率愈高。但实践证明，温度不宜过高，否则会引起药物的分解与破坏。煎煮的时间也不宜过长，因为当溶液浓度达到溶质平衡时，延长时间并不能增加溶出物，故传统的煎药经验"武火急煎，文火缓煎"是有一定科学道理的。一般情况下，先用高温使药液煮沸，第一煎从煮沸开始计算时间，煎煮20～30分钟，均用小火使之微沸；第二煎时间一般在15～20分钟。解表药、理气药时间宜短，第一煎10～15分钟，第二煎15～20分钟；滋补药时间宜长，第一煎需30～40分钟，第二煎需25～30分钟。

7. 煎药方法

煎药时先用武火（指大火，温度高）快煮，沸后再改文火（即小火，温度低）慢煮，这样既能防止药液溢出，又可减少水分蒸发，避免挥发成分的过多损耗和高温导致的有效成分的破坏。据研究发现，药物表面有一厚层气膜包围着，浸出溶媒表面的张力愈大愈不易破坏气膜，使溶媒不易附着于药粒渗入内部，也就影响药物有效成分的渗出。因此，煎药过程应每隔7～8分钟搅拌1次，以克服气膜造成的影响，使底部浸出液逐渐增浓，迅速达到平衡，经搅拌使上下溶媒置换，造成浓度差，使煎出的药汁均匀一致。但不宜频频搅拌，以防挥发油耗损过多。若煎煮解表药时，宜在锅上冷敷多层湿布，使随蒸汽挥发的有效成分冷凝在上，再随水珠滴落，重新回到药液中，这样可以提高煎药质量与效果。煎好后应立即去渣滤汁，不宜久置，一是防止时间过久水分丢失，二是防止药汁酸败。过滤药液时最好加压过滤，防止药渣中残留药液，可以提高煎出率。

8. 特殊药物的煎煮方法

1）贝壳类、矿石类药物　如龟板、鳖甲、代赭石、石决明、珍珠母、生牡蛎、生龙骨、磁石、生石膏等，因质地坚硬，难以煎出药味，应打碎先煎，煮沸后10～20分钟，再下其他药物，以使药物有效成分充分煎出。泥沙多的药物，如灶心土（伏龙肝）、糯稻根等，以及质轻量大的植物药，如芦根、白茅根、荔枝草、夏枯草，宜先煎取汁澄清，然后取其药汁代水煎其他药物。

2）后下气味芳香的药物（借其挥发油取效）　如薄荷、砂仁、木香等，宜在一般药物即将煎好时放入，煎2分钟后即可，以防有效成分散失。有些中药有其特殊性。如钩藤不耐久煎，所含钩藤碱等有效成分在煎煮20分钟后即大部分破坏，应后下煎5分钟。又如生大黄所含蒽醌衍生物能刺激大肠，增加其推进性蠕动而促进排便，但久煎后有效成分大部分破坏，泻下力大为减弱，应后下煎煮2分钟即可。

3）包煎某些药物　某些对咽喉有不良刺激与易浮于水面的药物，如旋覆花、蒲黄、车前子、苏子等，以及煎后药液混浊，如赤石脂、滑石等，要用纱布袋将药包好，再放入锅内煎煮。

4）另炖或另煎某些药物　对于某些贵重药，为了尽量保存其有效成分，避免同煎时被其他药物所吸收，可将药物切成小薄片，放入加盖盅内，隔水炖1～2小时，或取锅加水另煎取汁服用，如人参、冬虫夏草等。对于贵重而有效成分又难以煎出的药物,如犀角、鹿茸等,还可用磨汁或锉粉调服。

5)溶化(烊化)胶性、黏性大而且容易溶解的药物　对于这类药物,用时应另行加温溶化,再加入去渣的药汁趁热和匀,或微煮溶解后服,以免同煎时在锅底煮焦,且黏附其他药,而影响其有效成分的煎出,如阿胶、鹿角胶、龟板胶、饴糖等。

6)冲服某些药物　如散剂、丹剂、小丸、鲜汁以及某些芳香或贵重药物,应先放入碗内,然后将煎好的药汁冲入碗中,和匀后服,如沉香末、肉桂末、田七粉、紫雪丹、六神丸、生藕汁、生萝卜汁等。

9. 汤剂内服方法

服药方法是否得当与疗效密切相关。古代名医徐灵胎云:"病人之愈不愈,不但方必中病,方虽中病,而服之不得法,则非特无功,反而有害,此不可不知也。"所以,对服药法应加以重视。服药法包括服药时间与服药方法。

1)服药时间　一般来说,服药宜在饭前一小时左右为宜;对胃肠有刺激的药物宜在饭后服;滋补药宜空腹服;治疟药物宜在发作前2小时服;安神药宜睡前服;急病则不拘时间;慢性病服丸、散、膏、酒者应定时服。另外,根据病情有的可一日数服;亦有的可以煎汤代茶不拘时服。个别方剂有特殊服法者,如鸡鸣散,在天明前空服冷服,效果为佳。

2)服药方法　汤剂一般是一剂分为二服,或分三服;病情紧急的可一次顿服;同时还有根据需要采取持续服药,以维持疗效的。目前临床服药多为一日一剂,分头煎、二煎服用,如遇特殊情况也可一日连服两剂,以增强药力。对于一些感染性疾病、发热性疾病,笔者常常嘱病人每6小时服用1次,目的是维持药物在血液中的有效浓度,提高临床疗效。汤剂一般多用温服。服发汗解表药时,除温服外,药后还宜保暖避风,使遍身持续微微汗出。热证用寒药,宜冷服;寒证用热药,宜温服。但有时病证寒热错杂,相互格拒,可出现服药后呕吐难下,如系真寒假热,则宜热药冷服;如系真热假寒,则宜寒药热服,属于一种反佐服法。一般服药呕吐者,宜在汤剂煎汁中加入少许姜汁,或用鲜姜擦舌,口嚼少许陈皮,然后服药,或用冷服,或少量频服等服法。如遇昏迷病人,吞咽困难者,可用鼻饲给药。

全国国医大师、江苏省中医院徐景藩教授创立了"糊剂卧位服药法",笔者学习后，于20年前即仿照此服药法，用于食管炎症（包括食管憩室炎）、溃疡的病人，以使治疗性药物能在食管稍稍停留，使药物对食管黏膜直接起作用，发现确实有效。具体方法是根据病证而处方，汤药要求浓煎，头煎和第二煎各浓煎成150毫升左右。每次药液中加入藕粉1～2匙。如无藕粉，可用山药粉、首乌粉或熟米粉代替。充分调匀后，文火加热，边煮边搅，煮沸而呈薄糊状半流质药，盛于碗中，置于床边。病人解衣卧床，左侧卧、平卧、右侧卧、俯卧各咽药1～2匙，余下的药可以仰卧时吞咽。服药毕，温水漱口吐出，卧于床上，稍稍翻身，半小时内不饮水，不进任何食品，若为晚间服药，按上法服完后即睡，作用尤佳。徐老认为，人在直立或坐位时服药，药液迅即经食管而入于胃中，所以改进为卧位服，加上粉糊的黏性，可有利于直接作用于"病所"。藕有清热凉血之功，藕粉性黏，兼能"护膜"。若病人胸骨后隐痛、刺痛，痛位固定，辨证兼瘀滞者，还可在药糊中调入参三七粉，每次1～1.5克，或云南白药，每次0.5克。如诊断为食管憩室炎症，可按X线片上所示，卧位服药后向憩室凸向的一侧睡，腰臀部稍垫高。10～20分钟后转向对侧卧20分钟。此时抽出枕头，使头部位置低20分钟后再用枕头。这样，可使药物先作用于憩室部位，再使之流出。笔者遵照徐老以上服药法治疗食管炎症、食管溃疡的病人，确可提高临床疗效。

临床汤剂经验方揭秘（见书后附录）

半夏止吐方治疗呕吐；

理气消痞汤治疗胃胀；

醒脾开胃方治疗食欲不振；

下气止噫汤治疗嗳气频作；

蒲公英除嘈杂方治疗胃脘嘈杂；

香蒲饮治疗胃热型慢性胃炎；

建中理气汤治疗消化性溃疡；

复方蛇舌草煎剂治疗胃癌前病变；

柴芍二皮二花汤治疗肝郁气滞证；

清肝降酶汤治疗黄疸转氨酶增高；

疏肝利胆汤治疗慢性胆囊炎；

利胆排石汤治疗胆石症(缓解期);

羌薄银蓝汤治疗上呼吸道感染;

加味玉屏风散治疗反复感冒;

葛根槐花饮治疗高血压病;

二参复脉汤治疗心律失常;

川芎白芷汤治疗头痛。

二、散剂

将处方中的药物配好后,晒干或烘干,混合均匀,然后碾研粉碎成粗末或细末状制剂,称为散剂。

散剂有粗细末之分、内服外用两种。内服散剂中,研成细末,服用量小者,可直接冲服,如行军散、七厘散等;研成粗末,服用量大者,临用时加水稍煮沸取汁服,如藿香正气散、四逆散等。外用散剂一般作为外敷,或掺撒疮面、患病部位,如金黄散、生肌散等。亦有作为点眼或吹喉等外用的,如冰硼散、锡类散等。

散剂在临床上应用也较广,也是临床上较常用的剂型。其优点是制作简便,便于服用及携带,节约药材,性质较稳定,不易变质,可大量生产。缺点是内服散剂的吸收较汤剂慢,一经制成散剂,就不能随病情变化而灵活加减。

散剂为药材或药材提取物经粉碎、均匀混合制成的粉末状制剂。按用途可分为内服散剂和外用散剂。

一般内服散剂粉碎度要求过 80 ~ 100 目筛,用于消化道溃疡、儿童病人或外用应过 80 ~ 120 目筛。散剂的制备一般分为准备、粉碎、过筛、混合、分剂量、包装等几个步骤。

散剂制备好以后,要进行分剂量。分剂量是指将混合均匀的散剂,按所需剂量分成若干相等份数的过程。这是一项重要的制作过程,将直接影响服用量的准确性。分剂量常用目测法、重量法、容量法进行。

目测法一般是先合并称取若干单剂量的药粉,再将其分为若干份。目测的误差较大,不适用于含有毒性药物的分剂量。

重量法是用称量的方法,逐个单剂量进行称重分装。该法分剂量准确,

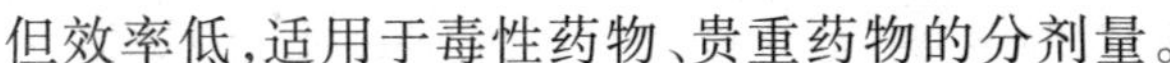

但效率低,适用于毒性药物、贵重药物的分剂量。

容量法是选一个或做一个适宜的容器,根据所需单剂量的量,调整好容器的容量,直接用该容器量取药粉进行分剂量。

散剂包装常用材料有玻璃纸、有光纸、蜡纸、玻璃瓶、塑料瓶、铝塑袋及聚乙烯塑料薄膜袋等。包装可防止散剂吸湿、结块、变色、分解,并利于病人使用。

临床散剂经验方揭秘(见书后附录)

人参蛤蚧粉治疗虚喘。

三、丸剂

将处方中的每味药物,配好后晒干或烘干,混合均匀,然后研成细末,以蜜、水或米糊、面糊、酒、醋、药汁等为赋形剂,混合或包裹制成圆球形的固体制剂剂型,称为丸剂,是临床上较为常用的剂型。丸剂多适用于需要久服缓治的慢性虚弱性疾病,如六味地黄丸、补中益气丸、归脾丸等。但亦有用于急救,治疗急性窍闭神昏的,如安宫牛黄丸、冠心苏合丸等。丸剂的优点是:服用方便,体积小,便于携带及贮存,药材的利用率高,在胃肠道内崩解缓慢,吸收亦较缓慢,从而缓缓发挥药效,使药力持久,而且对有毒及刺激性药物可延缓吸收,减少毒性和不良反应。某些毒性大,或贵重、芳香、不宜加热煎煮的药物,可制成丸剂服用。丸剂的缺点是:剂型固定,不能随病情变化而灵活加减,服用量大,尤其小儿吞服丸剂较困难。

临床上常用的丸剂有蜜丸、水丸、糊丸、浓缩丸四种。

1)蜜丸　蜜丸是将药料细粉以炼制过的蜂蜜作为赋形剂制成的丸剂。蜜丸具有蜂蜜的柔润性质,作用缓和,并能矫味和补益。所以,慢性与虚弱性疾病,需长期服用者,常将处方中的药物配制成蜜丸使用,如石斛夜光丸。

2)水丸　水丸是将药材细粉用冷开水或酒、醋,或其中部分药汁等湿润后互相黏合,再以人工或制丸机泛制而成的小丸剂,亦称水泛丸。水丸使用的赋形剂种类较多,各类处方均可制成水丸,适用于多种疾病,为一种比较常用的丸剂,如香砂六君子丸。其优点是丸粒小,便于吞服,服后在体内易于崩解,吸收快,且不易吸潮,有利于保管与贮存。

3)糊丸　糊丸是将药料细粉用米糊、面糊等赋形剂而制成的丸剂。糊丸黏性大,在胃内崩解时间较蜜丸、水丸缓慢,服后在体内缓慢吸收,它既可延长药物作用的时间,又能减少某些刺激性较强的药物对胃肠道的刺激。因此,一般含有毒性药物的处方,多做成糊丸内服,如舟车丸。

4)浓缩丸　浓缩丸是将组方中某些药物煎汁浓缩成膏,再与处方中其他药材细粉混合、调匀、干燥,再经粉碎后,用水或酒,或方中部分药物煎出液为赋形剂制成的丸剂,适用于治疗各种疾病,如八珍丸。浓缩丸的优点是:有效成分含量高,体积小,剂量小,易于服用,便于携带及贮存。浓缩丸为目前临床最常用的丸剂。

临床丸剂经验方揭秘(见书后附录)

三海消瘿丸治疗单纯性甲状腺肿。

四、膏剂

将药物用水或植物油煎熬后去渣浓缩而成的剂型称为膏剂,是临床常用的剂型。

1. 膏剂的类型

膏剂有内服和外用两种。内服膏剂分为流浸膏、浸膏、煎膏(亦称膏滋)三种,外用膏剂分为软膏剂和硬膏剂两种。

1)流浸膏　流浸膏是指用适当溶媒浸出药材中的有效成分后,将浸出液中一部分溶媒用低温蒸发除去,并调整浓度(除特殊规定外,流浸膏1毫升的有效成分相当于1克药材)及含醇量至规定的标准而制成的液体浸出剂型,如甘草流浸膏、仙鹤草流浸膏等。

2)浸膏　浸膏是指用适当的溶媒将药材中的有效成分浸出后,低温将溶媒全部蒸发除去,并调整至规定标准(每1克浸膏相当于2~5克药材)的剂型。浸膏是含有药材中可溶性有效成分的半固体或固体浸出剂型,可制成丸剂、片剂或直接装入胶囊服用,如清热凉血浸膏、紫珠草浸膏等。

3)煎膏　煎膏又称膏滋,是指将药材加水反复煎煮后,取汁,浓缩,并加入适量蜂蜜或白糖制成稠厚半流体制剂的剂型。膏滋质稠味甘甜,营养丰富,有滋补作用,较适合于久病体虚者服用,如琼玉膏、参芪膏等。

4）软膏　软膏又称药膏，是指用植物油、猪油或蜂蜡等为基质，将药材用油加热，提取有效成分，或将药材细粉搅入基质，混合均匀而成为一种易于涂布于皮肤、黏膜的半固体外用制剂。软膏在常温下是半固体，具有一定黏稠性，涂于皮肤、黏膜或创面后，能渐渐软化或溶化，有效成分即被缓缓吸收，呈现缓和而持久的药效。但其作用是局部的，适用于外科疮疡疖肿、皮肤病、烧烫伤、软组织损伤、跌打损伤等，如三黄软膏、生肌玉红膏、烧烫伤药膏等。

5）硬膏　硬膏又称膏药，是用油类将药材煎熬至一定程度，去渣后再加黄丹、白蜡等收膏，呈暗黑色的膏药，涂布于布或绵纸等裱褙材料上，供贴敷于皮肤的外用剂型，常温时呈固体状态，故称硬膏。临用前加热烘烤（36～37℃时即可熔化），使之软化后贴于患处，适用于跌打损伤、风湿痹痛、痈疡早期等症，如麝香止痛膏、拔毒膏等。

2. 临床定开内服膏方的方法

1）定开膏方的概念及适应证　所谓膏方，即煎膏剂型，又称冬令补膏或膏滋药。内服膏滋是将药物用水煎煮3次，合并煎出液去渣，将药汁浓缩成糊状加糖类、蜂蜜或胶类等调制成稠厚的半固体制剂。由于膏滋药经水提取浓缩，纤维素及杂质等已大部分除去，体积缩小，便于携带和用开水稀释冲服，膏滋药含有较多的蜂蜜、糖类、胶类，味甜爽口，易为病人接受并坚持服用，且营养丰富，有滋补作用，是中药调补的好剂型。凡慢性疾病、一种或多种疾病需长期服药者，或年老体弱而要求防病抗衰及需要夏病冬治者，以及长期疲劳、易于感冒、性欲减退等亚健康状态的人群，均可服用膏方。

2）膏方的处方方法　临床开膏方药的处方，首先要经过详问病史，进行辨证分析，辨清属于阳虚还是阴虚、气虚还是血虚，以及五脏六腑的孰虚孰实，而后或用温补，或用清补，或用平补，或用峻补；或用补气，或用补血，或用滋阴，或用助阳；或补中寓泻，或攻补兼施。《黄帝内经》云："形不足者，温之以气，精不足者，补之以味。"一般来说，阳虚宜以温补，如附子、仙茅、肉苁蓉、巴戟天等；阴虚宜以清补，如熟地、鳖甲、龟板、玉竹、制首乌等。补气以四君子汤为主，补血以四物汤为主，气血双补以十全大补汤等为主；肝肾阴虚，虚阳上亢者，可用杞菊地黄丸为主；肾阳虚者，以肾气丸为主。虚证中兼有痰多者佐以化痰；兼有气郁者佐以理气解郁；兼有血瘀者佐以活血化瘀，兼湿重者佐以化湿;兼热盛者佐以清热。随机应变,灵活加减才能开出一张好的膏方。膏滋药的处方,要求体现既能"补虚",又能"疗疾",要注意补而不腻,笔者常在滋补的定开膏方中佐以砂仁、陈皮、焦山楂、焦神曲等行气、开胃药物,目的是防止滋补碍胃,影响人体的正常消化吸收功能。对于"虚不受补"的病人尤其应该注意。

3. 定开膏滋处方的内容

1)处方药味、剂量　药味可多可少,依据病情而定,一般药物在20~30味,每味药物剂量在100~200克,相当于汤剂的10~15倍。因此,一料定开膏滋药常用剂量相当于汤剂的20~30剂,过少则难以熬制成一料膏方。

2)特殊药物的煎法　在一般汤剂中要求先煎或后下的药物,在膏滋药中不一定要按常规去做,因为膏滋药一般要求煎煮三次,每次煎1小时左右,所以先煎和后下均失去意义。一般来说,先煎之品对疗效无影响,因煎煮时间长,已达到了先煎的目的,但对于后下之品,可能会影响药效,因此,在处方时尽可能少用需后下的药物,或另煎待收膏时再兑入。个别贵重药品,如人参、西洋参、冬虫夏草等,不宜与其他药同煎,可以用文火另炖,或研末,于收膏时将药汁或粉末兑入,既可提高疗效,又可避免贵重药品的浪费。

3)定开膏方的制作　将调配好的中药置淘箩内用自来水冲洗一次,倒入锅内,加水超过中药水平面以上6~7厘米,浸泡3~4小时,用武火煮沸后改用文火煎熬1小时,为头煎药,而后把药液倒入容器内沉淀,再用细绢筛过滤。第二、三煎药加水超过中药水平面以上3~4厘米,用武火煮沸后再用文火煎熬40分钟左右,倒入容器内沉淀滤去渣。然后把三煎滤渣后的药液倒入铜锅内以文火再次煎熬,使水分充分挥发。同时用另一净锅,将冰糖或白糖,或红糖炒化成黄色液体,如配方中含有阿胶或龟板胶、鹿角胶等药,则用绍酒隔水炖烊后,与冰糖或蜂蜜一起冲入药液内。与此同时用长竹板频频搅动,以防糊底。待锅内药液出现大小水泡、长竹板自锅中提起药液形成"挂旗"时;或用拇指和食指蘸少些药液,两指先捏紧后分开,手指上出现丝状物(拔丝)时,说明膏已熬成。

4)定开膏滋药辅料的配制　膏滋药的辅料较多,一般有糖类、胶类等。糖类分冰糖、饴糖、蜂蜜。胶类有荤、素两种,荤胶如阿胶、龟板胶、鳖甲胶、鹿

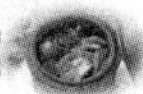

角胶、龟鹿二仙胶等，素胶有金樱子膏、桑葚膏、益母膏、枇杷膏等。糖类用量在300~500克，胶类用量在100~150克。荤胶要求用黄酒250~500克浸泡炖烊，因荤胶多属血肉之品，味腥、黏腻难化，酒浸可解腥膻之气，并助运化之力。膏滋药的辅料可根据具体需要选用，如阴血虚者可选用阿胶、龟板胶；阳虚者可选用鹿角胶；阴阳两虚者可选用龟鹿二仙膏；便秘者可选用蜂蜜；糖尿病忌加糖类收膏，可选用胶类辅料增加黏稠度。肝病慎用黄酒浸胶。定开膏方多为滋补类膏滋药，可增加一些贵重药的使用。如阳虚病证可选用鹿角、鹿角胶、冬虫夏草、紫河车、肉苁蓉、海马、蛤蚧等；阴虚病证可选用石斛、冬虫夏草、龟板胶、鳖甲胶、山茱萸、西洋参、燕窝等；气虚病证可选用野山参、白参、红参、桂圆肉等；血虚病证可选用制首乌、阿胶、桂圆肉等。

5）药物的选择　处方除应根据病情及辨证论治的原则选择药物外，还须选用出膏率较高的药物，一般根茎类、种子类药物含胶质、植物蛋白、固体成分多，出膏率较高应尽量多选择应用，以增加出膏率，如生地黄、熟地黄、玉竹、石斛、玄参、当归、天冬、麦冬、党参、太子参、沙参、黄芪、黄精、枸杞子、白术、山药、肉苁蓉、何首乌、桂圆肉、大枣、饴糖、阿胶、龟板胶、鳖甲胶等药。花类、叶类、草类药材的出膏率较低，不宜过多配制在定开膏方中，否则只能熬制出清膏。

6）膏滋药的服法　每日早晚饭前各服1次，每次1食匙(15~20克)。

7）膏滋药的服用禁忌　感冒期间，或内停食积，脘胀腹泻，必须暂停服膏滋药，以免误补留邪，酿生它病。服药期间忌喝酒、饮茶及生食萝卜。茶叶中含有鞣酸，易与膏滋药中的生物碱结合，产生不被人吸收的沉淀物，影响药效；生萝卜消导通气之力较甚，影响滋补药效。

4. 膏滋处方用药原则

1）补而勿过　膏滋药以补为主，符合《黄帝内经》“虚者补之”“劳者温之”“损者益之”的原则。故定开膏方用药大多为滋补之品，但用药要补而勿过，宁可循序渐进小补而不可峻补太过，否则容易致阴阳失调、气血失衡，加重病情。进补一定要适可而止、因人而异、因病而异，不能一见补之有效，便速求其成，大剂猛进，补之太过，恐适得其反，即“欲速则不达”。

临床上为避免补之太过，先服开路药以观察病人服后反应当为首选方法之一。其次应详细辨证，精心取舍，合理配伍，讲究法度而处方。古人组方大多具有辨证观点，往往是有补有泻，有升有降，有塞有通，有开有阖。六味地黄丸中，有熟地之补，即配以泽泻之泻；有山萸肉之阖，即配以丹皮之开；有山药之固，即配以茯苓之通。如此开阖补泻，使之补而不滞，滋而不腻，守而不呆，流通畅达，则无太过偏颇之弊。又如肾气丸中不是单用附桂纯补肾阳，而是根据阴阳互根之理，配以六味地黄丸以养阴，以使阴生阳长，此即张景岳所云："善补阳者，必于阴中求阳，则阳得阴助而生化无穷；善补阴者，必于阳中求阴，则阴得阳生而泉源不竭。"

2）杂而勿乱　定开膏滋处方大多既要针对主证，又要兼顾复杂的病情。因此，用药难免杂一些。每剂膏滋处方时多达三四十味，甚至更多，但这种"多"与"杂"，并非随意拼凑和堆积，而应该是以辨证为依据，并在一定法则指导下的"多"与"杂"，应明辨主次，有机合理配伍，使之互相协调，或相须，或相使，以达预期的治疗目的。所以定开膏方也必按君、臣、佐、使的原则配伍，这样可保证主次分明，结构严谨，每味药物既能各施其长，又可起协同作用，增加疗效。

3）因人而异　定开膏方应根据病人的具体情况进补，掌握缺什么补什么，各人的体质、病因、病状以及其他方面的具体情况均各不相同，即使是同一虚证，膏方也不一定完全一致，中药有"同病异治""异病同治"的指导思想，不分青红皂白，一律用同一种膏方进补，则大忌也。因为膏滋的作用是通过药物的综合性能体现的，药物都有一定的偏性，进补的目的是靠药物的偏性来纠正人体的偏性，以使阴阳平衡，气血调和。如人参既是"补气大王"，但用之不当，也会造成"人参滥用综合征"。

4）实证忌补　病属实证而出现虚弱的症状，中医称为"大实有羸状"，此时绝对不宜滋补。膏方滋补，药不对症，往往会"闭门留寇""助长邪气"；有些病症虚实杂夹，或实多虚少，亦不可一味采用膏方峻补，应以祛邪为先，滋补在后，或扶正祛邪。

5）辨证施补　膏滋处方当详察病情，谨守病机，分气血，辨寒热，知开阖，分缓急，别脏腑。气虚者当用补气，血虚者当用养血，阴虚者当用滋阴，阳虚者当用助阳。又气为血之帅，血为气之母，阴阳互根，因此补气时加补血药，则补气之源不断;补血时加补气药则能补气以生血,使阴中求阳,阳中求阴,相得益彰。辨证施补是临床开膏方取效的关键。笔者在临床所开膏方,大多是在汤剂治疗有效的基础上,待病情稳定后,再定开膏方,这样便与"辨证施补"更加贴近。

6)顾护脾胃　膏滋处方应注意顾护脾胃之气,过分滋填壅补有碍脾胃升降,可致中焦阻塞。因此,服用膏滋药时,病人一定要在舌苔不厚、胃纳脾运正常情况下,方可使用。痰湿之体,食少纳呆者忌滋腻蛮补,或暂缓进补,即使非用不可,也要佐以醒胃健脾之品。笔者在定开膏方时,每遇方中有熟地黄、阿胶、玉竹、玄参之类滋腻药物时,必用砂仁、陈皮之类理气扶胃之品,只有时时顾及脾胃,配制的膏方才能让病人坚持服用。否则,纵有良方良药,亦不利于疾病康复。

7)重视食补　食补具有预防疾病和配合治疗的作用,因其取材便利、味美适口、相对安全等优点。食补的主要作用有以下两个方面。一是未病养生,增强体质。中医认为,人体脏腑功能的衰减、阴阳失去平衡是导致疾病发生的主要原因,而食补能调整人体阴阳平衡,纠正不足与偏亢,因而能起到治疗或辅助治疗的作用,但是,食补也要根据人体的体质灵活运用,要分清孰热孰寒、偏盛偏虚。如阴虚内热者宜多食凉性食物,如银耳之类食物;阳虚外寒者宜多食热性食物,如核桃、鹿肉之类食物;肺热咳嗽者宜多食梨、百合、白果等;血虚失眠者宜多食桂圆、红枣等;脾虚腹泻者宜多食莲子、扁豆、薏苡仁等。二是已病补虚,促进康复。生病的人不但身体虚弱,而且消化、吸收功能也较低下,往往容易造成营养物质的缺乏,病情难以痊愈。运用食补法既可调整脾胃功能,又可补充营养物质,从而达到治疗、补虚、康复的目的。所以在服用膏滋药进补的同时,笔者强调重视食补、食养与食疗。

5. 膏滋药服用的最佳季节

中医药补,四季皆宜。笔者认为春季应平补,夏季应清补,秋季应润补,冬季应温补。特别是现在人们的生活节奏在加快,工作和学习压力在加大,出现长期疲劳、失眠、性功能减退的人越来越多,所以适量适时的食补与药补显得更加必要。

按照中医理论,冬季是大自然万物收藏的季节,天气寒冷,食欲旺盛,腠理致密，无论进食的数量和质量需求方面，均较平时为多，此时进补容易为人体所吸收、贮藏，如《素问 · 四气调神大论》云："冬三月，此谓闭藏"，中医在两千多年前就提出"冬藏精"和"秋冬养阴"的理论，而且，一料膏滋药，一般要服4～6周，甚至更长时间，冬季气温较低，易于保存，因此，服用膏滋药，以冬季最为合适。俗话说："入九进补""补在三九""冬令进补，来年打虎"，说明冬令是进补的最佳时间。入冬服用膏滋药，有三大特点：一能调整阴阳，平衡气血，改善五脏六腑功能，提高机体自身免疫力，有抗衰延年益寿作用；二是服用简便省时，且易入口，病人乐于接受，对治疗慢性病病人，更为适合，久服可使疾病获愈，可使亚健康状态得到改善，可使人体调整到最佳状态；三则冬令进补，用膏滋可全面兼顾，产生双向调节功能，有利于机体的康复。

有些疾病在冬季好发，如慢性支气管炎、支气管哮喘、慢性阻塞性肺气肿、慢性肺源性心脏病、过敏性鼻炎、风湿性关节炎等，因发病较重，邪实为主，一般不宜进补，而在春、夏、秋季时，这些病人的病情常处于暂时稳定阶段，则是病人进补的好季节，即所谓"冬病夏治"。"冬病夏治"符合中医"急则治标，缓则治本"的治疗原则，在夏天未发病时，就培本以扶助正气。人体正气旺盛，抵抗力增强，到了冬天就可以少发病或不发病。实践证明，冬病夏治具有良好的效果。例如慢性支气管炎利用夏季调理脾胃，可健脾去痰，使冬季病情得以缓解，有的可治愈。

临床内服膏滋经验方揭秘（见书后附录）

固本咳喘膏治疗哮喘缓解期；

四季养生膏：①春季平补养生膏；②夏季清补养生膏；③秋季润补养生膏；④冬季温补养生膏。

五、丹剂

丹剂多指用含汞、硫黄等矿物药经过炼制、升华、熔合等技术处理后，使之成为剂量小、作用大的一种化合制剂，主要供外科使用。比如红升丹、白降丹等。在我国制剂的发展史上，自古便对丹剂的概念产生了混乱，把有些实际上是属于丸剂、散剂、锭剂的中成药，甚至是液体剂型的中成药，也称为丹

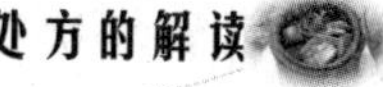

剂。如至宝丹、活络丹、玉枢丹、天王补心丹等。

六、酒剂

酒剂又称药酒，它是以黄酒或白酒为溶媒，浸出药材中的有效成分，然后去渣取汁的液体制剂。由于酒能温通血脉，温经散寒，故常用于风寒湿痹阻经脉的关节疼痛、筋骨疼痛、跌打损伤等症。如追风活络酒、木瓜酒等。此外，用补益药制成的药酒，适宜于作为补益饮品，如枸杞子酒、灵芝酒、参茸酒、人参药酒、史国公药酒等。

药酒是药材用酒提取制成的澄清制剂。多供内服，也有供内服兼外用者。

酒剂是一种传统的中药剂型。酒剂可加入适量糖或蜂蜜调味。

制备酒剂所用的药材，一般应加工成适当的片、段、块、丝或粗粉。生产内服酒剂应以谷类酒为原料。

酒剂制备常用的方法有：常温浸渍法、加热浸渍法、渗漉法等。

常温浸渍法：将处理好的中药材置适宜容器中，加入规定量的酒，密闭浸泡 14 天或规定时间，滤取上清液，或再加入规定量的酒，继续浸渍2～3次，滤取上清液，并将药渣压榨，压出液与滤液合并，静置，过滤。

加热浸渍法：将处理好的药材置适宜容器中，加规定量的酒，密闭，置水浴上加热浸渍一定时间；或将中药材装于特制的布袋，悬于酒中，密闭，置水浴上加热浸渍一定时间，滤取浸渍液，并压榨药渣，合并浸出液，静置，过滤。

渗漉法：以酒为溶剂，对中药材缓缓渗漉，收集渗漉液，静置，过滤而成。

临床酒剂经验方揭秘（见书后附录）

强身益寿酒；

养生美容酒。

七、茶剂

茶剂是指将药材与茶叶共碾成粗末，加入黏合剂制成的块状固体制剂。使用时，取其适量置于有盖的容器内，以沸水冲泡，或煎煮代茶。选用花类、叶类、梗类药材，不用茶叶，冲服或煎煮后代茶饮用者也可称为茶剂，可用于治疗某些疾病的早期、恢复期及服用汤、丸剂不方便的病人，如午时茶、减肥茶、二花茶等。

临床茶剂治疗心血管疾病经验方揭秘（见书后附录）

刺五加肉桂茶；

红花檀香茶；

菖蒲茶；

参叶玉竹茶；

龙眼宁心茶；

槐花茶；

绞股蓝绿茶；

杞菊决明子茶；

柿叶山楂茶；

黄芪枳实红枣茶。

八、露剂

将药材（多用新鲜的含有挥发性成分的药材）放在水中加热蒸馏，所收取的蒸馏液为露剂。露剂又称药露。本剂型颜色澄清，气味芳香，如金银花露。市场上也有冠以“露”字的成药，实为糖浆剂而非露剂者，如川贝枇杷露。

九、锭剂

锭剂是指将药研成细末，单独或与适当的赋形剂制成具有一定形状（如瓜子形、纺锤形、扁圆形、圆柱形）的固体制剂。锭剂供内服和外用，研末调服或磨汁服，亦可磨汁涂患处，如蟾酥锭、紫金锭等。市场上也有少数成药外为锭剂者，实为丸剂，如小儿至宝锭等。

十、颗粒剂

颗粒剂又称冲剂，是指将药材提炼成稠膏，加入适量糖粉或其他辅料（淀粉、糊精）或药材细粉等，烘制成干燥颗粒状制剂的剂型。冲剂是近年在糖浆剂和汤剂的基础上发展起来的新剂型，适用于多种疾病，如板蓝根冲剂、小柴胡

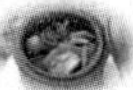

冲剂等。优点是克服了汤剂需要煎煮等缺点，作用又比丸剂、片剂迅速，且服用、携带都比较方便。缺点是易于吸潮，应置密闭容器中贮存，一般采用塑料袋分剂量包装备用；同时，剂型固定，难以随病情的变化而灵活加减。

临床颗粒剂经验方揭秘（见书后附录）

金藻调脂颗粒；

升血压颗粒。

十一、糖浆剂

中药的糖浆剂是指将药材煎煮去渣取汁，煎熬成浓缩液，加入适量的蔗糖溶解而成的剂型。糖浆剂味甜可口，适用于慢性、虚弱性疾病和小儿诸疾，如十全大补糖浆、急支糖浆等。缺点是不适合糖尿病病人选用。

临床糖浆剂经验方揭秘（见书后附录）

双百杏桔糖浆。

十二、合剂

合剂系药材经提取、浓缩而制成的内服液体制剂。

合剂源于汤剂，但又不同于汤剂。汤剂是随煎随服，合剂是制备后贮存，供多次服用的制剂。

合剂的制备方法与汤剂相似。选用炮制合格的药材，置煎煮容器内，加水至淹没药面约 2 厘米，浸泡半小时至 1 小时后，入锅加热煎煮。先用大火煮沸，后改小火微沸，第一次煎煮 1 小时，滤出药液。药渣再加水重复煎煮 1～2 次，每次 1 小时。共煎煮 2～3 次。滤出药液，药渣压榨出药液。合并各次煎液和压榨液，静置沉淀，过滤，滤液加热浓缩至一定浓度，加入适量的矫味剂和防腐剂，分装于洗净干燥的适宜玻璃瓶等容器中加盖，再消毒灭菌即可。

若处方中含有需要特殊处理的药物，可按汤剂煎煮的先煎、后下、包煎、另煎、烊化等方法处理。

合剂每天服用量一般在 40～50 毫升，分 2～3 次服。

临床合剂经验方揭秘（见书后附录）

润肠通便合剂。

十三、片剂

片剂是指将药材细末与浓缩浸膏及辅料混合,经加工后压制成的圆片状制剂。片剂应用面广,适用于多种疾病,如银翘解毒片、七叶神安片等。优点是用量准确,质量稳定,体积小,易于吞服,携带、贮存均比较方便,且为机械生产,产量高,成本低,对某些易变质及吸潮或味苦恶臭的中药,可经压片后外包以糖衣,既可保护片中药物又易于吞服。缺点是小儿及昏迷病人不易吞服,无法灵活加减。

十四、胶囊剂

胶囊剂是指将药材细末盛装于两节嵌合的空心胶囊内而成的制剂。胶囊剂是散剂衍化而成的新剂型,适应于一般疾病,如感冒灵胶囊、冠心苏合胶囊等。优点是用量准确,便于服用,吸收较好,见效比丸剂、片剂快,还可掩盖药物的不良气味,携带及贮存均方便。

临床胶囊剂经验方揭秘(见书后附录)

抗脂肪肝胶囊。

十五、针剂

针剂即注射剂,是将中草药经过提取、精制、配制等步骤而制成的灭菌溶液,可供皮下、肌肉、静脉注射等使用的一种剂型。针剂具有剂量准确、作用迅速、给药方便、药物不受消化液和食物的影响,能直接进入人体组织等优点。

十六、酊剂

酊剂是指药材用适宜浓度的乙醇提取而成或溶解而制成的澄清液体剂型。可以内服也可外用。一般酊剂每100毫升应相当于原药材20克。

制备酊剂所用的药材,有中药饮片、中药提取物、化学药品等成分。制备酊剂应选用规定浓度的乙醇。

酊剂制备常用的方法有以下四种。

溶解法:取药物粉末,加入规定浓度的乙醇至规定量,溶解,静置,必要时过滤即成。

稀释法：取药物流浸膏，加入规定浓度的乙醇，稀释至规定量，静置，必要时过滤即成。

浸渍法：取粉碎为粗末的药材，放入有盖容器中，加入规定浓度的乙醇至规定量，密闭，每天搅拌或振摇一次，浸渍7天以上，吸取上清液，再加入规定浓度的乙醇至规定量，继续浸渍，吸取上清液，合并浸出液，静置，过滤即成。

渗漉法：药材中加入规定浓度的乙醇至规定量渗漉，收集渗漉液达到规定量后，静置，过滤即成。

临床酊剂经验方揭秘（见书后附录）

芎红酊。

十七、其他

除上述剂型外，还有条剂、线剂、滴丸、微型胶囊、气雾剂、海绵剂、油剂、栓剂、饼剂、灌肠剂、洗剂、霜剂等多种剂型。开中药处方时，应根据各类剂型的特点和辨证施治的需要，正确选用剂型。

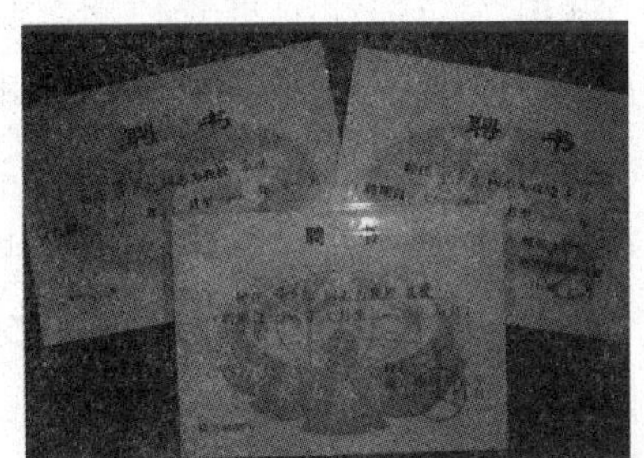

聘书
聘书

谢英彪的南京中医药大学教授聘书

現代中醫進修學院
聘任證書

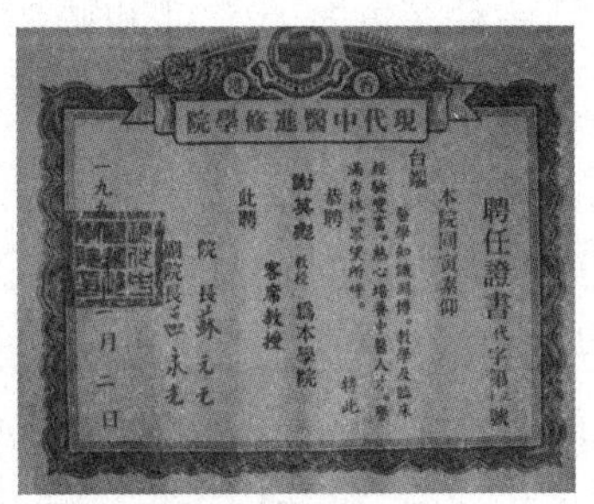

谢英彪的香港现代中医进修学院客座教授聘书

招聘状
謝英彪先生を日本本草薬膳学院の客員教授に招聘いたします。

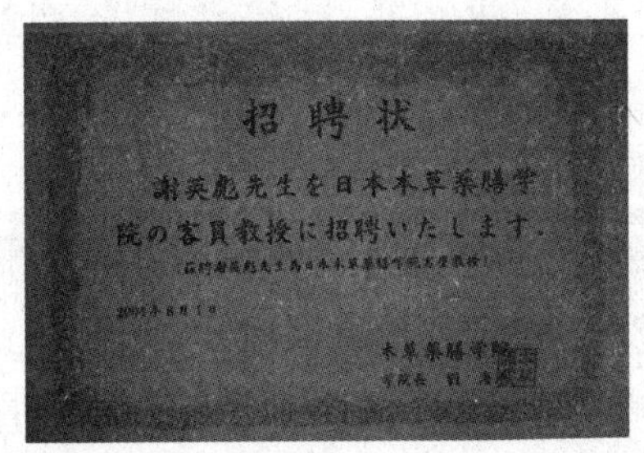

谢英彪的日本本草药膳学院客座教授聘书

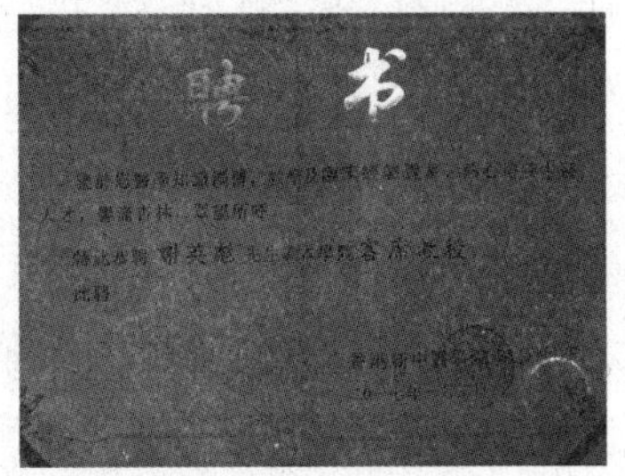

谢英彪的香港新中医学院客座教授聘书

第五章　中医处方的必备知识

第一节　四气五味

每一种药物都具有性和味两方面。性味是药物性能的重要标志。自古以来，各种本草书籍在每论述一药物时，首先标明其性味，这对指导临床用药有着重要意义。

四气，又称四性，就是寒、热、温、凉四种药性。其中温热与寒凉属于两类不同的性质。而温与热，寒与凉则分别具有共同性；温次于热，凉次于寒，即在共同性中又有程度上的差异。如肉桂性热，桂枝性温。

药性的寒、热、温、凉是从药物作用于机体所发生的反应概括出来的，是同所治疾病的寒、热性质相对而言的。

此外，还有"平"性药，是指药性比较平和，没有寒、凉药或温、热药的作用表现得显著。但实际上也有偏温、偏凉的不同。因此，虽有寒、热、温、凉、平五气，但一般仍称为四气。

五味，是指药物的酸、苦、甘、辛、咸五种不同的滋味。它主要是由人们的味觉器官辨别出来的，或是根据临床治疗效果而确定的。

此外，还有淡味和涩味，不过一般认为淡附于甘，涩附于酸，故仍称五味。

中药的"气"和"味"，都是人们在长期的医疗实践中，对为数众多的药物

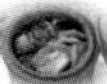

作用于机体所发生的反应和对疾病产生的治疗效果加以概括和总结而来的。例如，凡能够治疗热性病证的药物，便认为是寒性或凉性。反之，能够治疗寒性病证的药物，便认为是热性或温性。至于“味”的确定，最初是由口尝而得。古时人们不能从化学成分方面来解释药物的滋味，但是很重视各种药物所具不同滋味与其作用之间的内在联系，试图从实践中探索其客观规律。然而，人们对于药物的滋味与作用之间关系的初步认识，在很大程度上是一种偶合现象，口尝的滋味不能完全反映或概括更多药物的医疗作用。因此，人们在医疗实践活动中，又往往根据药物的作用来确定其味。如凡有发表作用的药物，便认为有辛味，有补益作用的药物，便认为有甘味，等等。因此，就出现了《本草》上所载药物的味与实际口尝不符的情况。例如，葛根味辛，石膏味甘，玄参味咸等，均与口尝不合。所以，药物的味，已不能完全用舌感所能辨别，它已包括药物作用的含义在内。一般来说，相同的味有类同的功效，不同的味有不同的功效。

学习四气五味的临床有何意义呢？这是实习、进修医生常常询问的问题。

学习四气，是为了更好地为临床实践服务。这是因为疾病是复杂多变的，从疾病的性质上来说，有寒证，也有热证，还有寒热错杂的病证，只有掌握了四气，才能正确地运用不同性质的药物来治疗不同性的病证，也即达到了“寒者热之，热者寒之”的目的。否则药不对证，要么就是火上浇油，要么即成雪上加霜。例如，掌握了石膏、知母、黄连等药物是属于寒凉性质的，遇到了高热、大汗出、口渴等属于热证的疾病，就可以应用此类药，从而达到治疗的目的；掌握了附子、干姜、肉桂等是属于温热性质的药物，遇到四肢发冷、下利清谷、口不渴、脉微细等，属于寒证的疾病，就可以用其温中散寒、回阳救逆，而达到治病的目的。

学习五味同四气一样，同样是为临床实践服务的。这是因为药物的味道不同，其作用特点也不一样。《内经·至真要大论》曾将五味作用特点概括为“辛散、酸收、甘缓、苦坚、咸软”。综合历代医家用药经验，可将五味的作用特点概括如下。

辛 辛能散能行。辛味药物有发散、行气、活血的作用，多用于治疗外感表邪及气滞血瘀的病证。一般发汗解表的药物（如麻黄、生姜、薄荷），行气的药物（如木香、厚朴、枳壳），活血的药物（如川芎、红花、苏木）等，大多数为辛味。现代研究认为，辛味药多含有挥发油或挥发性物质，能刺激汗腺分泌而发汗，或有健胃作用，缓解胃肠胀气。

甘 甘能补能缓。甘味药物，大多有滋补生津、和中、缓急、解痉、止痛的作用，多用于治疗虚证或调和药性及某些疼痛的病症。一般治疗虚证的药物，如治气虚的人参、黄芪，治血虚的熟地，治阴虚的麦冬，调和药性的甘草、大枣、蜂蜜，能缓急止痛的白芍等，大多数为甘味。现代研究认为，大部分甘味药均含有机体代谢所需的营养物质，如氨基酸、糖类等。这说明大多数甘味药确有补养滋润作用。

酸 酸能收能涩。酸味药物大多数有敛汗、敛气、止泻、涩精、缩尿、止带、止血等作用。多用于治疗元气不固，虚汗外泄，久泻不止，遗精带下等病症。一般治虚汗外泄的药物（如五味子、五倍子），涩肠止泻的药物（如石榴皮、乌梅），涩精止遗的药物（如山萸肉、金樱子、覆盆子）等，大多数为酸味。现代研究认为，酸味药多含鞣质和有机酸，故有收敛固涩之功。此外，酸味药物还有生津开胃安蛔等作用。例如，乌梅、五味子可治疗胃阴不足，口干欲饮，不思饮食的病症；木瓜、白芍可治疗津液耗伤，筋脉失养所致的筋脉拘挛、屈伸不利之症等。

苦 苦能泄能燥能坚。苦味药物大多具有清热、泻火，泻下、降逆、燥湿、坚阴等作用，多用于治疗热性病、热结便秘、湿盛中满、咳嗽呕逆以及相火亢盛等证。一般治疗热性病的药物（如龙胆草、黄芩、栀子），治热结便秘的药物（如大黄），治湿热内蕴的药物（如苦参、秦皮），治咳嗽呕逆的药物（如苦杏仁、葶苈子），治相火亢盛的药物（如黄柏、知母）等，大多为苦味。现代研究认为，苦味药物大多含有生物碱及苷类，所以有抗菌、消炎、通便的作用。

咸 咸能下能软。咸味药物大多数具有软化坚硬、消散结块或泻下通便的作用。多用于治疗瘰疬、痰核、痞块及热结便秘等症。一般治疗瘰疬、痰核、痞块的药物（如牡蛎、瓦楞子），治疗热结便秘的药物（如芒硝），多为咸味。现代研究认为，海产的贝藻类咸味药物，多含有碘及无机盐，能软化瘿瘤、瘰疬、痰核肿块等，而咸味的芒硝含有硫酸钠盐等，能治疗肠燥便秘。

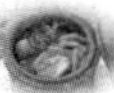

淡 淡能渗能利。淡，即淡而无味。淡味药物，一般具有渗利水湿，通利小便的作用，多用于治疗湿邪阻滞之小便不利、水肿等病症。如茯苓、猪苓、通草等渗湿利水药，即属淡味。

涩 涩能收涩。涩味药物具有收敛固涩等作用，多用以治疗虚汗、泄泻、尿频、滑精、出血等症。如龙骨、牡蛎潜阳敛汗涩精，诃子涩肠止泻等，即为涩味。

由于淡味并没有特殊的滋味，所以一般将它和甘味并称。中医有“淡附于甘”的说法；由于涩味的作用和酸味的作用相似，常也酸涩并提。因此，虽然有七种滋味，但习惯上仍称“五味”。

五味之外尚有“芳香”的概念。芳香多指药物的特殊气味，前人也常用此概念来说明药物的一定性质。芳香性药物具有醒脾、健胃、化湿、化浊、辟秽，开窍、走窜等作用。如佩兰醒脾化湿，草果化浊，麝香开窍避秽，白芷通窍走窜等。

五味与直接的舌觉(所尝味道)常有不符现象。这是由于前人在长期的医疗实践中发现某些药物并非有某种味道，但反映出的效果却与某种药物功效相似，经反复实践后即确定其为某种味道。这种依照药物的实际功效确定的味，当然与口尝味道不符。如葛根解肌发表，即言其味辛，赤石脂涩肠止泻，即言其味酸涩等，实际均与口尝不符。

每一种药物都有气与味两个方面，关系十分密切。一般性味相同的药物，其主要作用也大致相同或相近，如苦寒的药物，大都有清热泻火的作用，但又各具特点，如黄芩、黄柏气味苦寒，均能清热泻火，但黄芩既清热泻火又止血安胎，而黄柏既清热泻火，又善退虚热。性味不同的药物，功效也就自然有别。性同味异或性异味同的药物在功用上既有相同之处，又有不同之点。如厚朴、乌梅、大枣同样是温性药，但厚朴苦温燥湿，乌梅为酸温收敛，大枣则甘温补脾，三者性均温，适应于治疗寒证，这点是相同的；但三者味分别为苦、酸、甘，则又决定其功用与适应证有别。又如饴糖、芦根同样是甘味药，但饴糖甘温补脾润肺，芦根甘寒清热生津，其味均甘能润是相同的，但其性一温、一寒，则决定其功用与适应证截然不同。此外，还有很多药一性而兼有数味者，表明其作用更广泛。味愈多，说明其作用范围相应的愈大。如防风辛甘温，祛风解表，胜湿解痉等。

在临证处方用药时，不能把药物的性与味孤立起来用，一般都是既用其性，又用其味，性味结合。

第二节 升降浮沉

升降浮沉是指药物作用于人体的趋向而言。具体地说，升就是上升、升提的意思；降就是下降、降逆的意思；浮就是轻浮、上行发散的意思；沉就是下行泻利的意思。

总体来说，凡具有上行、向外，如升阳、发表、散寒、催吐等作用的药物属于升浮药。凡具有下行、向里，如清热、泻下、利水、降逆、平喘、潜阳等作用的药物属于沉降药。

升降浮沉作为用药的基本原则，它与临床治疗有着密切关系。这是因为，人体发生病变的部位有上、下、表、里的不同，病势有上逆和下陷的差别，因此，在治疗上就需要针对病情，根据药物升降浮沉的不同特性而选用相应的药物加以治疗。一般地说，凡病势上逆者，宜降不宜升，如胃气上逆的恶心、呕吐，当用代赭石、半夏来降逆止呕，不能用瓜蒂、常山等来催吐；病势下陷者，宜升不宜降，如久泻脱肛，宜用党参、黄芪、升麻、柴胡等益气升提，不能用大黄、芒硝之类以泻下；病位在表者，宜发表而不宜收敛，如外感表证，当用荆芥、防风等升浮药来发表，而不能用龙骨、牡蛎收敛止汗；病位在里者，或用石膏以清热，或用大黄以泻下，但不宜用解表药等。

综上所述，可以看出，药物的升降浮沉与防病治病有着十分密切的关系。只有详细了解药物的这一特性，才能达到预期的防治目的。

药物的升降浮沉与下列诸因素有关。

1）与药物的气味有关　凡味属辛、甘，性属温、热的药物，大都为升浮药；味属苦、酸、咸，性属寒、凉的药物，大都为沉降药。故前人有“酸咸无升、辛甘无降、寒无浮、热无沉”的说法。如麻黄、桂枝等辛、温之品，属升浮药；大黄、黄连等苦、寒药，属沉降之品。

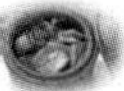

2）与药物质地轻重有关　凡属花、草、叶以及其他质轻的药物，大都为升浮药，如银花、细辛等。而果实、种子、矿物以及其他质重的药物，大多为沉降药，如枳实、苏子、磁石等。但是，上述情况也不是绝对的，例如“诸花皆散，旋覆独降”“诸子皆降，蔓荆独升”，就属于这种特殊情况。

3）与药物的炮制方法有关　一般来说，酒炒的药物多升，姜炒的药物多散，醋炙的药物多收敛，盐水炙的药物又多下行等。如酒炒黄芩，姜汁炒厚朴，醋炙五味子，盐水炙泽泻等。

此外，药物升、降、浮、沉的特性与其配伍也有一定的关系。如升浮药在大量沉降药中，便随之下降；沉降药在大量升浮药中，也能随之上升。可见药物的升、降、浮、沉并不是一成不变的。因此，在临床用药时，除掌握一般原则外，还应知道影响升、降、浮、沉的因素。

胃是气机升降的枢纽，笔者治胃病主张剂量宜轻，如果剂量过大，煎出的药汁必多，在胃中停留的时间必长，便不利于气机的升降，自然也不利于胃病的康复。这是对于药物升降的又一个侧面的认识。

掌握药物的性味与功能，才能在临证处方中操纵自如。

第三节　药物归经

“归经”二字，归，意谓归属；经，指脏腑经络。归经就是指药物对某脏腑经络的疾病有主要治疗作用，而对其他经络脏腑则作用较小，甚至没有作用。它说明每一药物均有自己特殊的、比较突出的适用范围，因而在治疗方面也具有一定的选择性。如同属寒性药物，虽然都具有清热的作用，但有的偏清肺热，有的偏清肝热，有的偏清胃火，各有所专；同一补药，有的是补脾、有的是补肾，有的是补肺，各自不同。因此，中医药学就根据脏腑经络学说，结合药物对不同脏腑经络的病变发挥不同的治疗作用，进行了归纳，得出某药能治某经的病，某药便归入某经某脏腑，这就形成了药物归经的理论。

根据《珍珠囊》的记载，常用的引经药物如下（仅供参考）。

足厥阴肝经：柴胡、青皮、川芎、吴茱萸。

足少阳胆经:柴胡、青皮。

手少阴心经:黄连、细辛。

手少阳小肠经:黄柏、藁本。

足太阴脾经:升麻、苍术、葛根、白芍。

足阳明胃经:石膏、升麻、葛根、白芷。

手太阴肺经:桔梗、升麻、白芷、葱白。

手阳明大肠经:升麻、石膏、白芷。

足少阴肾经:细辛、桂皮、独活、知母。

足太阳膀胱经:羌活。

手少阳三焦经:柴胡、连翘、地骨皮(上)、青皮(中)、附子(下)。

手厥阴心包经:柴胡、丹皮。

第四节 道地药材

中医处方用药,历来都十分注重中药的产地。因为中药大多为植物药,所以产地和它的质量与疗效之间,有着很密切的关系。

“道地”也叫“地道”,是真实、真正的意思。所谓“道地药材”是指药材货真质优之意,是中药学中控制药材质量的一项独具特色的综合判别标准。

“道地药材”,这是自古以来医药学家所赏用的,因治疗效果在某种程度上与处方中所用的药物是否“道地”有一定关系,所谓“离某本土,则质同而效异。”由于我国幅员辽阔,地跨寒、温、热三带,各地的土壤、水分、日照等自然条件差别很大,甚至是南北迥异,东西不一。这些都决定着各地区的生物尤其是植物的分布特征。因为动、植物的生长各需要一定的自然条件。某地的自然地理环境,适应于某些生物的生长,而不适应于其他生物生长。因此,这就很自然地形成了药材生产的地域性。例如,产于四川灌县的川芎为道地药材,但在华东、华南、华北地区引种后,质轻松泡,色香味都不及灌县产的川芎;河南是四大怀药的产区,其中的怀牛膝引种到华东一带后,根条细小,远不如河南产品;怀地黄全国各地几乎都有引种,但引种后的质量均不及河南

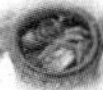

的怀地黄;“化州橘红化痰最神”(《本草纲目拾遗》),说明橘红用于化痰当以化州产者为上品;现代研究认为,丹参所含丹参酮 II_A 等为有效成分,因产地不同,其含量可相差数倍;国产青蒿的青蒿素含量最高,约为美国产青蒿的10倍;谢海洲教授做过比较,蕲艾质地厚实,绒多纤维少,如用之制艾绒灸条,易着火,燃之持久,认为“蕲艾与普通艾就是不同”。又如当归、地黄、天麻、人参、杜仲、五灵脂等,因产地不同,质量也有明显的差异;甚至是相反的。例如,我国和欧洲产的槲寄生可以降血压,而美洲产的槲寄生反可以升高血压。自古以来医药学家十分重视“道地药材”是很有见地的。难怪有经验的临床医生在其处方中非常重视“道地药材”的运用,陶弘景则剖析了药物不灵的原因之一,即在于“道地”问题,他说:“诸药所生,皆有境界……多出近道,气力性理,不及本邦……所以,疗病不及往人,亦当缘此故也。”

现将处方中使用较多的道地药材举述如下。

四川:川连、川芎、川乌、川附子、川续断、川贝母、川牛膝、川楝子、川杜仲、川巴豆、川木香、川郁金、使君子等。

浙江:杭白芍、杭菊花、浙贝母、杭白芷、延胡索、台乌药、于白术、山茱萸、麦冬、元参、防己等。

河南:怀地黄、怀山药、怀牛膝、怀菊花、禹白附、天南星、金蝎等。

广东:广陈皮、广藿香、砂仁、益智仁、高良姜、郁金、槟榔、巴戟天、草豆蔻、化橘红等。

甘肃:当归、大黄、甘草、黄芪等。

湖北:蕲蛇、蕲艾等。

云南:三七、茯苓等。

安徽:宣木瓜、滁菊花、凤丹皮等。

福建:泽泻、乌梅、莲子、建曲等。

江苏:苏薄荷、苍术、太子参、板蓝根、明党参等。

广西:肉桂、三七、蛤蚧、茴香等。

辽宁:五味子、细辛、黄柏等。

山东:东阿阿胶、北沙参等。

此外,吉林的人参、鹿茸等,山西的潞党参,陕西的枣仁,宁夏的枸杞子、银柴胡，内蒙古的麻黄、肉苁蓉，贵州的天麻等，历来就是著名的道地药材。

但是，“道地”并非一成不变的，现在也不能用老眼光来看待它。例如，细辛在古代原是以华细辛（今陕西华阴）为道地的，现代则以北细辛（辽宁）为上品；地黄的产区曾有陕西、江苏、浙江等处为佳的说法，到了明代《本草纲目》时，则一变而以怀庆（河南沁阳、武陟）产的为“道地”了。

第五节　如法炮制

炮制，古称炮炙。是指药物在应用前，或制成各种剂型前的加工过程，包括对药材的一般加工处理和较复杂的炮制技术。由于中草药大都是生药，其中有些生药必须经过一定的加工和炮制，才能符合治疗需要、充分发挥药物的疗效。因此，按不同的药性和治疗要求就有了多种炮制方法。炮制的方法得当与否，直接关系到药物的质量和治疗效果，因此，必须十分注意药物的炮制。

中药的炮制在祖国医学中有着悠久的历史和丰富的内容，它是中药学的一个重要组成部分，值得我们认真总结经验，加以提高。

1. 炮制的目的

1）除去杂质和非药用部分，使药物纯洁，利于服用　如将植物药的根或根茎除去泥沙，拣去杂质；枇杷叶去毛，肉苁蓉用水漂，去除咸味、腥味等。

2）便于制剂和贮藏　如磁石煅后易于制剂和煎煮；桑螵蛸蒸后可杀死虫卵，有利于贮藏等。

3）缓和或转化药物的性能，增强药物的疗效　如生姜煨后，可减缓其发散作用，而增强其温中之效；生地黄经炮制成熟地黄，由清热凉血的作用转化为滋阴补血的功效；党参经蜜炙后加强其补益的功效等。

4）降低或消除药物的毒性、烈性和副作用　如川乌、草乌生用易中毒，炮制后可降低其毒性；常山用酒炒后，可除去催吐的副作用等。

此外，不少药物经炮制以后，还能起到矫味、矫臭、引药归经等作用，这也属炮制的目的。如海藻、昆布等，用水漂后可以除去腥味、咸味；柴胡、五味子

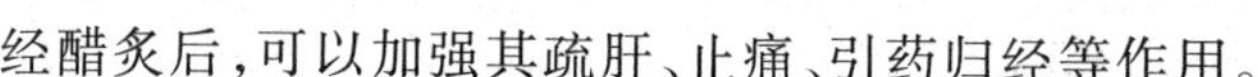

经醋炙后，可以加强其疏肝、止痛、引药归经等作用。

2. 炮制的方法

常用的炮制方法概括起来可以分为下述五大类。

1）一般修制　修制法是中药在应用前，或制成各种剂型前的一般加工处理方法。它包括挑、拣、簸、筛、刮、刷、捣、碾、锉、切、铡等方法。如刷去枇杷叶的绒毛；将犀角锉成粉末；刮去厚朴、肉桂的粗皮，切黄芪、白芍为薄片等。

2）水制　水制是指用水处理药材，使药物清洁柔软，便于加工切片，或借以减低药物毒性，以及除去不良气味的方法。一般包括洗、漂、渍、水飞等方法。如洗山药，漂大芸，泡大黄，渍黄芩，水飞朱砂等。

3）火制　火制是把药物直接或间接地用火加温处理，使其达到干燥、松脆、焦黄或炭化的一种制作方法。火制法包括煅、炮、炒、炙、烘、焙、煨等方法。如煅磁石，炮姜，炒白术，炙黄芪，烘二花，焙虻虫，煨豆蔻等。

4）水火合制　水火合制是水制法和火制法的结合制法，主要包括蒸、煮、淬三种方法。如酒蒸大黄，醋煮芫花，醋淬自然铜等。

5）其他制法　除上述四类制法外，常用的还有发酵、发芽、制霜和法制法等。如发酵法制神曲，发芽法制麦芽、谷芽，制巴豆霜，法制半夏等。

当今，许多年轻的中医师不了解药物的炮制方法，开中药处方时不重视炮制药物的运用，这是不可取的，会影响临床疗效的提高。

第六节　掌握用量

“中医不传之秘在于用量上”这句话很能说明药物用量在处方中的重要意义。如何恰到好处地掌握用量？这是一个似易实难，似浅实深，似平淡而实奇妙的问题。

由于中药大都是配成处方并制成各种剂型来应用的。因此，药物的用量一般是指每一味干燥后的生药（饮片）成人 1 日内服量。它包括：每一种药物的用量，处方中各药物的相对量，以及制剂的实际服用量。但通常所说的用量，大多指每味药物的常规用量。

处方中药物剂量的大小直接影响它的疗效。若本应用大剂量来治疗，反而用小量药物，则病重药轻，起不到治疗作用；若本应用小剂量来治疗，却反而用大剂量药物，则病轻药重，非但不能达到治疗效果，有时甚至还可能造成不良后果。所以，临证处方用药，不但要注意药物的配伍，还得细酌用量。虽然，中药大多为天然药，药性比较平和；安全剂量的幅度较化学药品大，用量没有化学药品那么严格，但对某些性质猛烈或剧毒的药物，用量必须严格掌握，以免发生意外。

1. 影响药物用量的因素

对于药物剂量的掌握可从以下几方面考虑。

1）根据药物的性味确定用量　气味平淡、作用缓和、无毒制作用的药物，如茯苓、淮山药、薏苡仁、莲子等，用量可稍大；气味浓厚、作用峻猛的药物，如麻黄、细辛、附子、肉桂、麝香、冰片、甘遂、水蛭、虻虫等，用量宜小。

2）根据药物的有毒无毒确定用量　有毒药，特别是剧毒药，用量要严格控制。如马钱子、乌头、芫花、大戟、甘遂等，用量应小，常从小剂量开始，视病情需要，再考虑逐渐增加，一旦病势已减，应逐渐减量或立即停服，以防中毒或产生副作用。小毒的药物，如杏仁、桃仁，可适当加量；无毒的药物，如黄芪、党参等，用量可稍大。

3）根据药材的质地确定用量　通常质轻的花、叶、枝及中空的茎类药物及芳香辛窜之品，如菊花、荷梗、桑叶、桂枝、橘络、通草、灯芯、麝香、冰片等，用量宜轻；质重的矿物、贝壳以及结构致密的植物根、果实类药，如石决明、石膏、磁石、龟板、鳖甲、牡蛎、熟地、薏苡仁等，用量宜重。新鲜的植物类药，用量宜重；干燥的植物类药，用量宜轻，一般鲜品的用量为干品的2～3倍。

4）根据处方的配伍确定用量　若一味药单用，用量宜重，复方配伍，用量宜轻。如单用一味蒲公英治疮痈，可用至50克，而配伍他药，只能用15～20克，同一处方中，君药相对量最重，臣药、佐药相对量较轻，使药更轻。如补阳还五汤，君药黄芪用120克，而其他六味药物用量的总和不及黄芪的五分之一。

5）根据药物的炮制方法确定用量　中药炮制后有的作用加强，有的质

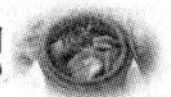

地变轻，有的质地变重，有的毒副作用小。作用增强的，处方用量当比未炮制时要小，如醋元胡、姜半夏、酒当归等；质地变轻，处方用量当比未炮制时轻，如炮姜、杜仲炭等；质地变重的，处方剂量当比未炮制时大，如炙黄芪、炙款冬花、炙紫菀等；毒副作用变小，用量可稍重，如法半夏、熟大黄，制附子等。

6）根据处方的剂型确定用量　一般汤剂的用量比散、丹、膏、丸剂大，如石膏研粉吞服，用量6克已相当大，若是煎服可用至30克以上；川连、川贝、紫河车等，若研成粉剂冲服，剂量就比汤剂小得多。至于近年研制的新剂型，如针剂、片剂、冲剂、胶囊剂、气雾剂等，经过提取精制而成，其剂量应严格按要求使用。

7）根据地理条件确定处方用量　一般来说，南方气温偏高，南方的人腠理疏松，解表药宜轻；北方气温偏低，其人腠理致密，解表药宜重。再说，同是附子一药，在四川、云南、贵州等寒湿偏重之地，用量可大，但在福建、江浙、上海及沿海一带，若用同样剂量则容易出问题。

8）根据季节气候确定用量　一般是春季升发，风药用量宜轻，夏季暑热多湿，芳香化湿药可略重，而解表药、温热药、散寒药宜轻；长夏季节，用滋阴柔润之品应当谨慎；秋季气候干燥，要轻用燥药，重用润养药；冬季寒冷，温补、发表之品可稍重，苦寒、清热、通利药物量要轻。日本学者矢数道明曾实验发现：将一定量的附子浸出物于5至9月（温暖期）喂动物，可引起心脏传导障碍，若在11月至来年3月（寒冷期）喂动物，则不引起心脏传导障碍。再以改变室温的方法，用同一药液进行实验，观察到当室温为9～12℃时，附子浸出液是强心的，当室温为18～20℃时，其作用则引起传导障碍。该实验为处方剂量应随季节、气候而异提供了有力的证据。

9）根据病人体质、年龄、性别确定用量　一般而言，平素体质壮实者，用量宜重；体弱者，用量宜轻。对某种药或多种药物特别敏感或过敏体质，一般应避开不用，若非用不可，宜从小剂量开始，以免导致严重的不良后果。老年人脏腑气血功能衰退，对药物的耐受力较差，其用药量应适当低于青壮年；而青壮年，对药物的耐受力较强，用量宜重；儿童药量宜轻，一般是6岁以上儿童，可按成人量减半，5岁以下通常用成人量的1/4，乳幼儿应更少；妇女的用药量通常略低于男性，尤其在月经期、妊娠期、哺乳期，对某些药，如活血祛瘀药及有毒等性能峻猛的药物，更应小量慎用。

10）根据病情确定用量　一般重病及病情顽固的，用量宜重；轻病用量宜轻；急性病病人正气未衰，邪气方盛，应速战速决，处方药味宜少，但每味药的用量宜大；慢性病病人正气渐衰，邪气日馁，证多虚实夹杂，应慢调缓治，处方药味稍多，且每味药的用量应小；大实大虚之证，当药专量大，以免药力不力而贻误病情。

11）根据煎服方法确定用量　笔者在临床运用附子多在3～6克，最多用到10克。江苏省中医院史锁芳主任医师对哮喘寒哮证在辨证准确的基础上，大剂量运用附子，他用附子分为5个等级：15～40克，45～70克，65～90克，95～120克，125～150克。具体应用时，多是根据病人病情及服用后的反应，采用每周递增法，慢慢逐渐加量，一般药后1周症情改善而未止者，递增15～30克，直到哮喘控制不发1个月，则维持服用该量3～6个月巩固疗效。对此，笔者将信将疑，直到前不久，我作为他带教的硕士研究生论文答辩专家，看到答辩提供的病历、处方笺、病人照片等资料后才确信无疑。史教授认为，煎煮在防止附子中毒中起到关键作用。他认为现代临床所用附子已经炮制去毒，再予久煎，基本无毒，附子毒性缘于其中含有双酯型二萜类生物碱，而且具有强烈毒性，其中乌头碱毒性最强，能麻痹呼吸中枢和血管运动中枢，致心律不齐，对人的致死量为3～5毫克，约与0.5～1克生药相等。乌头碱的毒性与其分子结构中C_8位乙酰化和C_{14}位苯甲酰化有关：如果乌头碱水解失去C_8位乙酰基生成相应的单酯型生物碱——苯甲酰乌头原碱，则其毒性明显降低，仅为乌头碱的千分之一左右，如进一步水解成乌头原碱，则几乎无毒性。附子生药经炮制及入煎剂久煎后乌头碱几乎都水解成苯甲酰乌头原碱，甚至水解成乌头原碱，所以已去毒而发挥临床疗效。史教授经验：煎法遵照大火煎沸，小火慢煮至时点。45克附子先煎1小时，60克先煎90分钟，75克先煎120分钟，90克先煎150分钟，大于105克先煎180分钟。史教授在久煎的同时，加鲜生姜10～15片，绿豆50～100克共煎，120克以上加蜂蜜2匙冲服。临床使用至今未发现一例毒副反应。以上案例说明煎煮方法可影响到药物剂量的大小。

如上所述，确定药物用量的方法虽有11种之多，实际上，必须统筹兼顾，面面俱到,并还可根据临床医生的独特经验,确定用量。此外,在使用药量上还要考虑药材质量、药材价格与病人的财力等情况。

总之,用药剂量要根据多方面的因素,按照中医辨证论治与用药理论,随时予以调整。

一般来说,一张处方中,除了主药用量上较灵活(用量偏大)外,其余各药一般均用常规用量。例如:小建中汤,饴糖为君,用量30克,其余各药均为常规用量,如芍药18克,桂枝9克,炙甘草6克,生姜10克,大枣4枚。

2. 临床处方的常规用量

现在临床处方一般用量大致如下。

1)普通饮片为10~15克,如黄芪、当归等。

2)质地较轻的饮片为3~6克,如灯心草、薄荷等。

3)质地较重的药物为10~15克,甚或60克以上,如熟地黄、何首乌、石膏等。

4)在汤剂中分冲的散粉药物为3~6克,如川贝粉、三七粉、肉桂粉等。

5)新鲜植物药材用量为30~60克,如鲜生地、鲜茅根等。

6)有毒药物中,毒性小的用0.15~0.3克,如雄黄等;毒性较大的用0.03~0.06克,如砒霜等。

至于中药的计量单位(重量),以往都沿用16进位旧制,即10厘为1分,10分为1钱,10钱为1两,16两为1斤。从1979年1月1日起,根据我国国务院指示,全国中医处方用药计量单位一律采用以“克”(g)为单位的公制。

16进制与公制计量单位换算率如下。

1斤(16两)=0.5公斤(kg)=500(g)

1市两=31.25克(g)

1市钱=3.125克(g)

1市分=0.3125克(g)

1市厘=0.03125克(g)

注:换算时尾数可以舍去。

本书各药所标注的用量,除特别注明者外,都是指干燥后的生药在汤剂中的成人一日内服量而言。若用于小儿,可按上述比例酌情减少。

由于汤剂与中成药全部要从口中服下，经过消化道吸收，笔者在临床45年中，一贯不主张剂量过重，药味过多，剂型过多。有的病人由于病证较复杂，医者用药面面俱到，冀其速效，药多量重，汤剂以外，又服丸、散，再加西药。每日3次，每次七八种，汤药一碗，膏丸、散、片剂一大把。药入胃中，饱不知饥，影响消化和饮食，大便溏泄，食欲不振。不仅没有达到“预期”的效果，反而增加脾胃的负荷，不同程度地影响脾胃功能，原有胃病者往往使病情有所加重。有的处方中运用黄连、黄芩又加上穿心莲、板蓝根、大青叶、银花等苦寒药，品种多，剂量重，欲以苦寒“消炎”，却不知药味甚苦，胃先受戕。殊不知慢性胃“炎”并非都是热证，即使属于肝胃郁热或阴虚里热，也不同于急性外感热病。以大量苦寒药治之，不对证，不利于病，甚至反而有害。用药须顾胃气，多药胃气易伤，此理甚明。如遇有些病人认识上的误解，要求医生多用药，用“重药”，医生应耐心说明，善于劝导，多讲“四两拨千斤”的道理，不可迁就。

第七节 熟悉禁忌

对配伍禁忌的认识和发展在古籍中的说法并不一致。金元时期所概括的“十八反”和“十九畏”歌，影响较大，有一定的临床参考价值。

1. 十八反

十八反的内容是：

甘草反大戟、芫花、甘遂、海藻。

藜芦反人参、丹参、沙参、玄参、苦参、细辛、芍药。

乌头反半夏、瓜蒌、贝母、白蔹、白及。

归纳成歌诀：

本草明言十八反，半蒌贝蔹及攻乌，

藻遂戟芫俱战草，诸参辛芍叛藜芦。

2. 十九畏

十九畏的内容是：

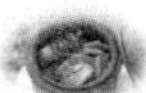

硫黄畏朴硝。水银畏砒霜。

狼毒畏密陀僧。巴豆畏牵牛子。

丁香畏郁金。牙硝畏荆三棱。

人参畏五灵脂。肉桂畏赤石脂。

川乌畏犀角。草乌畏犀角。

归纳成歌诀：

硫黄原是火中精，朴硝一见便相争。

水银莫与砒霜见，狼毒最怕密陀僧。

巴豆性烈最为上，偏与牵牛不顺情。

丁香莫与郁金见，牙硝难合荆三棱。

川乌草乌不顺犀，人参最怕五灵脂。

官桂善能调冷气，石脂一见便相欺。

十八反和十九畏是我国古代劳动人民通过长期的医疗实践总结出来的用药配伍禁忌经验。其中有些药物配伍应用后，经过临床观察和动物实验说明，确实会增加其毒性反应。如甘遂、大戟、芫花与甘草相反就是一例。

由于两种药物配伍以后毒性增加，应用后会对机体造成损害，所以，十八反的内容作为临床用药禁忌是有一定科学价值的。但是，由于历史条件的限制，前人对药物的认识还不十分深刻，因此，这种绝对的“反”和“畏”又存在着一定的片面性。实际上，古今配方中就有不少“反”“畏”药物同用的例子。如汉代《金匮要略》上用以治疗痰饮留结的甘遂半夏汤，甘遂即与甘草同用；清代《医宗金鉴》上用以治疗瘿瘤的海藻玉壶汤，海藻即与甘草同用；明代《本草纲目》上也有人参与五灵脂同用的记载；近代临床上也有海藻与甘草、人参与五灵脂同用的报道。因此，我们要用科学的发展的观点来看待“十八反”和“十九畏”，既要认识到它的用药经验，又要看到它不足的一面，从而对其加以研究分析。临床开中药处方时，若有意使用相反相畏药物，应该加盖处方章或签字，以示负责。否则，药房有权拒绝配方。

3. 禁用药

禁用药，一般不能应用，因为这部分药物大多数是毒性较强或药性峻烈的药物，例如巴豆、水蛭、虻虫、大戟、芫花、麝香、三棱、莪术、水银、斑蝥等；慎用的药物大多具有破气、破血，或大辛、大热，滑利沉降等特性，例如枳实、槟榔、桃仁、红花、附子、肉桂、川乌、草乌、冬葵子、瞿麦、磁石、代赭石等。

4. 孕妇用药禁忌

治疗孕妇的疾病，应当抓住疾病的主证，既要迅速把病邪消除，又要注意保胎，只有这样才有利于母子的健康。对于慎用的药物，如果病情急需，也可根据《黄帝内经》“有故无殒，亦无殒也”的原则，酌情使用。

前人根据长期的临床实践，将孕妇用药禁忌归纳成歌诀：

螈斑水蛭及虻虫，乌头附子配天雄，
野葛水银并巴豆，牛膝薏苡与蜈蚣，
三棱芫花代赭麝，大戟蝉蜕黄雌雄，
牙硝芒硝牡丹桂，槐花牵牛皂角同，
半夏南星与通草，瞿麦干姜桃仁通，
硇砂干漆蟹爪甲，地胆茅根都失中。

注：螈，即虺，与蝮蛇同类；斑，即斑蝥；野葛，即水莽草；代赭，即代赭石；麝，即麝香；黄雌雄，即雄黄、雌黄；牡丹，即牡丹皮；桂，即肉桂；牵牛，即牵牛子；通，即木通；蟹爪甲，即螃蟹爪、穿山甲；地胆，即芫菁；茅根，即白茅根。

随着现代药理研究的发展及临床实践的深入，某些中草药的肾损害问题不断浮出水面，现根据笔者观察与报道资料，能造成肾损害的中草药有：马兜铃、关木通、防已、天仙藤、青木香、寻骨风、朱砂莲、南木香（土木香）、雷公藤、斑蝥、全蝎、钩吻、乌头、雄黄、朱砂、苍耳子、相思子、巴豆、牵牛子、马钱子、乌头、附子、鸦胆子、川楝子、苦楝皮、轻粉、胆矾、昆明山海棠、丽江山慈姑、砒霜等，临床应避免使用。

第六章　中医处方水平的提高

第一节　用活治病原则

一、辨证论治

"辨证"，就是运用望闻问切四种检查方法，全面收集病情资料，按一定的规律加以分析、综合、归纳，来判断疾病是何种性质的"证候"。"论治"，就是根据辨证的结果，确定相应的治疗措施。辨证是决定治疗的根据，论治是制定治疗的法则。在疾病发展过程中对不同性质的矛盾需以不同的方法去解决，这就是辨证论治的精神实质。

"证"和"症"有什么不同呢？证是指"证候"，它是对疾病的病因、病机、病位、症状等的概括.其与西医学中的"症候群"有些相似。而"症"是指"症状"，是疾病过程中出现的个别的、表面的现象，如头痛、咳嗽，等等。

由于致病因素复杂多变，既可独邪伤人，也可诸邪同至，或见虚实夹杂。由于病因之间有主次之分，所以证候也有主证和兼证之别。主证，是标明疾病主要病因、病性和病位所在的一组症状群，是决定疾病发生、发展的主要矛盾，是选择君药的依据。兼证，是标明次要病因、病性和病位的一组症状群，是疾病发生、发展的次要矛盾，是选择佐助药的依据之一。主证中包括的症状,即为主要症状。另外,在某些疾病中有个别症状是病人的主要痛苦所在,必须进行治疗时,也称为主要症状。兼证中包括的症状,即是次要症状。再有,伴随主要病因而出现的某些在辨证过程中不能标明疾病病因、病性的个别症状,如头痛、咳嗽、腹胀等,也属于次要症状,治疗时往往可随病因消除而消失,较重时可选择佐助药治疗。

辨证就是作出正确诊断的过程,只有诊断正确,才能有的放矢,做到方与证符,而取得良好疗效。

二、辨病施治

辨病施治是指针对某种疾病而采取的治法和方药。如《黄帝内经》以生铁落饮治狂病;《伤寒论》《金匮要略》的篇首标题均冠以"辨××病脉证并治"及《金匮要略》以甘麦大枣汤治脏躁,茵陈五苓散治黄疸等,均具有辨病处方的特色。

近代临床,辨病施治主要是指对现代理化检查诊断的"病",怎样治疗,怎样处方用药的方法。传统的"辨病施治",笔者认为在当今临床上已没有多大意义了。

三、辨证论治与辨病施治相结合

近代中医临床主张辨证论治与辨病施治巧妙结合,笔者认为这是增强处方疗效的用药方法,具体结合方法有以下几种。

1. 辨证为主,辅以辨病

将现代医学理化诊断的"病"与中医的"证"结合起来,可以弥补中医辨证的不足。因为现代医学所称的"病"是建立在自然科学发展的基础上的,特异性比较强;中医辨证虽有许多优越之处,毕竟受到历史条件的限制,尤其是对某些疾病的微观认识不够精确。若能将现代医学的理化指标吸收到辨证论治体系中来,将"证"与"病"有机地结合起来,发挥各自长处,无疑会使辨证处方水平大大提高。

目前采用最多的方法是对现代医学诊断的疾病进行辨证施治(包括分型论治与分期论治等),处方用药。例如,笔者对慢性低血压病辨证共分为气血两虚、中气不足、气阴两虚、心肾阳虚、肝肾阴虚、痰湿内蕴等六大证型，分别投以归芪升压汤、益气升压汤、生脉升压汤、桂附升压汤、育阴升压汤、化浊升压汤六张经验处方，临床再因人、因地、因时而灵活加减，便是以辨证为主，辅以辨病的范例。

2. 辨病为主，辅以辨证

辨病为主，辅以辨证是当今中医临床采用较多的另一种方法，是在专病专方的基础上加辨证施治的方药，对一些慢性疾病恢复期、缓解期尤其适用。如笔者在本书附录二“临床应用经方的经验”中介绍的红花檀香茶等方法，便是以辨病为主，辅以辨证的范例。辨病处方时，还可把中药和古方的现代药理研究成果、理化检查指标、现代病理报告结合起来，指导处方用药，也属于辨病施治的内容之一，可明显提高临床疗效。

中医临床常会遇到这种情况，理化检查诊断为某病而中医却“无证可辨”（由于病人无明显的临床症状或体征）。例如，肝功能检查为“乙肝”，B超检查诊断为“脂肪肝”，血脂分析判断为“血脂异常”的病人很可能“无证可辨”，此时，不妨参照理化指标，“舍证从病”。又如，一经检测确诊为尿路结石，中医在治疗上便会适当地采取溶石与排石的方药，不必拘泥于其是否属于石淋范畴，是否有小便困难现象；子宫肌瘤一经妇科检查确诊，便可适当配合应用活血化瘀方药。

中医由于过去没有实验室指标参照，对于临床疗效只能根据症状的改善或消除来断定，显然不够科学。由于现代医学技术提供了诸多方便，现代中医不妨适当取理化指标为我用，对临床疗效作出比较客观的判断，并据此考虑处方用药。例如，肾炎病人在经过治疗，水肿消退之后，小便检查仍有蛋白、管型存在，说明肾脏功能尚未恢复，必须引起重视，继续进行治疗，可考虑选用参芪六味地黄汤消除蛋白尿；高血压病病人经过治疗，头痛、眩晕等症状明显减轻甚至消失，但血压检查仍时有波动，尚不可置之不理，可继续选用滋肾养肝、调和阴阳的方药，防止高血压病复发。

3. 辨病处方要注意的几个问题

1）中医使用现代医学病名，有助于诊断和判断疗效，但因中西医是两种理论体系，目前尚未沟通，因此，不可先入为主，凭西医病名选取常用方，“见病套方”。例如,不可见黄疸型肝炎就用茵陈蒿汤,见滴虫性阴道炎就用完带汤,而是要按照中医临床思维方式,依据中医理法方药程序,处方用药。即便是使用专病专方如“排石汤”“乙肝汤”等,也应根据因人、因地、因时制宜的原则,灵活加减,不可以一方一药囊括百病。即使临床上遇到无证可辨,也要努力寻觅其蛛丝马迹,根据体质、病程、气候、环境等情况加以“辨证”。

2)在参考理化指征时,还应当防止另一种倾向,即似是而非地去理解西医的某些术语。例如,“炎症”,中医有阴阳表里寒热虚实之分,不可一概当作“实火”,均用清热泻火;“肿瘤”有邪盛正盛、邪盛正虚、正气大虚阶段之别,不可认为“毒瘤”而一律攻毒解毒。

3)尽量把所选的方药与其药理作用、性味功能、适应证结合起来。如治疗高脂血症,常用山楂、黄精、何首乌、泽泻等具有降血脂、降血清胆固醇作用的药物,若体型肥胖者,以山楂为主;痰湿偏盛者,以泽泻为主;老年人肝肾虚亏者,则以首乌、黄精为主。治疗高血压病,喜用验方葛根槐花饮,若属肝火上炎者,可选加菊花、夏枯草;肝阳亢盛的,可选加钩藤、白芍、石决明;肝肾亏虚者,可选加龟板、牛膝、杜仲,诸如此类。

四、整体观念

“整体观念”是中医学的又一大特点。这种思想观念的要点有二:①认为人是一个有机的整体,②认为人与自然界息息相关,即“天人相应”。

我们前面已经谈过,人体是一个有机的整体,各脏器之间是紧密联系的。如人的头发,不论是它的生长速度,还是它的颜色,均和气血、肾精等充足与否有关。如果肾精、气血充足,则头发生长旺盛,颜色乌黑且不易脱落,否则头发就会早白、早落。人和自然的关系也十分密切,如天气寒冷人易得风湿痹证(相当于西医所说的风湿性关节炎),天气炎热人易中暑等。这些均说明“天人相应”的整体观念。

在治疗疾病的时候.我们也应该考虑到这种整体观念,要因时、因地制宜。如人的肌肤在夏天因热而开泄,冬天因寒而致密,所以同是患风寒感冒,夏天就不宜用过多的辛温药,以防开泄太过,损伤津液和正气;冬天则可重用辛温药物,以使病邪从汗而解。又如我国西北地区地高气寒,病多风寒,寒凉

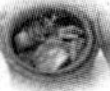

的药物就要慎用，而要多用温热药物；东南地区地势低洼，气候温暖、潮湿，病多湿热，温热助湿的药物就要慎用，而可重用清凉化湿之剂。

五、治病必求其本

《黄帝内经》云："治病必求其本。"这个"本"，就是疾病的"根本"或"本质"。

我们治病，必须明确疾病的根本原因，针对其本质进行治疗。例如治发热，倘若不明发热的原因，一味使用发汗退热药，就可能造成热度暂时退了，一会儿又再起。好比是"扬汤止沸"，不能从根本上解决问题。如果辨清了发热的原因，分清热属于什么"证"，然后对"证"用药，那就可能收到较好的效果。如发热见有烦躁、口渴、大汗出、脉洪大的"阳明经证"，就可使用白虎汤（石膏、知母、甘草、粳米）；如发热见有腹胀痞满、大便燥结难解、舌苔焦黑起刺的"阳明腑证"，就须使用大承气汤（枳实、厚朴、大黄）。这样的治疗方法，好比是"釜底抽薪"，是比较彻底的退热方法。也只有这样，才可能取得较为满意的疗效。

六、扶正与祛邪

我们知道，人体的正气与致病的邪气是相互抗争的。这种邪正的斗争与疾病的发生发展、证候的虚实变化，以及疾病的转归好坏，有着密切的关系。倘若正胜邪负则不发病，邪胜正负则发病。如果正气不足，正不胜邪，则为虚证，邪气偏盛，正气未衰，邪正相争激烈，则为实证。如正胜邪退，则疾病可望痊愈，预后良好；如邪胜正衰，可使病情恶化，预后不良。认识到这一点，我们在治疗疾病时就要采取扶正祛邪的方法，创造条件使病情向着有利于人体的方向转化，争取正胜邪退的良好转归。

"扶正"，就是采用扶助正气的药物，如益气、养血、滋阴、助阳等，或用其他疗法，以提高人体正气的抗邪能力。也就是俗称的"补法"。

"祛邪"，就是采用能消除致病因素的药物，如发汗、攻下、催吐、清解、消导等，或其他疗法，以祛除邪气。也就是俗称的"泻法"。

扶正法，一般用于正虚明显而邪气不盛的疾患。

祛邪法,一般用于邪实而正虚不明显的疾病。

有时,可扶正、祛邪同时并用,或先扶正,后祛邪,或先祛邪,后扶正。原则是尽可能“扶正不留邪,祛邪不伤正”。

七、急则治标,缓则治本

某些病人,常常一身患有数种疾病,出现各种错综复杂的症状,这里面就包含有多种矛盾。治疗时必须分清主要矛盾和次要矛盾,采取“急则治标,缓则治本”或“标本同治”的原则。

什么是疾病的标本呢?标和本是一对相对的概念,其含义较广:从邪正关系说,正气为本,邪气为标;从疾病发生来说,病因为本,症状为标,从疾病的新旧来说,旧病为本,新病为标,从疾病的先后来说,先病为本,后病为标,从病变部位来说,内脏为本,体表为标。例如,严重肝硬化腹水(臌胀)的病人,出现呼吸喘满不得卧,小便不利,这时就须解决腹水的标急之苦,待腹水消减后,再治疗肝硬化之本。又如,一人素有肺结核旧病,又新感外邪,患了感冒,就该先治疗感冒这个新病,后治疗肺结核这个本病。

但有的时候常须标本同治。如有人素来身体亏虚,正气不足(本虚),但突然感受外邪患了急病(邪实)。此时如单考虑到病人的体质亏虚而给服大剂量的补药,则势必会助长病邪,起不到治疗疾病的作用,但如单考虑病人是感受外邪而致,只用祛邪的药物,则会祛邪伤正,同样不能取得很好的疗效,有时甚至会加重病情。这时就应该全面考虑,补虚(治本)和祛邪(治标)同时进行,只有这样才可能收到满意的疗效。

第二节 学好经方时方

中药处方,可以用单味药,或一二味药,但更多的是把若干味中药组合成复方使用,称为中药方,又称为方剂。方是历代医家针对具体病证而创制的治病经验的结晶,自商代伊尹创制汤液开始,出现了中医的处方,至今已有三千多年的历史,其数量发展之多,不可胜数。1973 年在长沙市马王堆三号汉

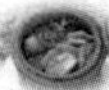

墓中发现的我国现存最古老的方书《五十二病方》已载方有300首左右，说明在春秋战国时期处方的数量已有较大增长。汉代医家张仲景的《伤寒杂病论》载方314首，唐代孙思邈的《备急千金方》载方5300首，宋代王怀隐等人编定的《太平圣惠方》则载方16834首，明代朱棣的《普济方》载方达61739首，为方书之最。至今处方的数量早已超过了这个数目。历代留下的成方不下十余万张。就历代留下成方的种类而言，可分为经方、时方、单方、秘方等几种。

一、经方

经方是指汉唐及以前的方剂。蔡陆仙先生《中国医药汇海》一书指出："经方者，即古圣发明，有法则，有定例，可为治疗之规矩准绳，可作后人通常应用，而不能越其范围，足堪师取之方也。"过去有"经方十一家"之说，实际上，汉代以前流传下来的方剂，除《伤寒论》《金匮要略》之外，大多湮没不彰或临床少用，所以，所谓经方习惯是指《伤寒论》与《金匮要略》记载的方剂。

1. 经方的特点

经方的最大特点是针对性强，配伍严谨，加减有度，并重视用量、用法与服法等。《中国医药汇海》对它的特点有一段精辟的剖析："其义例谨严，组织有一定之程序，其药味功能，一遵《神农本草经》，其君臣佐使也不苟，其奇偶缓急也不杂，其炮制煎服、其分量轻重、其加减出入，无不剖析毫厘，较量粗细。有是病必有是方，用是方必守其法，多一症即多一药，易一病即易一方。甚至药味相同，分量若变，而立方之理已殊，以及分量不差，煎服异法，而方之功效即回不相侔。若是者，皆为经方之权衡，应变之标准焉。"

2. 临床应用经方的注意事项

1）慎用经方　经方（尤其是《伤寒论》方）针对性强，药专力峻，用之得当，效若桴鼓；用之失当，为祸亦烈。因此，运用经方更要密切观察病情，灵活重点掌握。此外，运用经方治伤寒病，可参考全国名中医俞长荣教授的"三定一宜辨证要点"，三定是定主证、定病位、定病性，一宜是疑似宜辨，只要辨证明确，作好鉴别或除外诊断，有是证用是方不必迟疑。

2）不必局限于仲景应用范围　本着中医"异病同治""同病异治"的精

神，经方可用于伤寒，也可用于温病，也可广泛应用于内科杂病以及外、妇、儿、五官科等临床各科；不仅对急性疾病疗效显著，对许多痼疾沉疴也有效验。一般而言，在临床上治伤寒病多用《伤寒论》方，治疗杂病多用《金匮要略》方及其他名家方，治温热病则后世医生多用叶天士、吴鞠通创造的时方。

本书的附录二为笔者临床应用经方的案例。

二、时方

时方与"经方"相对而言，是指汉代张仲景之后的医家所创制的方剂。如清代叶天士、吴鞠通的温热名方，以及陈念祖编著《时方歌括》《时方妙用》所收载的方剂。也可以说明清以后所定的药方称为时方。

1. 时方的特点

1）时方源于经方　时方是在经方基础之上发展起来的，它们有继承与发展的关系。有的时方自经方变化而来，如三拗汤脱胎于麻黄汤，成为外感伤风邪、肺气失宣证的通用方；《济生》肾气丸、十补丸均由金匮肾气丸加味而成，分别增加了利水消肿、温肾益精的功效。更多的时方则是自出机杼。由于不少疾病是古人所未曾认识的，或者尚无相应的治疗方药，明清时期有医生认为"古方未能治今病"，因而时方应运而生，在经方的基础上有所创新，弥补它的不足，最典型者如清代温热病系列方的推出，填补了《伤寒论》《金匮要略》的空白。

2）配伍灵活　时方配伍用药方面，或尚精简，如丹参饮仅 3 味，痛泻要方仅 4 味；或好繁杂，如李东垣方有"韩信将兵，多多益善"之说，"为医一帖五积散，上屋不喊下屋喊"的五积散由具有发表、温里、顺气、化痰、活血、消积作用的 15 味中药组合而成。

3）适应证广　不少时方面面俱到，能更大范围地适应纷繁复杂的证情。如五积散通用于五积，越鞠丸统治六郁。

2. 临床应用时方的注意事项

1）轻灵、峻猛不可偏颇　时方向有平稳轻灵之称（也有峻重剂），小病轻症，用药固宜平淡；剧病重症，则须大方重剂，不可"借和平以藏拙"，只以轻剂、补剂敷衍了事，如伤寒表实证，该用麻黄汤即不可代以葱豉汤或苏羌达

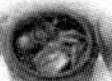

表汤。

2)时方与经方的配合　时方与经方配合应用的机会甚多,前人经验如栀子豉汤合温胆汤治胆经郁热之失眠,承气合增液汤治阴液亏损之阳明燥结,真武合生脉散、甘麦大枣汤治肾阳虚兼心阴虚或心营不足之心悸怔忡,麻杏石甘汤合千金苇茎汤治肺痈(包括现代医学所称肺炎、胸膜炎、肺脓肿初期等)。时方之间也可配合应用,最典型者如焦树德的三合汤汇集百合乌花、良附、金铃子散三方以治胃脘久痛。

3)珍稀的国家保护动物禁入方药　不少时方、单秘方及中成药有将动物入药用,目前犀牛、老虎、羚羊、麝等属于稀有或珍贵的动物,已停止使用,临床应用中应寻找适当的代用品,如犀牛黄可用人工牛黄,麝香可用人工麝香,犀角可用水牛角等。蝮蛇、乌梢蛇等应予以保护,禁止滥捕滥用,但人工养殖的蛇可以药用或食用。

三、单方、秘方

单方是指民间流传专治某种病症的用药简单、取材方便的药方(中医方剂学中的奇方也叫单方,二者内涵有所区别)如车前子散、一味黄芩汤(《本草纲目》)。秘方又称禁方,是指医家秘而不传的药方。如蒲辅周先生有祖传秘方走马通圣散(治伤寒表实证);耿鉴庭先生们有祖传秘方金莲花茶(治疗顽固性鼻炎)。无论单方、秘方,都是我国劳动人民和医药学家长期同疾病斗争的经验结晶。

1. 单方、秘方的特点

单方、秘方具有简单、方便、效验、价廉四大特点。如单方车前子散仅用一味药物,其来源甚广,煎药方便,价格十分低廉,而且治疗泄泻效果显著(据说,宋朝欧阳修曾患泄泻,屡治未愈,后有人荐以此单方,遂得痊愈)。由于部分单方、秘方效果奇验,甚至可以治愈部分"绝症",因此民谚有"单方气死名医"之说。清代名医陆氏也高度评价说"单方之神验者,可为世宝"。

不少单方、秘方属于外治方,因其简单方便,安全可靠,无服药之苦,适当选用可补内服药之不足。

2. 临床应用单方、秘方的注意事项

1)遵循医理,辨证选用　单方、秘方既然源于中草药,理应遵循中医药学原理辨证应用。例如,上述的车前子散若用于湿邪下注之泄泻,可能有效,而对于大肠湿热、脾虚失运、脾肾阳虚的慢性泄泻则无效;又如黄芩汤若用于邪热蕴肺之咳嗽可能效佳,而对风寒咳嗽、风燥咳嗽则无效,甚至不利于疾病康复。可以在辨证处方基础上,酌加疗效可靠且功用与之接近的单方、秘方。

2)谨慎选用　历代相传的单方、秘方不啻万计,它们鱼龙混杂,实不易鉴别,更不易去伪存真、去粗取精了。选用单方、秘方,不仅要注意分析其处方组成、功用主治、适应范围,还要特别注意以下几项:①药物组成方面,因不少单方、验方由峻猛药、"劫霸药"组成,如大辛大热的附子、肉桂、干姜,峻下逐水的芫花、大戟、甘遂,甚至毒性较大的"虎狼药"如砒石、马钱子、断肠草。因此,若非成竹在胸或病情急切需要,不要轻易用之;②用量方面,不少单方、秘方药物用量常数倍于常规用量,对体质较弱者或老年人、婴幼儿及孕妇,应慎用;③不少单方、秘方未出示炮制及服用方法,医者应参照中草药炮制、服用规范,以防不测;④药物产地方面,单方、秘方多有忽略,医者可根据实际需要,予以补充。

3)正确对待　单方、秘方多自实践经验而来,某些处方疗效机理尚不能以中医药学与现代医学予以揭示,对于这些单方、秘方既不要道听途说,盲目服用,也不要轻率否定。

四、自拟新方

临床上,常常会遇到病情复杂,或近代新出现的病种,往往找不到前人有效的成方,或找不到比较满意的方剂可以仿照。也有运用过不少前人方剂而收效不佳,这时常常要求医者自拟新方才能满足病情的需求。临证自拟新方需要注意以下问题。

1)忌拦河撒网,药味"多而杂"。药味的多少与疗效并非成正比。一张好的处方,如同一篇好的作文,主题只能有一个,最多再兼顾一个,否则会杂乱无章。用药如用兵,在精而不在多。每张处方解决一两个主要病症,不可能面面俱到,不可能一张处方能治疗所有的病痛。用药寒凉、温热、补气、补

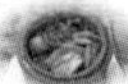

血一齐上，再加祛风、化痰、消导、安神等八面围攻，以致药效分散，或作用互扰，盲目围剿，打不中要害，也不可能有好的疗效。

2）忌急于求成，盲目加重药量。药量大小与疗效也不成正比。用药也如开锁，如不对证，盲目加码，不啻用斧砸门，乱砍一气，邪未去而正气先伤。药量要根据证候的需要而定，尤其对一些性味峻烈和毒性较强之药，更不可轻率乱投。病轻药重，虽属医家大忌，而病重药轻，也是医家大忌。遇证心中无数，举棋不定，又不肯转诊，以小方试探而行，不但不能收效，反致丢失良机，拖延病情。

3）忌精神不集中，开处方时丢三落四，开错药量，重复药味。如某医为一名两岁小儿开生麻黄 2.4 克，误写成 24 克；某医为一位 70 岁高龄病人开草乌 5 克，误写成 50 克，这类情况并非个别，不仅影响方剂的效果，且可铸成大错。

4）忽略炮制。初学者开方，常不重视药物的炮制，开方只写药名，不注制法。应当知道同一味药物，因其生用、熟用，或蜜炙、醋炒、入盐而效果不同，使用不恰当，也影响方剂的效果。

5）有其证，方用其方，欲用其方，必用其证。因此证候尚未发生变化，而急于求成，随意改变方剂，所谓“应守而不守”；或证候已经变化，尚不知加减进退，仍墨守原方，所谓“应变而不变”，均不能取效。

6）理法方药要“一脉相承”，忌自相矛盾。例如辨证为肝郁气滞，治法应疏肝理气解郁，选用四逆散或柴胡疏肝散加减，处方可选用柴胡、枳壳、郁金、青陈皮、金橘叶、白芍、玫瑰花、绿梅花等药。若治法用补肾养阴，采用六味地黄丸加减，选用地黄、山萸肉、山药、茯苓、泽泻、丹皮之类，则难以“自圆其说”了。

7）只会套用成方，不知随证加减，灵活变通，这样往往会失去中医“辨证施治”的指导思想。成方原封不动地套用并非绝对不可以，有时对典型的病证投以成方，还会收到特别好的疗效。但在多数情况下，病证的表现总有一些特殊之处，需要对成方进行适当的药物与用量的调整，才能使中药处方更贴近病情。

8）开方无法度，胡乱拼凑药物。这是初学开中药处方者和低水平的中医师所犯的一个通病。拼凑的中药处方大多只是根据病人的某个症状,用几味"对症治疗"的药物;有的处方全无配伍规律,没有治疗的中心;还有的处方一开就是二三十味药,连治感冒之类寻常小疾也是如此,这不仅浪费了药材和金钱,而且众多的药物盲目地放在一起用,往往反而造成治疗作用的互相牵制和抵消。

开中药处方,尤其是临证自组新方,需要扎实的中医理论基础,需要一定的临床实践经验,需要遵照张仲景"勤求古训,博采众方"的教导,还需不断吸取当代科技成果,尤其是相关的疾病诊治和药理研究成果,开阔思路,不断创新,力求严谨,才能不断创制出新处方、好处方。

此外,初涉杏林的实习生、进修生在实习、进修期间,既要重点掌握常见病辨证施治的一般规律,学会开好一张中药处方,也应学习、掌握带教老师,尤其是一些名老中医,独特的临床经验,因为这些知识和技能往往是书本上没有的,"过了这村,便没有这店",应准备好一本临床随笔的笔记本,随时把老师的点滴经验记录下来,并消化掉。

第三节　正确书写处方

处方是医生给病人治病用药的书面凭证,是中医师给药师配方的"通知书"。处方的书写在临床诊疗过程中虽不占有显要的地位,但同样不可掉以轻心,马虎了事;否则,即使处方用药都无懈可击,也会因为书写不明,造成误解以致功亏一篑,轻则无效失治,重则造成医疗事故或人命官司。正确书写处方,必须做到以下几点。

1. 书写认真,字迹端正

对处方的最基本要求就是字迹端正,点画清楚。认真书写处方的好处至少有三:一是令旁观者对其内容一目了然;二是司药人员可以顺利按方配药,及时交付病人;三是"字如其人",处方清爽,容易引起病人的美感与信赖感,甚至竟会收到意想不到的效果。同时,认真书写处方,也有利于培养严谨的学风。可是,有些处方却笔走龙蛇,字迹潦草,形同天书,令人眼花缭乱。笔

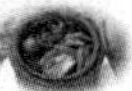

者曾见一位病人因为一位年青中医师所开处方字迹潦草如同天书而不敢去药房配方取药的事例。

2. 勿写错别字

处方文字要求规范、统一,不允许出现错别字。

错字是指笔画不对,错得不成其为字。中药处方常见的错字,像夜交藤的"藤"写成"屯"等。

别字俗称"白字",指写某一个字,笔画错了,成为另外一个字,以致豕亥不辨、鲁鱼互讹。中药处方出现别字的主要缘故是部分中药名笔画繁琐,书写费事,临床医生贪图一时之快,用些谐音字取而代之,如将牛膝写成"牛夕",白蒺藜写成"白利"。这些别字既已约定俗成,且不至于与其他药名混淆,也就不必深究。但随意捏造、张冠李戴的别字却应该禁止,如将葛根写成"甲根",地榆写成"地余",大黄写成"大王",如被错解,岂不是"大意失荆州"?

3. 药名规范,避免冷僻

中药名称比较复杂,为了临床配方准确,处方名称应调整规范统一,通俗易懂。药名应采用正名、通用名,或常用名全称,以便配方取药,不出差错。现代社会由于对外交流范围日益广泛,更需要规范统一药名。因此,要尽量避免以别名或冷僻药名或商品名称开方。带教外国的中医进修生,他们是以汉语拼音来学开中药处方,药名只能用正名。如金银花是正名、通用名,若改称"双花""二花""忍冬花"他们则听不懂,翻译也无法翻译。

有的医生却喜立异炫奇,处方中好用别名、古名,致人眼生不解,如写"小草",药房不知其为远支之苗,望文生义,而用小的甘草;有的将天麻写成"定风草",胖大海写成"安南子",田三七写成"金不换",书者固无错误,识者却寥寥无几,有何好处?还有些处方上出现"组合式"药名,如"二地""二皮""龙牡"等,也令人颇费猜度,无所适从。因为"二皮"即可指冬瓜皮、大腹皮,也可指瓜蒌皮、桑白皮,"龙牡"既可指龙骨、牡蛎,也可指龙胆草、牡丹皮。

4. 不含糊其辞

处方药名要准确,宁可多写几字,不可随意从简从略。有些中药名同实异，功效相去甚远，如柴胡有毛柴胡、银柴胡之别，豆蔻有肉豆蔻、草豆蔻、白豆蔻之分，杏仁有苦杏仁、甜杏仁之异，假若只写柴胡、豆蔻、杏仁，岂不让司药左右为难？有些中药或用其根，或用其花，或用全草，如瓜蒌皮、瓜蒌仁、瓜蒌根、全瓜蒌，痰热咳嗽而便溏，方中可用瓜蒌皮不可用“瓜蒌仁”，若不写明，药房配给“瓜蒌仁”，能不导致溏泻不止？又如当归有当归头、当归尾、全当归，治崩漏方中本应用当归中，却因书写不明，药房配给当归尾，出现崩漏不止，其咎谁负？

5. 药物用法要注明

处方上要注明某些药物的特殊用法。该先煎的，如龙骨、牡蛎、乌头等，应注明先煎；该后入的，如砂仁、大黄、钩藤等，应注明后入；该包煎的，如马勃、蒲黄、旋覆花等，应注明布包煎；玄明粉、田三七、人参、阿胶等，应分别注明兑服、研冲、蒸兑、烊化，等等。上述用法，只有不厌其烦地注明，才能最充分地发挥药效，取得治疗的最佳效果。

方剂若属于外敷、点眼、滴耳、吹入、含漱等外用法，一定要在处方上注明。否则，病人不明底细，误作内服，后果不堪设想。

6. 书写格式

处方书写格式虽不强求一致，但要求工整、和谐、美观。按照现代习惯，一般采取横写，每行 2 种、3 种中药名。做到布局合理，排列有致，大小匀称。如此，既合乎实用，又合乎审美要求。至于排列顺序，现代医生不甚讲究，传统处方则比较严格，一般是将君药写在前，臣药和佐药、使药依次书写。主次分明。例如，开麻黄汤，书写顺序依次为麻黄、桂枝、杏仁、甘草。秦伯未先生认为，处方用药既有主次之分，那么开方时将主要的先写，再写次要的，不仅能重点掌握住治疗的方向，井然不乱，对配伍方面也可一目了然。

总之，从一纸处方往往能推测出医者的医学理论基础、应变能力、临床经验与文学、美学修养的水平，故必须严肃、认真地对待。

第七章　中医处方的选药

第一节　按脏腑辨证选药

不论是外感病或是内伤病，最后诊断往往落实在某一脏腑上。例如病人出现腹胀、恶心呕吐、便溏、舌苔黄腻，其病变性质属于湿热，而其病变的具体部分是在脾胃，诊断（辨证）为脾胃湿热证，脏腑辨证是中医辨证的基础。按脏腑辨证来进行选药组成处方，是初涉杏林者一种重要的方法。

1. 心

心气虚　面色淡白无华，心悸，心中有空虚感，胸闷气短，活动则加重，体倦乏力，舌质较淡，舌体胖嫩，苔白，脉虚。治宜补心气。可选用人参、炙黄芪、党参、太子参、绞股蓝、大枣、茯苓、刺五加、五味子、炙甘草等。

心血虚　面色萎黄或淡白无华，头晕目眩，心悸怔忡，健忘失眠，唇舌色淡，脉细弱。治宜补心血。可选用当归、熟地黄、何首乌、阿胶、丹参、白芍、鸡血藤、龙眼肉、紫河车等。

心阴虚　心悸，五心烦热，低热潮热、手足心热、盗汗，口干，健忘失眠，舌质红少苔，脉细数。治宜补心阴。可选用玉竹、天门冬、生地黄、麦门冬、阿胶、百合、五味子、酸枣仁、西洋参、龟甲等。

心阳虚　形寒肢冷，面色苍白，心胸憋气，心悸，怔忡，气短，经常自汗，舌淡或紫暗，脉细弱或结代。甚则大汗淋漓，四肢厥冷，口唇青紫，呼吸微弱，脉微欲绝。治宜温心阳。可选用红参、桂枝、肉桂、制附子、薤白、干姜、大枣、刺五加等。

心神不宁 心血虚、心阴虚均可导致心神失养，而出现失眠，健忘，易惊等症。除可用补心血、补心阴的药物以外，还可用养心安神或镇心宁神的药物。养心安神：可选用酸枣仁、首乌藤、炙远志、合欢皮、合欢花、麦门冬、五味子、柏子仁等。镇心安神：可选用琥珀、煅龙骨、煅龙齿、煅珍珠母、磁石、飞铁落、生牡蛎等。

心火旺盛 心中烦热，急躁失眠，口渴，口舌糜烂疼痛，舌尖红或舌质红，脉数。治宜清心泻火。可选用水牛角、牛黄、黄连、生栀子、莲心、百合、竹叶、连翘、生地黄、牡丹皮等。

痰迷心窍 神志错乱，意识不清，或神呆目滞，自言自语，举止失常，脉沉弦滑，苔白腻。严重者可昏倒在地，不省人事，喉中痰鸣，辘辘有声。治宜开窍化痰。可选用麝香、人工麝香、苏合香、牛黄、冰片、蟾酥、石菖蒲、远志、郁金、猪牙皂、竹沥、青礞石等。

心血瘀阻 心悸，心前区刺痛或闷痛，并向左臂内侧放射，时发时止，严重者并有面、唇、指甲青紫，四肢逆冷，舌质暗红或见紫色斑，苔少，脉微细或涩。治宜活血祛瘀、理气止痛。可选用丹参、桃仁、红花、川芎、三七、赤芍、郁金、毛冬青、银杏叶、荜茇、檀香、降香、沉香、公丁香、乳香、人工麝香、苏合香等。

2. 肝

肝阴虚 头痛眩晕，两目干涩，视物模糊，两胁隐痛，耳鸣失眠，五心烦热，口干咽燥，盗汗，肢体麻木，指甲干枯，舌红少苔，脉弦细或细数。治宜滋养肝阴。可选用山茱萸、枸杞子、女贞子、旱莲草、桑葚、黑芝麻、菊花、白芍、生地黄、熟地黄、沙苑子、龟甲、鳖甲、何首乌等。

肝血虚 目眩晕，四肢发麻或震颤，失眠，两目干涩，月经少或经闭不行，面色萎黄，唇舌色淡，脉细弱。治宜补养肝血。可选用当归、熟地黄、白芍、制首乌、阿胶、鸡血藤、枸杞子、川芎、桑葚等。

肝气郁结 胁肋胀痛，胸闷不舒，情绪低落，食欲不振，头晕目眩，脉弦、

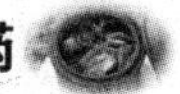

舌苔薄白，妇女可有月经不调、痛经或经前乳房作胀等症。治宜疏肝解郁。可选用柴胡、制香附、郁金、川楝子、延胡索、木香、青皮、炒枳壳、金橘叶、佛手、绿萼梅、玫瑰花、白蒺藜、娑罗子、八月札等。

肝阳上亢　头痛头胀，眩晕，面部烘热，头重脚轻，时轻时重，耳鸣耳聋，口燥咽干，两目干涩，失眠健忘，肢麻震颤，舌红少津，脉弦细数。治宜平肝潜阳。可选用天麻、钩藤、桑叶、菊花、白蒺藜、草决明、珍珠母、石决明、生龙骨、生牡蛎、磁石等。

肝火上炎　头痛眩晕，耳鸣耳聋，面红耳赤，口苦，尿黄，舌红苔黄，脉弦数。甚则咯血，衄血。治宜清肝泻火。可选用桑叶、菊花、刺蒺藜、苦丁茶、白薇、决明子、龙胆草、生栀子、牡丹皮、夏枯草、青黛、大黄、茵陈、羚羊角等。

肝胆湿热　胁肋满闷疼痛，黄疸，小便短赤或尿黄而浑浊，或带下色黄腥臭，外阴瘙痒，或睾丸红肿热痛，舌苔黄腻，脉弦数。治宜清肝胆湿热。可选用垂盆草、田基黄、平地木、蒲公英、龙胆草、黄芩、栀子、茵陈、泽泻、车前草、柴胡、金钱草等。

肝风内动　头晕，肢麻，抽搐，震颤，舌体抖动，舌红而光，脉弦。肝阳化风可见猝然昏倒，舌强，语言不利，半身不遂；热极生风可见高热抽搐，神志昏迷；血虚生风可见面色萎黄，视物模糊，手足抽搐。治宜平肝息风，补养肝血。可选用天麻、钩藤、白芍、羚羊角、山羊角、蜈蚣、全蝎、地龙、僵蚕、蝉蜕、制南星、白蒺藜等。

寒滞肝脉　小腹胀痛、牵引睾丸，或睾丸胀大下坠，或阴囊冷缩，舌润苔白，脉多沉弦。治宜温肝散寒。可选用吴茱萸、肉桂、小茴香、乌药、肉苁蓉、花椒、橘核、荔枝核、山茱萸、巴戟天、潼蒺藜等。

3. 脾

脾虚失运　饮食减少，食后作胀，大便溏泻或肢体浮肿，小便不利，并伴有身倦无力，气短懒言，面色萎黄，舌质淡嫩苔白，脉缓弱。治宜健脾益气，助消化。可选用党参、白术、苍术、茯苓、山药、炒薏苡仁、炒扁豆、广木香、砂仁、橘皮、鸡内金、焦神曲、焦山楂、焦麦芽等。

脾虚下陷　子宫脱垂，脱肛，胃下垂，慢性腹泻，并见饮食减少，食后作胀，小腹下坠，体倦少气，气短懒言，面色萎黄，舌淡苔白，脉虚。治宜健脾益气，补气升提。可选用炙黄芪、白参、党参、太子参、白术、橘皮、升麻、柴胡、葛根、枳实等。

脾不统血 面色苍白或萎黄，饮食减少，倦怠无力，气短，肌肤出血，便血以及妇女月经过多或崩漏，舌质淡，脉细弱。治宜补脾摄血，引血归经。可选用大枣、阿胶、黄芪、乌贼骨、仙鹤草、旱莲草、灶心土、艾叶炭、藕节炭、炮姜等。

脾阳虚 形寒肢冷，身倦无力，面色苍白，饮食减少，气短懒言，腹中冷痛，胀满，得温则舒，泄泻或完谷不化。治宜温补脾阳。可选用炮附子、肉桂、干姜、吴茱萸、肉豆蔻、砂仁、白豆蔻、益智仁等。

寒湿困脾 脘腹胀满，头身困重，饮食减少，泛恶欲吐，口不渴，便溏，小便不利，妇女带下过多，舌苔白腻或厚，脉迟缓而濡。治宜温脾化湿。可选用藿香、佩兰、苍术、姜厚朴、清半夏、炒薏苡仁、茯苓、草豆蔻、白术、干姜等。

脾胃湿热 面目皮肤发黄，鲜明如橘色，脘腹胀满，不思饮食、厌恶油腻，恶心呕吐，体倦身重，发热，口苦，尿少而黄，舌苔黄腻，脉濡数。治宜清化湿热。可选用茵陈、柴胡、龙胆草、黄柏、栀子、大黄、猪苓、赤茯苓、泽泻、薏苡仁、车前草、垂盆草、田基黄、平地木等。

4. 肺

肺气虚 咳声低怯无力，气短懒言，声音低微或语言断续无力，稍一用力则气喘，全身乏力，经常自汗，容易感冒，面色苍白，舌质淡嫩，脉虚弱。治宜补益肺气。可选用人参、党参、炙黄芪、太子参、山药、炙甘草、白术、冬虫夏草等。

肺阴虚 咳嗽日久，干咳无痰或痰少而黏，或痰中带血，咽喉干痒或声音嘶哑，身体消瘦，舌红少津，脉细无力。阴虚火旺者，还可见咳痰带血，干渴思饮，午后低热，盗汗，两颧发红，舌质红，脉细数。治宜滋养肺阴。可选用西洋参、沙参、南沙参、冬虫夏草、麦门冬、天门冬、阿胶、石斛、天花粉、百合、百部、玉竹、制黄精等。

风寒束肺 咳嗽或气喘，咳痰稀薄，色白而多泡沫，口不渴，常伴有鼻流清涕或发热恶寒，头痛，周身酸楚等症状，舌苔薄白，脉浮或弦紧。治宜宣肺通鼻，散寒化痰。可选用麻黄、细辛、生姜、苏叶、桂枝、炒杏仁、桔梗、前胡、炙

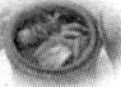

百部、半夏、旋覆花、莱菔子、白芥子、制南星、制白附子、紫菀、款冬花等。

风热犯肺　咳嗽，咳黄稠痰，不易咳出，甚则咳吐脓血臭痰，伴有咽喉疼痛，鼻流浊涕，口渴欲饮，舌尖红，脉浮数。治宜疏风散热，清肺化痰。清肺热：可选用黄芩、枇杷叶、桑白皮、石膏、射干、知母、生栀子、瓜蒌皮、地骨皮、芦根、白茅根等。化痰热：可选用浙贝母、胆南星、竹沥、梨、荸荠、胖大海、蛤壳、海浮石、瓜蒌、枇杷叶、天竺黄等。疏风散热：可选用桑叶、薄荷、芦根、蝉蜕、荆芥、防风、银花、连翘、前胡等。

痰浊阻肺　咳嗽痰多，色白而黏，不易咯出或见气喘胸闷，呕恶，苔白腻，脉滑。治宜燥湿化痰。可选用半夏、橘皮、茯苓、天南星、胆南星、苍术、白术、草果、白芥子、苏子、莱菔子、皂角、礞石、冬瓜皮、葶苈子等。

5. 肾

肾阴虚　头晕目眩，耳鸣耳聋，腰膝酸痛，牙齿松动，形体消瘦，面色暗黑，眼眶发黑，尿频，失眠，遗精，口咽干燥，五心烦热，盗汗，舌红，脉细数。治宜滋补肾阴。可选用熟地黄、首乌、山茱萸、枸杞子、女贞子、旱莲草、冬虫夏草、菟丝子、潼蒺藜、黑芝麻、穞豆衣、玄参、天门冬、制黄精、知母、阿胶、龟甲、鳖甲等。

肾阳虚　形寒肢冷，精神不振，眩晕耳鸣，面色淡白或黧黑，腰膝酸软或阳痿不举，精冷不育或宫寒不孕，小便清长，夜尿频，五更泄泻，舌淡苔白，脉沉迟，尺脉无力。治宜温补肾阳。可选用鹿茸、炮附子、肉桂、鹿角胶、仙茅、淫羊藿、补骨脂、巴戟天、肉苁蓉、草苁蓉、狗脊、续断、沙苑子、锁阳、海马、黄狗肾、胡芦巴、冬虫夏草、韭菜子、紫河车等。

肾气不固　滑精早泄，尿后余沥，小便频数而清，甚则不禁，腰脊酸软，面色淡白，听力减退，舌淡，苔白，脉细弱。治宜固涩肾气。可选用五味子、山茱萸、覆盆子、芡实、金樱子、莲须、益智仁、桑螵蛸、煅龙骨、煅牡蛎、菟丝子、刺猬皮、蛤蚧、山药、鱼鳔、白果等。

肾不纳气　气短喘促，动则喘甚，声低气怯，易汗，四肢不温，恶风寒，面部虚浮，舌质淡，脉虚而浮，治宜补肾纳气。可选用核桃仁、五味子、紫河车、熟地黄、银杏、沉香、蛤蚧、补骨脂、磁石、冬虫夏草等。

肾虚水泛　全身浮肿，下肢尤甚，按之凹陷没指，腰酸痛，腹胀满，尿少或兼呼吸气促，面色淡白，心悸乏力，喘咳痰鸣，舌质淡，舌体胖，苔白，脉沉细。治宜温阳利水。可选用炮附子、肉桂、桂枝、干姜、猪苓、茯苓、泽泻、白术、补骨脂、鹿角、巴戟天、薏苡仁、胡芦巴、五味子、车前子、怀牛膝等。

肾虚骨软 腰膝酸软，或筋骨软弱。治宜补肝肾，强筋骨等，可选用炒杜仲、续断、桑寄生、怀牛膝、狗脊、南五加皮、老鹳草、淫羊藿等。

肾(相)火偏亢 肾阴虚，虚火易起，睡眠不安，头晕心悸，阳事易举。治宜滋阴泻火。可选用盐知母、盐黄柏、玄参、熟地黄、山茱萸、泽泻、莲子心、牡丹皮等。

6. 胃

胃阳不振 胃脘疼痛，轻则绵绵不止，重则拘急剧痛，阵阵发作，遇寒加重，得热则缓，呕吐清水，舌苔白滑，脉沉迟或沉弦。治宜温胃散寒。可选用肉桂、干姜、高良姜、桂枝、荜茇、附子、生姜、吴茱萸、白豆蔻、公丁香、饴糖等。

胃中郁热 胃脘灼热而疼痛，烦渴多饮或渴欲冷饮，消谷善饥，牙龈肿痛，口臭，泛酸嘈杂，舌红苔黄，脉滑数。治宜清泻胃火。可选用生石膏、知母、黄连、黄芩、栀子、芦根、竹叶、生大黄、大青叶、天花粉、白茅根、枇杷叶等。

食滞胃脘 脘腹胀满，呕吐酸腐，嗳气泛酸，不思饮食，或矢气酸臭，大便溏泻或秘结。舌苔厚腻，脉滑。治宜消食导滞。可选用焦神曲、焦山楂、焦麦芽、焦谷芽、炒鸡内金、莱菔子、槟榔、茶叶、大腹皮、厚朴、砂仁等。

胃气上逆 恶心呕吐，呃逆嗳气，不思饮食，脘腹满闷，或食后则吐。治宜理气降逆。可选用旋覆花、代赭石、苏梗、橘皮、清半夏、生姜、枇杷叶、竹茹、公丁香、柿蒂、沉香、厚朴、娑罗子、刀豆壳等。

胃阴虚 口咽干燥，多以睡后明显，不思饮食，或知饥不食，并有心烦，低烧，大便不通，干呕作呃，舌红少苔或无苔，脉细数。治宜滋养胃阴。可选用石斛、天花粉、北沙参、麦门冬、白芍、芦根、制黄精、玉竹、乌梅等。

7. 胆

胆石内阻 右肋下绞痛，或见阻塞性黄疸或无明显自觉症状，仅在B超检查中发现胆石症。治宜利胆排石。可选用金钱草、海金沙、生大黄、虎杖、郁金、芒硝等。

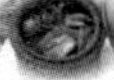

肝胆湿热 已在肝的脏腑辨证中介绍。

8. 大肠

大肠湿热 腹痛下痢，里急后重，或便脓血，肛门灼热，小便短赤，舌苔黄腻，脉滑数。治宜清利湿热。可选用黄连、黄芩、黄柏、葛根、大黄、白头翁、马齿苋、秦皮、苦参、铁苋菜、槐花、地榆炭、地锦草等。

大肠津亏 大便秘结干燥，难于排出，往往数日一次，可兼见头晕，口臭，脉细，舌红少津等症。治宜润肠通便。可选用火麻仁、郁李仁、桃仁、杏仁、瓜蒌仁、柏子仁、黑芝麻、松子仁、生首乌、肉苁蓉、当归、玄参、麦门冬、生地黄、桑葚、蜂蜜等。

大肠热结 大便干结如羊屎，口苦口臭，心中烦热，面部痤疮，舌苔黄腻，脉弦数。治宜清热泻下。可选用生大黄、芒硝、番泻叶、决明子、芦荟、黄连、黄芩等。

9. 膀胱

膀胱湿热 尿频，尿急，小便不利，尿黄混浊或有脓血。治宜清化湿热。可选用车前子、车前草、茵陈、萹蓄、瞿麦、赤茯苓、萆薢、泽泻、滑石、鸭跖草、甘草梢、玉米须等。

膀胱结石 小便淋沥或见砂石，少腹里急，甚则涩痛。治宜利湿化石。金钱草、广钱草、海金沙、石韦、熟大黄、王不留行、冬葵子、滑石、甘草梢、萆薢、大蓟、小蓟、鸡内金等。

第二节 按现代中药药理研究选药

近10多年来，中药药理研究取得了迅猛发展和长足进步，其研究的深度和广度大大超过以往，积累了大量新颖而有价值的资料。笔者在处方中一直注意吸收其精华，大大地提高了临床疗效。现结合笔者在处方中运用现代中药药理研究选用中药的情况及相关药理资料介绍如下。

1. 抗病毒类中药

板蓝根、大青叶、金银花、连翘、贯众、大蒜、射干、青黛、葱、红景天、麻黄、香藿、鸭跖草、紫草，蒲公英、七叶一枝花、山豆根、佛手、艾叶、紫河车、百部、白芍、石榴皮、黄连、黄芩、黄柏、大黄、虎杖、鱼腥草、野菊花、柴胡、牛蒡子、防风、紫苏、佩兰、夏枯草等。

2. 广谱抗菌类中药

金银花、连翘、大青叶、板蓝根、蒲公英、紫花地丁、鱼腥草、野菊花、麻黄、香薷、辛夷、黄芩、黄连、丹皮、穿心莲、千里光、秦皮、夏枯草、厚朴、大黄、丁香、白矾、石榴皮、乌梅、青黛、黄柏、败酱草、蚤休、知母、栀子、牛黄、大蒜、十大功劳、白芍等。

3. 抗金黄色葡萄球菌类中药

金银花、忍冬藤、连翘、鱼腥草、金荞麦、茯苓、生姜、薄荷、苦参、蒲公英、野菊花、紫花地丁、败酱草、白头翁、九香虫、金钱草、马鞭草、大黄等。

4. 抗结核杆菌类中药

百部、夏枯草、茯苓、啤酒花、青蒿、黄连、黄柏、苦参、金银花、连翘、地骨皮、远志、黄精、玉竹、白及、紫菀、款冬花、全蝎、蜈蚣、地榆、麝香、白芷、升麻、柴胡、冬虫夏草、银杏等。

5. 抗痢疾杆菌类中药

川连、白头翁、马齿苋、秦皮、苦参、大蒜、豆蔻、地锦草、金银花、连翘、鱼腥草、木香、大蓟、紫苏、乌梅、石榴皮、茶叶、五倍子、大黄等。

6. 解热类中药

柴胡、黄芩、生石膏、知母、麻黄、桂枝、苏叶、荆芥、防风、西河柳、薄荷、芦根、淡竹叶、金银花、连翘、牛黄、穿心莲、地骨皮、白薇、紫草、羚羊角、茵陈、秦艽、麻黄、桂枝、鸭跖草、栀子、丹皮、菊花、细辛、蔓荆子、柴胡、犀角、水牛角、羚羊角、冰片、香薷、葛根、葱白、浮萍等。

7. 镇静类中药

酸枣仁、柏子仁、五味子、灵芝、丹参、白芍、百合、龟甲、天麻、蝉蜕、水牛角、牛黄、天南星、香附、延胡索、肉桂、羚羊角、钩藤、代赭石、远志、茯苓、苏木、肉豆蔻、桂枝、当归、川芎、茯神、白蒺藜、莲子心、灵磁石、珍珠、龙骨、夜交

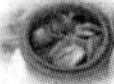

藤、合欢皮、石膏、知母、浮小麦、龙眼肉、石菖蒲、罗布麻等。

8. 镇痛类中药

延胡索、洋金花、罂粟壳、制川乌、制草乌、制附子、细辛、桂枝、丹参、当归、川芎、白芍、天麻、桂枝、防风、白芷、苏叶、羌活、辛夷、郁金、洋金花、香附、附子、肉桂、胡椒、高良姜、酸枣仁、萆薢、独活、威灵仙、徐长卿、两面针、蜂毒、蕲蛇、乌梢蛇,桃仁、马鞭草、蜂房、秦艽、豨莶草、乳香、没药、牛膝、九香虫、夏天无等。

9. 强心类中药

刺五加、万年青、红景天、补骨脂、当归、南沙参、麦冬、生姜、鹿茸、水牛角、玄参、山豆根、葶苈子、枳实、山楂、附子、麝香、川乌、人参、麻黄、黄芪、蟾酥、夹竹桃、罗布麻、五味子、灵芝、何首乌、乌药、莲子心、牛黄、犀角、炙甘草等。

10. 抗心律不齐类中药

炙甘草、人参、沙棘、当归、麦门冬、葛根、黄连、山豆根、甘松、山楂、附子、荜澄茄、酸枣仁、莲子心、土茯苓、羌活、生地黄、苦参、延胡索、赤芍、柴胡、桂枝、茵陈等。

11. 扩张冠状动脉,增加血流量类中药

丹参、川芎、三七、毛冬青、赤芍、红花、黄精、玉竹、前胡、杏仁、万年青、淫羊藿、山楂、橘络、麻黄、菊花、葛根、玄参、瓜蒌、佛手、延胡索、麝香、桃仁、银杏叶、人参、制附子、补骨脂、仙茅、桑寄生、益智仁、菟丝子、苦丁茶、银杏叶等。

12. 降低血压类中药

桑叶、菊花、野菊花、葛根、枳实、石决明、地龙、毛冬青、益母草、猪苓、茯苓、泽泻、罗布麻叶、臭梧桐、天麻、钩藤、木香、夏枯草、桑寄生、杜仲、怀牛膝、柿叶、淫羊藿、黄精、枸杞子、山楂、黄芩、黄连、黄柏、玄参、射干、胖大海、决明子、川贝母、海藻、厚朴、莱菔子、火麻仁、郁李仁、白蒺藜、远志、莲子心、玉米须、萹蓄、茵陈、秦艽、蜂毒、槐花、毛冬青、长春花、夏天无、车前子、梧桐叶、无花果、青葙子、茺蔚子等。

13. 升高血压类中药

麻黄、鹿茸、人参、西洋参、刺五加、黄精、玉竹、麦冬、甘草、淫羊藿、肉桂、黄芪、枳实、陈皮、青皮、款冬花、附子、鹿角胶等。

14. 镇咳类中药

苦杏仁、甜杏仁、炙百部、桔梗、百合、橘叶、秦皮、制半夏、川贝母、浙贝母、枇杷叶、猪胆汁、紫菀、车前子、石韦、虎杖、艾叶、罂粟壳、炙甘草、旋覆花、前胡、桑白皮、知母、天门冬、苏子、瓜蒌、罗汉果等。

15. 祛痰类中药

桔梗、制半夏、前胡、瓜蒌皮、浙贝母、川贝母、百合、陈皮、白果、天南星、猪牙皂、胆南星、枇杷叶、紫菀、青皮、佛手、远志、艾叶、南沙参、甘草、丝瓜藤等。

16. 舒张支气管平滑肌类中药

炙麻黄、杏仁、白果、苏子、冬虫夏草、桔梗、陈皮、地龙、洋金花、银杏叶、葶苈子、桑白皮、浙贝母、半夏、石韦、旋覆花、鱼腥草、厚朴、五味子、胡桃肉、沉香、橘皮、棉花根、蚤休等。

17. 增加消化液分泌类中药

砂仁、薄荷、鸡内金、山楂、焦六曲、麦芽、谷芽、黄连（少量）、旋覆花、藿香、豆蔻、石菖蒲、佛手、乌药、花椒、丁香、大黄（少量）、生姜、橘皮、葱白、公丁香、高良姜、吴茱萸、荜茇、肉豆蔻（少量）、肉桂、大腹皮、郁金等。

18. 镇吐类中药

姜半夏、生姜、沉香、旋覆花、竹茹、柿蒂、刀豆子、芦根、吴茱萸、藿香、竹叶、公丁香、伏龙肝等。

19. 增强胃肠蠕动类中药

大黄、枳实、枳壳、芒硝、木香、砂仁、莱菔子、槟榔、生首乌、绿豆、陈皮、香附、青皮、公丁香、草豆蔻（少量）、草果、生姜、苏梗、厚朴、石斛、乌药、桂枝、肉桂等。

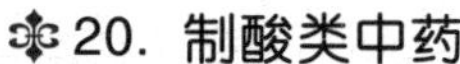

20. 制酸类中药

海螵蛸、煅瓦楞子、煅牡蛎、煅珍珠母、鸡蛋壳、娑罗子、钟乳石等。

21. 促进胆汁分泌类中药

茵陈、金钱草、郁金、姜黄、柴胡、枳实、黄连、黄芩、栀子、黄柏、大青叶、胡黄连、陈皮、玫瑰花、大黄、芒硝、小茴香、威灵仙、艾叶、姜黄、儿茶、川楝子、乌梅、五味子、马齿苋等。

22. 降低转氨酶类中药

垂盆草、田基黄、五味子、平地木、蒲公英、当归、灵芝、龙胆草、柴胡、连翘、大青叶、鸡内金、水牛角、野菊花、败酱草等。

23. 刺激性泻药类中药

大黄、芒硝、番泻叶、虎杖、决明子、芦荟、生首乌、巴豆、甘遂、芫花、大戟、商陆、牵牛子、续随子等。

24. 缓泻类中药

火麻仁、郁李仁、瓜蒌、杏仁、桃仁、黑芝麻、核桃仁、蜂蜜、肉苁蓉、锁阳、胖大海、牵牛子、车前子、罗汉果、无花果等。

25. 利尿类中药

猪苓、茯苓、车前子、泽泻、淡竹叶、萹蓄、瞿麦、萆薢、石韦、滑石、半边莲、半枝莲、玉米须、冬瓜皮、白茅根、浮萍、鸭跖草、茵陈、益母草、苦参、大腹皮、杜仲、黄芩、龙胆草、鱼腥草、夏枯草、枳实、甘遂、大戟、芫花、牵牛子、茶叶、白蒺藜、海金沙、地肤子、土茯苓、麻黄、香薷、苍术、白术、琥珀、黄芪、桑寄生等。

26. 抗痛风类中药

土茯苓、威灵仙、豨莶草、车前子、秦艽等。

27. 排除或消除尿路结石类中药

金钱草、海金沙、石韦、琥珀、冬葵子、萹蓄、瞿麦、钩藤、玉米须、牛膝等。

28. 改善肾功能和消除蛋白尿类中药

人参、黄芪、党参、白术、茯苓、山药、莲须、杜仲、雷公藤、当归、枸杞子、金樱子、桑螵蛸、怀牛膝,生地黄、玄参、麦冬、菟丝子、土茯苓、蝉蜕等。

⚜29. 促性腺(促进性腺功能)类中药

鹿茸、紫河车、淫羊藿、仙茅、蛇床子、蛤蚧、冬虫夏草、肉苁蓉、杜仲、蛤蟆油、龟甲、巴戟天、蜂乳、人参、黄芪、菟丝子、鹿鞭、牛鞭、狗鞭、补骨脂、黄狗肾、海龙、海马、韭菜子等。

⚜30. 增加红细胞及血红蛋白类中药

当归、熟地黄、鹿茸、鹿角、鹿角胶、鹿角霜、人参、黄芪、阿胶、鸡血藤、党参、紫河车、菟丝子、何首乌、桑葚、银耳、太子参、白术、茯苓、龙眼肉、肉苁蓉等。

⚜31. 增加白细胞类中药

人参、黄芪、巴戟天、补骨脂、百合、桑葚、旱莲草、肉桂、茜草、筋骨草、丹参、麝香、鸡血藤、蟾酥、乳香、没药、虎杖、石韦等。

⚜32. 升血小板类中药

花生衣、仙鹤草、龙眼肉、红枣、肉苁蓉、当归、白芍、生地黄、熟地黄、赤小豆、三七、白及、藕节、水牛角、牛西西、大黄、黄柏、羊蹄、菟丝子、阿胶、山茱萸等。

⚜33. 止血类中药

三七、旱莲草、仙鹤草、白及、白茅根、阿胶、大蓟、小蓟、荠菜、海螵蛸、花蕊石、紫珠、地榆、槐花、救必应、断血流、艾叶炭、炮姜、藕节、黄芩炭、荆芥炭、大黄、黄连、乌梅、艾叶、生地黄、拳参、马勃、蒲公英、禹余粮、赤石脂、马鞭草、血竭等。

⚜34. 抗风湿性关节炎类中药

制川乌、制草乌、细辛、制附子、秦艽、威马仙、蜂毒、海桐皮、海风藤、络石藤、甘草、川牛膝、羌活、独活、天麻、苍术、白花蛇、乌梢蛇、巴戟天、仙茅、雷公藤、丁公藤等。

⚜35. 降血糖类中药

生地黄、熟地黄、玄参、麦门冬、人参、黄芪、茯苓、知母、天花粉、白术、苍术、玉竹、山药、黄精、枸杞子、制首乌、地骨皮、苦瓜、知母、蛤蚧、女贞子、黑芝

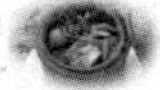

麻、薏苡仁、五加皮、山茱萸、桑叶、葛根、黄连、夏枯草、绞股蓝、大蒜、僵蚕、蚕蛹、玉米须、魔芋、长春花等。

36. 降低血脂类中药

冬虫夏草、决明子、何首乌、三七、大蒜、核桃仁、蛤蟆油、蛤蚧、紫河车、黄狗肾、当归、白芍、菊花、昆布、荷叶、沙苑子、玉竹、黄精、女贞子、黑芝麻、绿豆、黑木耳、黄芩、绞股蓝、大黄、麦芽、荜茇、罗布麻叶、泽泻、茵陈、虎杖、骨碎补、丹参、姜黄、魔芋、桑葚、花粉、蜂王浆、绿茶、猪苓、灵芝、茯苓、鱼腥草、生姜、芦笋、人参、黄芪、党参、白术、地黄、红景天、刺五加、板蓝根、枸杞子、沙棘、五味子、石斛、白茅根、金银花、连翘、大青叶、蒲公英、黄连、鹿茸、莲子、巴戟天、肉苁蓉、阿胶、龙眼肉、鹿鞭、南沙参、北沙参、五加皮、玄参、苦参、青黛、银耳、龟甲、锁阳、海参、葛根等。

37. 护肝类中药

白芍、枸杞子、芦荟、墨旱莲、五味子、升麻、龙胆草、栀子、黄芩、夏枯草、绞股蓝、陈皮、乌药、大黄、石决明、珍珠母、灵芝、茵陈、茯苓、泽泻、垂盆草、虎杖、木瓜、艾叶、牛膝、大枣、儿茶、甘草等。

38. 抗肿瘤类中药

白花蛇舌草、半枝莲、半边莲、大蒜、黄药子、蛇六谷、薏苡仁、核桃枝、山慈姑、乌梢蛇、蟹壳、喜树、长春花、三尖杉、冬凌草、芦荟、大黄、蜈蚣、蟾蜍、天门冬、制首乌、鳖甲、银耳、茯苓、青黛、天南星、苦杏仁、蚤休、山豆根、瓜蒌、猪苓、雷公藤、三棱、莪术、莲子、鸦胆子、斑蝥、鱼腥草、土茯苓、威灵仙、箬竹、急性子、甘蓝、壁虎、菱角、魔芋、无花果、苦瓜、蒲公英、全蝎、龙葵、天葵、野葡萄根、蝮蛇、猴头菇、木瓜、狼毒、狗舌草、羊蹄根、胡黄连、虎杖、野百合等。

附录一　临床多种剂型经验方揭秘

一、临床汤剂经验方揭秘

1. 半夏止吐方治疗呕吐

经验方组成:姜半夏15克、陈皮6克、炒竹菇6克、茯苓10克、沉香曲6克、炙甘草1克。

组方用意:呕吐为胃失和降,气逆于上,迫使胃中之物从口中吐出的一种疾病。凡因感受外邪,食滞或痰饮内停,或情志失调、肝气犯胃发生呕吐的属于实证;如因热病之后胃阴受伤,或脾胃虚弱、中阳不振而发生呕吐,则属虚证。呕吐的基本病机是胃气上逆。故笔者综合二陈汤、温胆汤、小半夏加茯苓汤的组方精华,逐渐改制形成本经验方。姜半夏辛温性燥,为和胃止吐,燥湿化痰佳品,为君药。陈皮性温,燥湿、理气止呕;竹茹性凉,长于清胃热止呕吐,一温一凉,相辅相成,止吐效果更著,同为臣药。沉香曲为少量沉香加粮食发酵后制成,既可降逆止呕,又能助消化,与健脾和胃的茯苓同为使药。炙甘草和胃且矫味,但用量宜小,以免甘甜碍胃。六味合用,共奏和胃降逆止吐功效,适用于消化系统病变而以呕吐为主证者。

加减法:

1)因食滞停积而见吐出酸腐食物、脘腹胀满、嗳气厌食、大便或溏或结,苔黄腻、脉滑者,加焦山楂10克、焦神曲10克、谷芽10克、麦芽10克、莱菔子10克、乌梅10克。

2)因外感风寒而兼见恶寒、发热、胸闷、腹胀,苔薄白、脉浮者,加苏叶6克、藿香6克、厚朴6克、生姜10克。

3)因外感暑湿而兼见胸闷脘痞、心烦、口渴,苔薄黄腻者,加藿香10克、佩兰10克、川黄连3克、砂仁2克(后下)、鲜荷叶20克。

4)因痰饮内停而见呕吐清水痰涎、脘闷不食、头晕目眩、心悸,苔白腻、脉滑者,加白术10克、川厚朴6克、豆蔻3克、丁香2克。

5)因肝气犯胃而兼见吞酸、嗳气、脘胀胁痛、烦闷不舒、口干苦,舌边红、苔黄腻、脉弦者,加苏梗10克、佛手6克、川黄连3克、吴茱萸1克、柿蒂3克。

6)因脾胃虚寒而兼见面色苍白、倦怠无力、四肢不温、脘腹冷感、呕吐清水及少量食物、时作时止、大便溏薄,舌质淡、苔薄滑、脉细者,去竹茹,加太子参10克、白术10克、干姜6克、砂仁4克(二次后下)、山药10克。

7)因胃阴不足而兼见口燥咽干、干呕、饥不欲食、便秘,舌红少津、脉细数者,加北沙参10克、麦冬10克、石斛10克、芦根30克、乌梅10克。

8)因腑气不通而兼见腹胀较甚,或腹痛,大便秘结者,加生大黄6~10克。

2. 理气消痞汤治疗胃胀

经验方组成:木香10克、枳壳10克、郁金10克、青皮6克、陈皮6克、娑罗子6克、刀豆壳10克、沉香曲6克。

组方用意:胃胀即胃脘痞满,是由于各种原因造成胃内有过多气体,使上腹部痞闷,胀满不适,是胃病的常见症状之一。除了器质性疾病造成胃胀外,非器质性疾病因素也可令胃部功能紊乱而导致胃胀。一些人长期活动量太少,能量消耗少,胃消化功能减弱,常出现食后或少食即感胃胀;过度疲劳、失眠、精神紧张、情志抑郁也可使消化功能紊乱而食欲不振、食后胃胀等。中医认为形成胃脘痞胀不适的原因病机很多,多是肝胃不和、气机不畅;或脾胃虚弱、运化无力;或脾胃虚寒、升降失司;或食积不消、中焦郁滞等。尽管胃胀病机复杂,但以气滞为主要病理。本方立意为理气和胃,宽胀消痞。木香香气浓烈,行气消胀作用甚佳,长于行脾胃、大肠气滞,为本方君药。枳壳、郁金、青陈皮均为行气和胃、消痞除满的佳品,用后起协同作用,消胀作用更佳,同为臣药。娑罗子、刀豆壳疏肝气,消胃胀,为笔者喜用,系本方使药;沉香曲降气宽胀,价格不贵,亦为使药。综观全方,具有良好的理气和胃、消痞除胀功效。经现代药理研究已证实,本经验方具有显著的促进胃动力作用。

加减法:

1)因肝胃不和而见胃痞满作胀,情志抑郁时则痞胀加剧,且伴脘痛嗳气,苔薄白、脉弦者，加柴胡 6 克、炒白芍 10 克、苏梗 6 克、金橘叶 6 克。

2)因饮食积滞而见胃脘痞闷、胀满不适、泛腐吞酸，并伴疼痛、嗳气厌食，脉弦、舌苔厚腻者，加莱菔子 10 克、焦山楂 10 克、焦神曲 10 克、谷芽 10 克、麦芽 10 克。

3)因脾胃虚弱而见胃脘痞胀不适，饮食稍多则加剧，食少，食入难化，或伴绵绵隐痛、泛吐清水，面色苍白无华、乏力神倦、四肢不温、口干而不欲饮、大便溏薄，舌淡、脉濡弱者，加太子参 10 克、白术 10 克、茯苓 10 克、砂仁 4 克(分两次后下)、扁豆衣 10 克。

3. 醒脾开胃方治疗食欲不振

经验方组成：砂仁 4 克(分 2 次后下)、陈皮 6 克、焦山楂 10 克、焦神曲 10 克、炒谷芽 10 克、炒麦芽 10 克、乌梅 5 克。

组方用意：本方以砂仁为君药，砂仁不仅可行气、化湿、安胎，还具有显著的醒脾开胃，促进食欲的功效，笔者在临床应用砂仁或含服后咀嚼吞下，或泡水代茶饮用，均有良好的开胃口，增食量功效。陈皮为臣药，取其辛散苦降、理气和胃作用，近代研究已证实，陈皮水煎剂及所含挥发油对唾液淀粉酶和消化液的分泌有促进作用。焦楂曲、炒谷麦芽四味药为临床常用的消食积、开口胃良药，同为佐药。乌梅生津开胃，为使药。

加减法：

1)因食滞胃脘见食欲不振、胃脘胀闷、嗳气泛腐、恶心呕吐等症者，加炒鸡内金 10 克、莱菔子 10 克。

2)因脾胃虚弱见食欲不振、食量减少、神倦乏力、气短懒言、四肢痿软、面色不华，舌淡、脉缓无力者，加太子参 10 克、白术 10 克、莲子 15 克、山药 10 克、茯苓 10 克。

3)因胃阴不足见食欲不振、饥而不欲食，且脘中嘈杂作痞、口燥咽干、大便干结难出、小便短少，舌红少津、脉细小者，加石斛 10 克、鲜芦根 30 克、麦冬 10 克。

4)因肝胃不和见食欲不振、胸脘胀满、烦躁不宁、胸胁胃脘疼痛、吞酸或泛吐酸水等症，食欲不振随情绪变化而变化，苔薄黄、舌偏红、脉弦或细弦者，加佛手花 5 克、青皮 6 克、陈皮 6 克、玫瑰花 3 克、绿梅花 3 克。

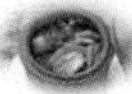

4. 下气止嗳汤治疗嗳气频作

经验方组成:娑罗子6克、刀豆壳10克、沉香曲5克、丁香3克、柿蒂5克、枳实10克、郁金10克、炙甘草2克。

组方用意:嗳气又称噫气,嗳气频作多见于胃黏膜有炎症或有幽门梗阻时,食物停留于胃中发酵并产生气体。当胃及肠道有某些疾病时,常常伴有嗳气症状,如急性胃炎、胃及十二指肠溃疡、幽门梗阻、神经性胃炎,或肠道、胆囊、肝脏、胰腺的一些疾病以及出现胃肠内容排空障碍、消化腺分泌障碍、肠壁吸收或消化障碍时,均可有嗳气频作的现象。本病症主要病机为气机上逆,胃的和降功能失调,降气和胃为其治疗大法。本方娑罗子味甘,性温,其长于降气和胃止噫,与擅长止呃逆、止呕吐、温中下气的刀豆壳及降气止呃的沉香曲配伍后,降胃气、止嗳气作用更为显著,同为君药。丁香、柿蒂自古便是降噫气、止呃逆佳药,为丁香柿蒂汤主药,二味同为臣药。枳实、郁金理气和胃,辅助君臣药止噫气,为佐药。炙甘草调和诸药,为使药。

加减法:

1)因肝气犯胃见嗳气频作、情志不畅时则嗳气程度加剧,伴有胃痛、胃胀、泛酸,苔薄白、脉弦者,加青皮6克、陈皮6克、代代花3克。

2)因食滞内停见嗳气频作、胃脘闷胀、泛腐吞酸、食欲不振、胃脘疼痛,舌苔厚腻、脉弦者,加焦山楂10克、焦神曲10克、白豆蔻3克(后下)、青皮6克、陈皮6克。

3)因脾胃虚弱见嗳气时作时止,遇寒或饮食稍多则嗳气加剧,同时有胃脘隐痛、痞胀不适、泛吐清水、乏力神倦、大便溏薄,舌淡、脉濡弱者,加太子参10克、木灵芝10克、白扁豆10克、山药10克。

5. 蒲公英除嘈杂方治疗胃脘嘈杂

经验方组成:蒲公英15克、川连3克、吴茱萸1克、石斛10克、乌贼骨15克、炙甘草3克。

组方用意:嘈杂是一种胃中空虚,似饥非饥,似痛非痛,胃部常感难过不适或灼热不宁,难以说清道明的病症。笔者多年临床观察,嘈杂与胃热或阴虚内热、胃气郁滞有关,常因诱因而发作或加重。故本经验方以蒲公英为君药,蒲公英为清胃火、泻胃热良药,《本草新编》认为"蒲公英乃泻胃火之药,但其气甚平，既能泻火，又不损土，可以长服久服而无碍”。川连长于清胃火，与吴茱萸合用，称左金丸，对肝经郁火，横逆犯胃引起的脘胁疼痛、吞酸嘈杂，效果颇佳，二药为本方臣药。石斛养胃阴，乌贼骨制胃酸，除嘈杂，同为佐药。炙甘草调和诸药，且能养胃，为使药。

加减法：

1)因胃热见胃脘嘈杂不安、口渴喜冷饮、口臭、心烦不寐，同时也可伴泛酸嗳气、胃脘灼痛，舌红苔薄黄或腻，或小便黄赤、大便干结者，加白花蛇15克、炒黄芩10克、莲心2克、陈皮6克。

2)因胃阴虚见口干舌燥、胃中灼热隐痛、嘈杂不适、嗳气痞胀、泛吐酸水清涎、纳食少，舌质偏淡红、苔薄，脉细者，加北沙参10克、麦冬10克、炒白芍10克、芦根15克。

6. 香蒲饮治疗胃热型慢性胃炎

经验方组成：木香10克、蒲公英15克、川黄连3～5克、炒黄芩10克、青皮6克、陈皮6克、枳壳10克、郁金10克、炙甘草3克。

组方用意：木香香气浓烈，擅长行脾胃、大肠气滞，有良好的行气止痛功效。蒲公英苦、甘，寒，长于清热解毒，治疗乳痈等阳证痈肿，又能清肝胆湿热，治疗黄疸。笔者喜用蒲公英清泄胃热，曾用单味干品30克煎剂或500克鲜品捣烂取汁加米汤冲服，治疗急慢性胃炎，均取得显效。此两味为本方君药。川黄连、炒黄芩协助蒲公英清胃热，同为臣药。青陈皮、枳壳、郁金辅助木香行气止痛且能疏肝解郁，同为佐药。炙甘草缓急止痛，调和药性，为使药。九味药合用，组方简洁，配伍巧妙，共奏清胃泄热、理气定痛功效。经笔者长期观察，对慢性浅表性胃炎、慢性萎缩性胃炎、胆汁反流性食道炎发作期、活动期辨证属于胃热型或肝郁化火者均有明显疗效。

加减法：

1)胃脘胀闷、嗳气明显者，加娑罗子6克、刀豆壳10克、沉香曲6克。

2)胃脘疼痛剧烈者，加川楝子10克、元胡15克、白芍15克。

3)肋胁胀痛者加醋柴胡6克、白芍15克、八月札10克、九香虫10克。

4)大便干结者加生大黄3～5克、决明子20克。

5)食欲不振者加砂仁4克（二次后下）、薄荷6克（二次后下）、陈皮

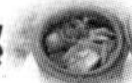

6克。

6)肝郁化火见性情急躁、口苦,舌红苔黄者,加夏枯草15克、决明子15克。

7. 建中理气汤治疗消化性溃疡

经验方组成:炙黄芪15克、党参10克、木香10克、白芍15克、桂枝6克、陈皮6克、元胡15克、乌贼骨15克、炙甘草3克。

组方用意:消化性溃疡包括胃溃疡、十二指肠溃疡,临床以十二指肠球部溃疡多见,病人多在空腹时胃脘隐痛,进食后缓解,或有进食后痛甚者,但也多喜按喜温。笔者认为本病以虚为本,中阳不振,胃失温煦,气机不畅,而作痛矣;中虚不运,又可造成湿浊、痰饮或食积等病理变化,而导致本病本虚标实之证。本经验方属于补虚温中理气之剂。炙黄芪、党参补元气健脾胃,为君药。木香、陈皮、桂枝,辛温与甘温合用,符合"寒者热之"的原则,起到理气温中作用,为本方臣药。白芍苦甘酸微寒,缓急止痛,且能牵制木香、桂枝之辛热;元胡协助白芍止痛,乌贼骨制酸,促使溃疡愈合,炙甘草缓急止痛,调和诸药,同为佐使药。本经验方是从汉·张仲景小建中汤化裁而来,药性甘温与辛温相结合,更加适合近代临床治疗消化道溃疡的需求。

加减法:

1)胃脘胀明显者,加青皮6克、枳壳10克、郁金10克、醋柴胡6克。

2)嘈杂吐酸明显者,加瓦楞子15克、娑罗子10克、白及10克。

3)胃脘冷痛,苔白者,加干姜10克、制附片6克。

4)胃中停饮,泛吐清水冷涎,胃部有水声者,去党参,加姜半夏10克、茯苓10克。

5)湿热内结,口苦,苔黄者,去党参,加川连3克、黄芩10克、生薏苡仁15克。

8. 复方蛇舌草煎剂治疗胃癌前病变

经验方组成:白花蛇舌草20~30克、半枝莲20克、蒲公英15克、灵芝15克、生薏苡仁30克、茯苓15克、炙甘草3克。

组方用意:白花蛇舌草有较强的清热解毒利湿作用,近代药理研究证实,白花蛇舌草高浓度对白血病、艾氏腹水癌、吉田肉瘤等癌细胞具有抑制作用。

为临床常用的清热解毒、补虚抗癌药，普遍认为白花蛇舌草有广谱抗癌作用。近代药理还证实，白花蛇舌草可清除幽门螺杆菌，逆转肠上皮化生，抗化学诱变，增强机体免疫力。有临床报道，以白花蛇舌草为主治疗慢性萎缩性胃炎癌前病变86例，临床治愈17例，显效25例，有效31例，无效13例，总有效率为85.88%。白花蛇舌草为本经验方君药。半枝莲与蒲公英清热解毒、防癌抗癌，也可清除幽门螺杆菌感染，逆转肠上皮化生，治疗不典型增生，为本经验方臣药，两者相须为用，效果倍增。灵芝、生薏苡仁、茯苓均为扶正健脾、防癌抗癌、防诱变妙药，为本方佐药。炙甘草调和诸药，且能益气养胃，为本方使药。经长期临床观察，本方灵活加减后，对胃癌前病变有良好的控制病情、逆转病理变化的作用。

加减法：

1）胃脘灼热，口苦、嘈杂者，加川黄连3克、炒黄芩10克。

2）脘痛明显者，加元胡15克、炒白芍15克。

3）脘胀明显者，加枳壳10克、郁金10克、沉香曲6克。

4）泛吐酸水者，加乌贼骨20克、煅瓦楞子20克。

5）脘闷、恶心、便溏、苔黄腻者，加苍术10克、藿香6克、佩兰6克。

6）神疲乏力、便溏不成形者，加苍术15克、白术15克、山药15克、厚朴6克。

7）脘嘈口干、便秘、舌红少津者，加麦冬10克、石斛10克、乌梅6克。

9. 柴芍二皮二花汤治疗肝郁气滞证

经验方组成：柴胡6～10克、炒白芍15克、枳壳6克、郁金10克、青皮6克、陈皮6克、玫瑰花3克、绿萼梅3克、金橘叶6克、炙甘草3克。

组方用意：柴胡为临床疏肝解郁代表药物，前人有“肝胆之要药”“胃肠之要药”之说。近代药理研究发现，柴胡具有镇静、催眠、解热、镇痛、抗炎、护肝、利胆、增强免疫功能、改善胃肠功能等多种作用。肝脏“体阴用阳”，在发挥柴胡疏肝解郁功效的同时，本方配以养血柔肝、镇痛解痉之白芍，相互牵制，相辅相成，不致疏泄太甚，疗效更佳，二者同为本经验方君药。青皮、陈皮、枳壳、郁金、玫瑰花、绿萼梅功专疏肝解郁，善于行气、活血、止痛，可调节神经，促进胆汁分泌、降低转氨酶、健胃助消化，缓解胃肠道痉挛，可协助君药的疏肝解郁作用，为本方臣药。金橘叶疏肝而不伤阴，为佐药。炙甘草具有缓和及解毒作用，白芍、甘草配伍，护肝之力更佳。本经验方立方要旨在于"疏肝"，所谓疏肝，是指疏泄肝经郁滞之气，使气机通畅。肝气郁滞是肝胆和胃肠等脏器多种病症的共有症候群，其病理生理基础很可能是肝、胆功能障碍，胃肠的蠕动和分泌功能减弱，并对全身状况和精神状态产生影响。本经验方具有改善肝胆功能和改善胃肠活动的作用，用中医的解释就是具有疏肝解郁、理气和中、缓急止痛之功效。笔者常用本经验方治疗急慢性肝炎、早期肝硬化、急慢性胆道感染、胆石症、慢性胃炎、消化性溃疡、胃肠功能紊乱、脂肪肝、胸膜炎、肋间神经痛、急慢性乳腺炎、乳腺小叶增生、慢性睾丸炎、癔症（脏躁）、神经官能症（梅核气）、更年期综合征、经前综合征、月经不调，痛经等疾病出现肝郁气滞证，表现为胸胁胀满、疼痛、脘痛、腹痛、疝痛，纳少胃呆，情绪抑郁，咽部物阻，乳房胀痛，月经不调，脉弦者。

加减法：

1）肝郁伤阴出现口干咽燥，舌质红少津者，加麦冬 10 克、石斛 10 克。

2）肝郁化火出现口苦、急躁，苔黄者，加黄芩 10 克、蒲公英 15 克。

3）兼血虚出现面黄头昏，脉细者，加当归 10 克、熟地黄 12 克。

10. 清肝降酶汤治疗黄疸转氨酶增高

经验方组成：田基黄 20 克、垂盆草 15 克、蒲公英 15 克、猪苓 10 克、茯苓 10 克、车前子 10 克、生甘草 2 克。

组方用意：田基黄又名地耳草，味苦性凉，擅长清热化湿、消肿解毒。近代临床发现，其单味或复方用于病毒性肝炎，均有显著疗效，并可消除黄疸或降低转氨酶，一般需连续服用 15 天以上，为本方君药。垂盆草、蒲公英可清热化湿，协助田基黄降酶护肝。猪茯苓、车前子协助田基黄排湿利湿化湿为佐药。炙甘草调和诸药，为使药。现代药理研究证实，田基黄、垂盆草、蒲公英、猪茯苓、车前子均有较为理想的降转氨酶、退黄疸、清肝、护肝、保肝的作用。

加减法：

1）气郁化火，便秘口苦者，加生大黄 6 克、芒硝 3 克。

2）肋胁隐痛，舌红少苔者，加生地 12 克、枸杞子 10 克。

3）胁痛加重者，加火麻仁 15 克。

4)伴胆石症者,加金钱草30克、海金沙10克(包煎)。

11. 疏肝利胆汤治疗慢性胆囊炎

经验方组成:柴胡6~10克、炒黄芩10克、金钱草15克、炒白芍15克、元胡15克、川楝子10克、郁金10克、枳壳10克、炙甘草3克。

组方用意:慢性胆囊炎属中医“胁痛”范畴,主要症状为反复发作性上腹部疼痛,辨证多为肝郁气滞、肝胆湿热,病位主要在肝胆,常与脾胃同病。本经验方以柴胡疏肝利胆、理气止痛,黄芩清利肝胆湿热,同为君药。胆囊炎与胆石症系难兄难弟,慢性胆囊炎大多伴发有胆石症,故以金钱草清热化湿、利胆排石,白芍、元胡、川楝子缓急止痛,与金钱草同为臣药。郁金、枳壳行气利胆、缓急止痛,同为佐药。炙甘草缓急止痛,为使药。全方共奏疏肝利尿、行气止痛功效。

加减法:

1)胁肋胀痛、走窜不定者,加青皮10克、八月札10克、九香虫10克。

2)胁肋刺痛、痛有定处,舌质紫暗者,加川芎10克、蒲黄10克、五灵脂10克。

3)目黄身黄、胁痛恶心,舌红苔黄腻者,加茵陈15克、生栀子10克、泽泻10克。

4)大便干结者,加生大黄5~10克、芒硝10克(冲服)。

5)胁肋隐痛、口干咽燥,舌红少苔者,加生地黄12克、麦冬10克、当归10克。

12. 利胆排石汤治疗胆石症(缓解期)

经验方组成:柴胡10克、枳壳10克、郁金10克、虎杖15克、金钱草15克、海金沙10克(包煎)、生大黄5~15克、威灵仙30克、冬葵子30克、炙甘草3克。

组方用意:本经验方系综合南开大学医学院、遵义医学院及笔者三家的经验组合而成。柴胡、枳壳、郁金疏肝利胆,促进排石,为本方君药。金钱草、海金沙、虎杖化石排石,清化湿热;生大黄利胆通腑,威灵仙可化鱼骨鲠喉,推断有化胆石作用,以上5味同为臣药。冬葵子滑窍排石,为佐药。炙甘草调和诸药,且能矫味,缓解大黄泻下伤正之力,为使药。药理研究发现本方药物大多有良好的溶石排石功效。其复方经药理实验研究发现,具有扩张胆总管、增强胆囊收

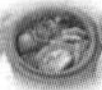

缩功能、促进胆汁分泌量增加等三大作用,故对结石小于0.8厘米,圆形或椭圆形与胆囊壁无粘连的胆石症缓解期有较好的排石化石效果。

加减法:

1)伴胆囊炎者,加银花15克、川连3克。

2)伴胆区疼痛者,加川楝子10克、元胡20克、炒白芍20克。

3)伴上腹部饱胀者,加青皮6克、陈皮6克、娑罗子6克。

4)伴食欲不振者,加砂仁4克(分两次后下)、薄荷6克(后下)。

13. 羌薄银蓝汤治疗上呼吸道感染

经验方组成:羌活6~10克、薄荷6克、银花10~15克、板蓝根10~15克(儿童减量)。

组方用意:上呼吸道感染,简称"上感",中医称为感冒,为临床常见疾病,尤其是小儿的多发病,冬春季较多,多因不慎寒暖,外感风邪侵入肺经所致。在我国南方,包括港澳台地区,因为气候较暖和,人群体质禀赋较弱等缘故,即使感受风寒出现鼻塞流清水鼻涕、头痛身痛、苔白等症状,往往在第二天即开始向风热转变,出现发热、咽痛、咳嗽等风寒风热并见的症候。本方以羌活,薄荷为君药,疏风祛邪,辛温辛凉并用,风寒风热并治,更加符合"因地制宜"的中医治疗原则,经长期临床观察,收效更佳。感冒及上呼吸道感染病人多为病毒感染,血象中的细胞总数及中性粒细胞百分率正常或减少,本方用银花、板蓝根为辅助药,起到抗病毒、清热、利咽作用,辨证与辨病相结合,可明显提高对病毒性感冒与上感的治疗效果。本方也适用于流行性腮腺炎、风疹等病的早期治疗。

加减法:

1)表寒症明显,见恶寒、恶风,头痛、身痛、苔白者,加荆芥6克、防风6克。

2)寒热持续不退者,加柴胡6~10克、炒黄芩10克。

3)咽痛、扁桃体肿大者,加射干10克、土牛膝15克。

4)咳嗽明显者,加桔梗6克、前胡10克、炙百部10克。

5)伴腹泻者,加苍术10克、焦山楂10克。

6)伴皮疹者,加赤芍10克、紫草10克。

❧14. 加味玉屏风方治疗反复感冒

经验方组成：生黄芪15～30克、党参10克、白术10克、山药15克、防风6克、炙甘草3克。

组方用意：方中重用生黄芪大补肺气，使皮毛坚固，腠理致密，又能固表止汗，为本方君药。党参、白术、山药补气健脾，固表止汗，扶正以祛邪，与生黄芪相伍，其补气固表之力更佳，同为臣药。防风祛除风邪为佐药，防风与黄芪相配，相反相成，固表止汗而不留邪，祛风而不伤表。炙甘草补气润肺，调和诸药，为使药。综合全方，补散兼施，以补固为主。本经验方在《世医得效方》玉屏风散的基础上加味而成。经笔者长期临床观察，补气固表，防止感冒反复发作效果更佳。

经近代药理单味药研究及复方研究，均证实本方可增强细胞免疫功能，提高补体，对体虚者易感风邪，即反复感冒这一亚健康状态，以及慢性鼻炎、过敏性鼻炎易感风邪者均有扶正祛邪功效，在感冒缓解期若能坚持服用1个月以上，收效更佳。对于"易感儿童"可减量服用。

加减法：

1)兼有口干咽干者，加麦冬10克、石斛10克。

2)鼻炎易感风邪者，加辛夷花6克、苍耳子6克。

3)兼有白细胞减少者，加黄精10克、红枣6枚。

4)兼自汗者，加浮小麦20克、煅牡蛎20克。

5)兼食欲不振者，加砂仁4克(分两次后下)、陈皮6克。

❧15. 葛根槐花饮治疗高血压病

经验方组成：葛根15克、槐花20克、泽泻30克、益母草15克、夏枯草5克、决明子15克、钩藤10克、地龙10克、炒黄芩10克、炙甘草3克。

组方用意：葛根为中医治疗高血压颈项强痛的传统中药。葛根所含总黄酮大豆苷元和葛根素对高血压引起的头痛、头晕、耳鸣等症状有明显疗效。大量的实验研究已证实葛根降压作用显著，且能扩张冠脉血管和改善心肌缺血缺氧状态；槐花含大量的芸香苷(芦丁)和维生素C等物质，可软化血管，对高血压病病人有防止脑血管出血的作用。实验研究发现，槐花水浸液、制剂及提取物杨槐花苷有显著的降压作用，与葛根配伍，同为君药。泽泻利水而不伤阴，近代药理研究已证实，泽泻有良好的利尿降压作用，且可降血脂、抗动脉硬化、改善心脑供血。至于重用泽泻是受西医氯噻嗪类利尿剂用于高血压病的启发，泽泻不仅对早期高血压病有效，也适用于中、晚期病人，且无西药的某些副作用。益母草协助泽泻利尿降压；夏枯草、决明子、钩藤协助葛根、槐花降血压，同为臣药。地龙扩张血管，炒黄芩清热降压，与甘草同为佐使药。本经验方可作为高血压病通治方而广泛用于各型各期高血压病病人。

加减法：

1）肝火上炎型及肝阳上亢型，见头痛剧烈、眩晕耳鸣、心烦易怒、口苦面红、便秘尿黄，舌红苔黄，脉弦数者加龙胆草 3 克、栀子 10 克、菊花 10 克。

2）阴虚阳亢型，见眩晕头痛、失眠健忘、腰膝酸软、两目干涩、五心烦热，舌红少苔，脉弦细者加生地黄 15 克，元参 15 克、石决明 15 克。

3）肝肾阴虚型，见头脑空痛、眩晕、腰膝酸软、失眠多梦、五心烦热，舌红少苔，脉弦细者加枸杞子 10 克、菊花 6 克、熟地黄 15 克。

4）血瘀阻络型，见头晕头痛、肢体麻木，或短暂舌强语謇或胸闷心悸，舌质暗或舌有瘀点、瘀斑，脉涩者加丹参 15 克、牛膝 15 克、赤芍 10 克。

16. 二参复脉汤治疗心律失常

经验方组成：白参 5 克（另煎兑服）、丹参 20 克、麦冬 15 克、五味子 6 克、桂枝 6 克、生龙骨 20 克（先煎）、生牡蛎 20 克（先煎）、琥珀 5 克（研末冲服）、炙甘草 5～10 克。

组方用意：心律失常可见于器质性心脏病，也可见于神经精神因素或生理因素，属于中医“心悸”“怔忡”“虚劳”等病的范畴。本方以补气力强的白参与活血养心力著的丹参合用，意在补气养血，养心复脉，为本方君药。麦冬、五味子和白参为生脉散成分，共奏益气养阴生脉，麦冬和五味子为臣药；桂枝温阳通脉，生龙骨、生牡蛎、琥珀重镇宁心安神，四味同为佐药。炙甘草益气健脾，宁心矫味，为本方使药。全方具有调和阴阳，益气养阴，活血通脉，安神定悸，通顺血脉，调整心律等功效。随证灵活加减，可以通治心动过速、心动过缓、心律不齐等属于虚实夹杂，以虚为主，包括气血阴阳偏虚夹气、夹痰、夹瘀、夹寒、夹火的各种心律失常证候。

加减法：

1)兼见血虚，见失眠、多梦、健忘者，加酸枣仁10克、柏子仁10克、夜交藤15克。

2)兼见阴虚，见口干舌燥、五心烦热、眩晕、盗汗、舌红少苔者，去桂枝，加生地黄15克、野百合10克、龟甲15克(先煎)、鳖甲15克(先煎)。

3)兼见阳虚，见脉结代、手足不温者，桂枝改为10克。

4)阳虚明显，见脉迟缓者，桂枝改为15克，去麦冬；加熟附片10克、肉桂3克。

5)心神不宁者，加灵磁石20克(先煎)、石菖蒲6克、炙远志6克。

6)热象明显，见口干苦，舌红苔黄者，去桂枝，加苦参15克、生山楂10克。

7)心火上炎，见烦热难寐多梦者，去桂枝，加生地黄15克、川连5克、莲子心3克。

8)虚阳浮越，见脉促无力者，去桂枝，加肉桂3克、熟附片6克、熟地黄15克。

9)心血瘀阻，见胸闷、心胸疼痛，面唇紫暗，舌质紫者，加川芎10克、桃仁10克、红花10克。

10)夹痰浊，见体胖、胸闷、苔腻者，加全瓜蒌15克、白术10克、法半夏10克。

11)夹痰火，见心中烦热，失眠多梦，口黏痰稠，苔黄腻者，加胆南星10克、竹沥半夏10克、天竺黄10克、川贝母6克。

12)血脂异常者，加姜黄15克、生山楂15克。

❁17. 川芎白芷汤治疗头痛

经验方组成：川芎20～30克、白芷10克、当归10克、细辛5克、元胡20克、炙全蝎3克(研末吞服)、炙甘草5克。

组方用意：笔者在临床辨治头痛、偏头痛一贯以调理气血为主，以改善脑窍的气滞血瘀病理状态，兼去风、寒、痰、瘀等致病因子，兼顾阳亢、血虚、肾亏等虚实变化，从而达到缓解或消除头痛、偏头痛的最终目的。本经验方以川芎、白芷为君药：川芎气味香窜，可活血行气，化瘀止痛，上达巅顶，近代中药药理研究证实，川芎所含挥发油、生物碱、阿魏酸和川芎内酯等物质，可以通

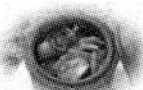

过血脑屏障，改善脑细胞及脑神经的缺血缺氧状态，且有良好的镇痛和镇静中枢神经，改善微循环的作用；白芷祛风除湿，通窍止痛，入阳明经。笔者在临床惯用白芷代替麝香，白芷与川芎配伍，活血化瘀、通窍止痛效果倍增。当归协助川芎活血定痛；细辛温经、散寒、定痛，为麻醉止痛药；元胡止一身上下内外诸痛，为血中之气药，对气滞、血瘀引起的诸痛均有奇效。以上三味为臣药。炙全蝎定风止痉，研粉吞服的止痛效果较汤剂煎服的止痛效果可增强3倍以上，为本方佐药。炙甘草调和诸药，且能缓急止痛，为本方使药。全方共奏活血化瘀，行气通窍，缓急止痛之功效。笔者在临床凡遇头痛、偏头痛、三叉神经痛、血管神经痛者，均用此经验方灵活加减，常获捷效。

加减法：

1）因寒触发者，白芷量加至15克，加制川乌6克（先煎20分钟）、制草乌6克（先煎20分钟）、羌活10克。

2）因热而发者，加菊花10克、夏枯草15克。

3）大便干结者，加生大黄5～10克。

4）肝阳上亢者，加天麻10克、钩藤10克（后下）、菊花6克。

5）前额痛者，白芷量加至15克。

6）偏头痛者，加防风6克。

7）颈椎病或枕部痛者，加葛根15克、羌活10克。

8）鼻源性头痛者，加辛夷6克、苍耳子6克。

9）痰浊头痛者，加胆南星10克、制半夏10克、橘红6克、石菖蒲10克。

10）瘀血头痛者，加赤芍10克、三七粉5克（分两次冲服）。

· 兼有脾虚者，加白术10克、茯苓10克。

· 兼有血虚者，加白芍15克、夜交藤15克。

· 兼有肾亏者，加制首乌15克、熟地黄15克。

· 兼有阴虚者，加枸杞子10克、山萸肉6克。

二、临床散剂经验方揭秘

❀人参蛤蚧粉治疗虚喘

经验方组成：白参（或红参）100克，蛤蚧100克。

组方用意:人参为"补气大王",本方主要取其补益肺气的作用,可明显提高哮喘病人的免疫功能。蛤蚧为峻补肺肾,纳气平喘的妙品,擅长治疗虚喘。近代实验研究发现,蛤蚧提取液有雄性激素样作用的表现。人参与蛤蚧研粉吞服比煎剂、酒浸剂效果更佳。笔者在50余年临床中,常以本食疗方治疗肺肾两虚的哮喘缓解期,症见哮喘、气短、语言低微、动则气喘加重,苔白腻,脉沉细的病人。发现有明显的扶正固本、补肺气、纳肾气功效。本方也可作为"冬病夏治"的效方,供夏令及初秋咳喘间歇期病人服用。个别不习惯吞服粉剂的老年病人,可将粉剂装入胶囊中服用。服食期间,如遇感冒应暂时停服。

制法:先将蛤蚧去鳞片及头足,以黄酒浸渍后,微火焙干,与白参同研细末,瓶装备用。

服法:每日2次,每次3克,温开水煎服。

三、临床丸剂经验方揭秘

❀三海消瘿丸治疗单纯性甲状腺肿

经验方组成:海藻1000克、海带500克、海浮石1000克、木香15克、青皮15克、陈皮15克、醋三棱60克、醋莪术60克。

组方用意:单纯性甲状腺肿属中医"气瘿"范畴,多因郁怒忧思导致肝郁气滞,气滞则津液凝结成痰,痰气互结于颈则成瘿。本经验方以海藻、海带、海浮石"三海"为君药,取其化痰软坚之功效。辅以木香、青皮、陈皮理气散结,三棱、莪术活血化瘀,攻坚散结,同为辅助药。八味合用共奏化痰软坚,行气化痰,散结消瘿之功效。

制法与用法:将上药共研极细末,炼蜜制成绿豆大丸剂,每日2次,每次6克。

四、临床内服膏滋经验方揭秘

❀1. 固本咳喘膏治疗哮喘(缓解期)

经验方组成:红参1克、补骨脂10克、冬虫夏草1克、胡桃肉15克、紫河车10克、熟地黄20克、鹿角胶15克、炙黄芪15克、黑苏子10克、白苏子10克、五味子10克、陈皮10克、姜半夏10克、杏仁10克、炙百部10克、炙紫菀

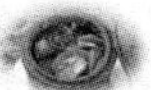

10克、炙甘草3克。

组方用意:红参温阳补气,双益肺脾,为本方君药。补骨脂、冬虫夏草、胡桃肉、紫河车、熟地黄、鹿角胶益肾固本,温肾纳气,为本方臣药。黄芪辅助红参补气;黑苏子和白苏子纳肾气,降肺气;五味子敛肺定喘;陈皮、半夏、杏仁、百部、紫菀肃肺止咳,化痰定喘,以上诸药同为佐药。炙甘草补肺脾,润肺止咳,且能调和诸药,为本经验方使药。

制法与用法:照以上处方30付剂量配方,先将红参、冬虫夏草研成极细粉,备用。其他诸药(鹿角胶除外)用自来水冲洗一遍后倒入紫铜锅内,加水浸泡8小时后,用武火煎煮,煮沸后改文火煎煮1小时,去渣取汁,为头煎煎汁,第二、三煎另加水各煎煮40分钟左右,取汁后将三煎药汁合并后倒入铜锅用文火浓缩。另取1锅,将冰糖500克加水溶化,并将鹿角胶用绍兴黄酒隔水炖烊后与冰糖液一并入锅收膏,膏将成时调入红参及冬虫夏草细粉,拌匀,再煮2沸即成。瓶装密封后,放入冰箱冷藏备用。

用法:每日早晚各服1汤匙,约20克,温开水送服。

2. 四季养生膏

冬令进补、冬季服用膏方调补是中医的一种传统的防治手段,在民间也早已家喻户晓,已成为一种传统习惯。但中医也认为四季均可进补。因为阴阳之气的消长、平衡、运动变化贯穿于一日之中、四季之中、一身之中,人体每时每刻都有消耗和支出,需要得到及时的不断的补充,人体除合理营养、平衡膳食,吃好一日三餐之外,一年四季之中,通过膏滋方来保养人体的精气神,调节亚健康状态也是一种有效的养生保健、防病治病方法。所以一年四季均可进补,服用膏滋方不必拘泥于冬季。有中医专家主张春季平补,夏季清补,秋季润补,冬季温补。这也顺应了《黄帝内经》"春夏养阳,秋冬养阴"的古训,意思是说春夏季节阳气生发,天气逐渐暖和,以阳气的运动为主,人体在养生方面就要注意切勿克伐阳气,要侧重养阳,这样才能顺应季节之变化,如阳虚病人在春夏季节进补养阳之补益膏方或用冬病夏治的方法进行治疗,就比冬季进补更容易收效;秋冬天气逐渐转寒,以阴气运动为主,进补适宜的养阴之品可以收到事半功倍的效果,如果阴虚病人在冬季养阴更利于吸收。所以,一年四季均可进补,都可服用膏滋方。在空调、冰箱日益普及,膏滋方的

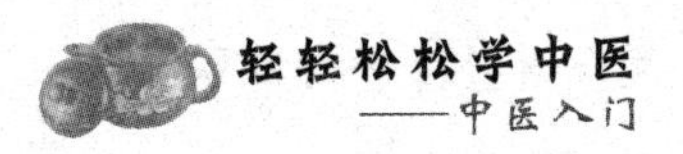

剂型正在不断改进的当今,膏滋方的保存已不再是难题,为一年四季服用膏滋药带来了方便。

从临床上看,一些虚弱病症及其他病症并不是只局限于冬季发病,尤其是外科手术后或妇女产后出现的脏腑亏虚、气血不足引起的诸多症候在各个季节均可发生,根据中医学"虚则补之,实则泻之"的理论,对于体虚或体内有实邪的病人,一年四季都可以选择适宜的膏滋方内服,达到补虚或祛邪的目的。所以说进补膏方不必拘泥于冬令这段时间,只要病情需要,其他季节也可服用。

再说,古代医家也一直主张膏滋方并不局限于冬令进补时才服用,只要病情需要,一年四季可由太医拟方服用。如《慈禧光绪医方选议》中的调气化饮膏在该书中处方于四月份,扶元益阴膏处方于七月份,润肺和肝膏则处方于九月份,等等。这从另一个侧面说明了一年四季都可以开膏滋方,服膏滋方。

1)春季平补养生膏　由山东金丝枣、黄精、山药、桂圆肉、白果、橘皮、砂仁、金针菇、宣木瓜提取物、东阿黄明胶、东阿阿胶、山楂等16种成分组成。

功效:补气养血,对抗疲劳,增强免疫力,养颜美容、健脾养胃。适用于春季体力疲劳、脑力疲劳、容易感冒、面色无华、气短多汗、心慌失眠等亚健康状态。

2)夏季清补养生膏　由石斛(栽培)、黄精、山药、生薏苡仁、茯苓、枸杞子、橘皮、山楂、猴头菇、东阿黄明胶、东阿阿胶等16种成分组成。

功效:清暑益气,滋阴护肤,健脾养胃,对抗疲劳,增强免疫力。适用于夏季精神疲惫、四肢无力,皮肤失润、食欲不振等亚健康状态。

3)秋季润补养生膏　由野百合、枸杞子、桑葚子、乌梅肉、蛹虫草粉、羊肚菌、银耳、刺梨浓缩汁、东阿龟甲胶、东阿阿胶等16种成分组成。

功效:养阴润燥,补肺开胃,对抗疲劳,增强免疫力。适用于秋季头昏乏力、皮肤失润、口干唇燥、咽干少痰、大便偏干等亚健康状态。

4)冬季温补养生膏　由益智仁、山东冬枣、桂圆肉、蛹虫草粉、肉桂粉、核桃仁、黑芝麻、蓝梅浓缩汁、东阿黄明胶、东阿鹿角胶、东阿阿胶等16种成分组成。

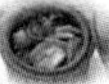

功效：温阳补肾，补气养血，健脑益智，对抗疲劳，增强免疫力。适用于冬季畏寒怕冷、手足发凉、头晕耳鸣、腰膝酸软、夜尿增多、神疲乏力等亚健康状态。

五、临床酒剂经验方揭秘

1. 强身益寿酒

白参2根（约60克）、怀山药60克、枸杞子50克、熟地黄60克、肉苁蓉30克、当归30克、天冬50克、麦冬50克、60度高粱酒3000毫升。

本药酒方系根据中医古籍《寿世保元》长生固本酒结合笔者的养生经验改制而成。诸药制酒，酒助药势，可使先天之本得以滋养，后天之本得以调补，脏腑安和则气血调和，身体健康。中老年人坚持适量常服，可达到补元气、生气血，滋肝肾，助元阴，延年益寿，强身健体等功效。此药酒在南京汤山别院药膳馆及南京养生堂已配制应用。

2. 养生美容酒

制首乌50克、熟地黄50克、当归30克、桂圆肉200克、枸杞子50克、甘菊花20克、冰糖50克、米酒（低度）3000毫升。

本药酒系笔者的经验方，具有美容护肤，乌须黑发，增强视力，滋养肝肾等功效。尤其适合女性经常饮用。此药酒在汤山别院及南京养心堂已配制应用。

六、临床茶剂治疗心血管疾病经验方揭秘

1. 刺五加肉桂茶

刺五加15克、肉桂2克、炙甘草3克。将以上三味入锅，加水蒸煮2次，每次30分钟，合并滤汁即成。代茶，频频饮用，当日饮完，可温通心阳，益气散寒。主治心阳不振型冠心病。

刺五加性温味辛，传统作强健筋骨，祛风祛湿之药，近代药理研究认为，刺五加具有类似人参的功效，可以作为人参的代用品。实验研究发现，刺五加制剂对垂体后叶素引起的动物急性心肌缺血有保护作用，能明显增加心脏

冠状动脉流量,缩小心肌梗死面积;肉桂为常用的调味佳品,也是温阳散寒的重要药物。近代研究资料证实,肉桂水提取物肉桂挥发油对异丙肾上腺素引起的心功能及血流动力学的改变具有对抗作用,并能增加冠状动脉血流量,对心肌损害也有一定的保护作用,能使心肌细胞膜结合酶的异常变化得到一定的纠正。实验研究还证实,肉桂有扩张血管、增强血液循环的作用;炙甘草补益心气,且能矫味。三药煎汁代茶频服,对冠心病心绞痛、心肌梗死属于心阳不振的病人颇为合适。

2. 红花檀香茶

红花 3 克、白檀香 1 克,将以上两味放入有盖杯中,用沸水冲泡,当茶频频饮用,可连续冲泡 3 ~5 次。可活血行气,化瘀宣痹。主治气滞血瘀型冠心病、心肌梗死缓解期。

此方为已故全国名老中医傅宗翰先生的经验方。红花为常用的活血化瘀佳品。近代药理研究证实,本品具有轻度兴奋心脏、降低冠状动脉阻力,增加冠状动脉流量和心肌营养性血流量作用,对心肌缺血、心肌梗死有不同程度的对抗作用。白檀香含挥发油,功专芳香行气,散寒止痛。中医认为"气行则血行",檀香的行气作用可增强红花活血化瘀、治疗冠心病的效果。笔者曾运用此药茶观察冠心病心绞痛缓解期病人 30 例,发现服用 2 个月,可明显减少冠心病心绞痛的发作次数和发作程度,心电图亦明显改善。

3. 菖蒲茶

石菖蒲 10 克、生山楂 20 克、全瓜蒌 15 克、绿茶 2 克。将以上四味入锅,加水蒸煮 2 次,每次 30 分钟,合并滤汁即成。代茶,频频饮用,当日饮完。可化痰泄浊,通利心窍。主治痰瘀阻络型冠心病。

石菖蒲,自古作为延年不老药,其性味辛温,含挥发油,故气味芳香。《重庆堂随笔》载:菖蒲"舒心气,畅心神,怡心情,益心志,妙药也。"中医临床主要取其化湿辟浊,宁心安神之效,治痰浊阻塞心窍,以致惊恐、心悸、失眠、健忘、不思饮食等症。现代药理研究认为,本品有镇静、抗惊厥、镇咳平喘作用。石菖蒲水提取物可扩张外周血管,降低血压、增强心灌流量及耐缺氧能力。挥发油能使冠状动脉扩张,其所含的二聚细辛醚有降血脂作用;山楂能增加冠状动脉血流量,降低心肌耗氧量,对心肌缺血、缺氧有保

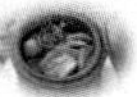

护作用。国内有临床报道，心肌梗死的病人服用山楂水煎剂后，心肌梗死的范围缩小，心电图也有改善。中医认为山楂有良好的活血化瘀功效；瓜蒌甘寒，清肺化痰，利气宽胸，滑肠通便。动物实验证明，瓜蒌有显著的增加冠状动脉血流量的作用，并能降低血脂。以上三味与茶叶合作，共奏化痰泄浊，活血通脉之功。

4. 参叶玉竹茶

人参叶5克、玉竹15克、绿茶2克。将以上三味入锅，加水蒸煮2次，每次30分钟，合并滤汁即成。代茶，频频饮用，当日饮完。可益气养阴，生津宁心。主治气阴两虚型冠心病。

根据现代实验研究，人参叶以及参秆、参花、参果，其中所含的皂苷类成分与人参主根相似，而价格却低得多。所以，人参的综合利用尚待开发。经笔者临床观察，用人参叶泡茶饮用治疗气虚津液不足的冠心病心绞痛病人，其疗效并不亚于人参根的煎剂；玉竹是温润甘平中和之品，煎熬食之，尤能补益，惟其性纯，功效甚缓，必须久服，始呈妙功。据现代药理研究，玉竹对心血管系统有较好的保健功效。经观察本药茶对冠心病气阴两虚型有较好效果。

5. 龙眼宁心茶

龙眼肉15克、酸枣仁10克、柏子仁10克。将龙眼肉洗净，与酸枣仁、柏子仁同入锅中，加水适量，大火煮沸，改小火煎煮5分钟左右即成。上、下午分食。可益气养血，宁心安神，主治气血亏虚型心律失常。

龙眼肉性温味甘，有益心脾、补气血、安心神的作用；酸枣仁擅长养心安神，为有效的滋养性安神药；柏子仁擅长养心安神、润肠通便。对血不养心引起的心律不齐、虚烦不眠有较好疗效。对兼有肠燥便秘者更为适宜。经观察本药茶对气血亏虚引起的心律失常最为适用。

6. 槐花茶

干槐花10克(鲜品20克)。将槐花放入有盖杯中，用沸水冲泡。代茶，频频饮用，一般冲泡3～5次，可软化血管，降脂降压，凉血止血。主治各种类型的动脉硬化症，对动脉硬化合并高血压、肝火上炎、有脑血管破裂倾向者尤为适宜。

槐花为豆科落叶乔木槐的花蕾，我国大部分地区均有栽培，夏季花将开放时采摘，晒干后可供全年使用。实验研究提示，槐花中含有较多的芸香苷（又名芦丁），维生素A和维生素C的含量也较高。这些成分有明显软化血管作用，能够减少毛细血管的渗透性及脆性，可使因脆性增加而出血的毛细血管恢复正常的弹性，能增强毛细血管的抵抗力，对高血压病病人有防止脑血管破裂的功效。此外，槐花中的成分还有扩张冠状血管，改善血液循环、降低血压等作用。经笔者临床观察，饮用槐花茶3个月以上，有明显的降脂效果，经眼底动脉检查，本方可延缓病变的发展。

7. 绞股蓝绿茶

绞股蓝10克、绿茶2克。将绞股蓝烘焙去腥味，研为粗末，与茶叶一同放入茶杯中，用沸水冲泡，加盖闷10分钟即可。代茶，频频饮用，可连续冲泡3~5次。可平肝降压，软化血管。主治肝火上炎型动脉粥样硬化。

绞股蓝是名贵的中草药之一，药用价值很高，号称“超人参”。现代药理研究发现，绞股蓝有降血脂及软化血管的作用，用0.25%~0.5%绞股蓝水提取物对大鼠总胆固醇、甘油三酯都有明显下降作用。灌服绞股蓝总苷片可抑制高胆固醇血症小鼠血清总胆固醇及甘油三酯的升高，并使高血脂鹌鹑血中胆固醇、甘油三酯及低密度脂蛋白降低，对高血脂鹌鹑肝脏弥漫性脂肪变及动脉粥样硬化形成具有保护作用。与清肝泻火、软化血管的绿茶一同浸泡后效果更佳。

8. 杞菊决明子茶

枸杞子20克、菊花5克、决明子30克。将枸杞子、菊花、决明子分别拣去杂质，同放入杯，用沸水冲泡，加盖闷15分钟。代茶，频频饮用，一般可冲泡3~5次。可滋补肝肾，平肝明目。主治肝阳上亢型及阴虚阳亢型高血压病。

枸杞子与菊花相配伍，既可滋补肝肾，又可平肝泻火；决明子可平肝、泻火、降压、降脂、明目、通便。现代药理研究发现，决明子的水浸液和乙醇浸液用于麻醉的狗、猫、兔，有降低血压的作用；决明子可使自发性遗传性高血压大鼠收缩压明显降低，同时舒张压也明显降低，对心脏和呼吸无显著影响，研究人员还发现，决明子对自发性遗传性高血压大鼠的降压作用，显著强于利

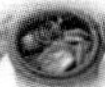

血平，且持续时间亦显著长于利血平。三药合用，泡茶内服，对肝阳上亢型高血压颇为适宜。

❀9. 柿叶山楂茶

干柿叶10克、山楂15克、茶叶3克，将柿叶晒干，研成粗末，与山楂（敲碎）、茶叶同放入杯中，用沸水冲泡，加盖闷10分钟后，即可饮用。当茶，频频饮服，一般可冲泡3～5次。可消积散瘀，清热降压。主治肝火上炎型高血压病。

柿叶含有丰富的维生素，具有降低毛细血管通透性和防止毛细血管破裂功能，还能防止血管硬化，从而具有预防高血压病的特殊功能。柿叶中的维生素C含量极为丰富，较茶叶、辣椒、柑橘、柠檬、橙、猕猴桃等高出数倍甚至数十倍以上。研究认为：常饮柿叶茶，对高血压病、脑出血、糖尿病等均有较好疗效。柿叶茶的制作方法较为简便，凡有柿树生长的地方均可采摘制作。一般在谷雨前后（每年5月）采收，摘叶时要选择不开花未挂果的雄株的嫩叶，将摘下的柿叶用清水洗净，以沸水焯1～2分钟，捞出沥干水分，摊开晾晒，在柿叶未干透之前，切成细丝，直到完全晾晒干时，即为柿叶茶。柿叶茶宜贮于器皿中密封，防止香气外溢。经检测，以90℃左右的开水冲泡，持续3～5分钟，其维生素C溶出率可达81.5%。柿叶茶不仅具有绿茶的清香风味，而且饮后回味甘醇，经常饮用能增强机体代谢功能，促进细胞分裂增生，可稳定和降低血压，增加冠状动脉血流量，对高血压病、高脂血症、肥胖症病人是大有裨益的。山楂有防治高血压病的作用，疗效稳定而持久，与柿叶配伍后，更适用于肝火上炎引起的高血压病病人。

❀10. 黄芪枳实红枣茶

黄芪30克、枳实30克、红枣30克，白糖适量。将前三味放入锅中，加水煎浓汁，去渣取汁，调入白糖，代茶饮，频频饮用。可补中益气，升提血压。主治中气不足型低血压症。

黄芪善于补中益气，现代药理研究，黄芪对血压有双重调节作用，经临床观察，黄芪与枳实、红枣配合对慢性低血压症的辅助治疗功效甚佳，其中对于中气不足、气血两虚型低血压症尤为适宜。

七、临床颗粒剂经验方揭秘

1. 金藻调脂颗粒

经验方组成：我国南海出产的小叶海藻（当地俗称“金藻”）。

组方用意：高脂血证属于中医“痰浊”的范畴，痰浊内结，阻滞气血经络为其主要的病理变化。所以中医多采用化痰泻浊法为其治疗大法，中医自古便认为海藻具有良好的化痰散结功效，近代药理研究发现海藻有良好的降低胆固醇、甘油三酯、低密度脂蛋白胆固醇，升高高密度脂蛋白胆固醇，改善微循环，软化血管等作用，从而佐证了中医对高脂血症病理方面的有关痰浊的理论观点。南海金藻品质优良，调脂作用显著。开发海洋生物是当今药物研究中的热门话题，而海藻多糖的研究又是开发海洋生物药中的热门课题。笔者曾于 1999 年与江苏省水产研究所合作，研制开发了金藻调脂颗粒，并对金藻调脂颗粒进行了 32 例临床观察。30 天为 1 个疗程，结果显效（血脂分析恢复正常或血总胆固醇、甘油三酯分别下降 20%、30%，高密度脂蛋白胆固醇上升 20%）18 例，占 56.25%；有效（血总胆固醇、甘油三酯分别下降 10%、20%，高密度脂蛋白胆固醇上升 10%）12 例，占 37.50%；无效（主要指标无明显改变）2 例，占 6.25%；总有效率为 93.75%。

功效：化痰调脂。

制法：从小叶海藻（金藻）中提取金藻多糖，经过酶解、调 pH、造粒、烘干、加适量赋形剂等工艺流程，制成金藻颗粒。

用量：每日 2 次，每次 45 克。

金藻调脂颗粒治疗高脂血症 32 例临床小结，论文发表于《云南中医杂志》2000 年第 21 卷第 2 期。

2. 升血压颗粒

经验方组成：人参叶 300 克，枳实 750 克，麻黄 500 克，炙甘草 250 克。

组方用意：根据长期和系统的临床观察，慢性低血压病主要属于中医“气虚证”的范畴，所以补气升阳为治疗该病的根本大法。本颗粒剂以人参叶为主要药，取其大补之气，改善机体虚弱状态的作用。人参的主要成分为人参皂苷类。现代药理研究已证实，人参所含皂苷对血压有双向调节作用，可使慢性低血压病人的血压上升。实验研究还发现,狗在大量失血或窒息而处于垂危状态时,立即注入人参制剂,可使降至很低水平的血压回升,延长狗的存活时间。近年来,现代药理研究还发现,人参地上部分(包括茎、叶、花蕾、果肉、种子等)亦含有皂苷物质,其含量超过人参根。据分析测定,人参皂苷的含量:根部为3.2% ~5.2%(红参为3.2% ~4.0%,生晒参为5.2%),人参叶为10.2%。人参的地上部分以茎叶的人参皂苷含量最多,茎与叶的含量比例一般为4:6,不同地区的人参茎叶中总皂苷虽有多少之别,但却不同程度地高于参根的含量。这一发现,使人们对人参又有了新的评价,在过去认为没有什么药用价值的茎叶等地上部分,现在应该受到充分的重视,与参根摆到同等的位置。本颗粒剂以人参叶为主要药,为组方上的一大亮点,制成新药后可提高颗粒剂的疗效。经临床观察,小剂量及中药剂量的人参叶单味应用也有良好的对抗慢性低血压的作用,而且又可大大降低本颗粒剂的成本价格。枳实为常用理气药,中医认为其具有调节气机升降的作用。近代药理研究已证实枳实有良好的升血压作用。麻黄原为解表发汗中药,但具有良好的温通心阳、升提血压作用,西医目前在无药治疗慢性低血压病的情况下,有些医生也用麻黄素暂时代替治疗,有一定效果。麻黄所含麻黄碱等成分的良好升血压作用已为大量的现代药理所证实。笔者临床曾用单味麻黄泡茶饮用,发现也有一定的升血压作用。以上两味中药同为本颗粒剂次要药。甘草为本方辅助药,不仅可调和以上三药,且有显著的升血压作用,现代药理研究已证实甘草为治疗慢性低血压病的公认的有效单味中药。笔者在临床运用甘草治疗心律不齐、消化性溃疡等疾病时,发现甘草有增高血压的副作用。本颗粒剂正是利用这一"副作用"而用于治疗慢性原发性低血压病,曾以人参叶、甘草两味中药泡茶饮用治疗慢性低血压病,发现有一定的升血压作用。以上四药,相辅相成,共奏补气温阳,改善血管舒缩调节功能,升提血压的功效。本颗粒剂处方组成少而精,有利于方义分析、有效成分分析、新药开发及药剂学研究、药理研究,有利于新药报批。

功效:益气升提血压。适用于各类慢性低血压病。

制法:取人参叶、枳实加5倍药材量80%乙醇、浸泡1小时后回流提取,每次1小时,共提取2次,合并醇提取流,回收乙醇,药液备用。药渣与麻黄、甘草合并加水蒸煮3次,每次30分钟,合并煎煮液及人参叶、枳实提取液浓缩成稠膏、真空干燥,粉碎后加适量可溶性淀粉混匀,以80%乙醇为湿润剂制粒,80℃以下干燥,制成颗粒1000克,即得。

性状:本品为黄棕色颗粒,味甜、微苦。

用法用量:1日2次,每次1袋(10克),开水冲服(汗多者忌服,禁与强心苷类药物同服)。

八、临床糖浆剂经验方揭秘

❀双百杏桔糖浆

经验方组成:炙百部100克、百合100克、枇杷叶80克、杏仁80克、桔梗80克、炙甘草20克、红糖200克。

组方用意:百部为止咳润肺要药,可用于新久寒热各种咳嗽;百合擅长养阴润肺,兼有宁嗽作用,两者为本糖浆剂主要药物。擅长止咳化痰的桔梗、杏仁、枇杷叶为辅佐药。炙甘草不仅可矫味,且能润肺止咳化痰,为本方佐使药。全方共奏润肺清肺、止咳化痰、养阴润燥功效。笔者在钟山医院(现南京中西医结合医院)工作期间将本方于1978年制成院内制剂——止咳糖浆,受到中西医临床高度好评。

适应证:适用于燥热伤肺、秋燥伤肺、久咳化燥引起的咳嗽气喘,干咳少痰,口鼻干燥等症,对小儿百日咳、久咳也有效。

制法:将炙百部、百合、枇杷叶、杏仁、桔梗、炙甘草加5倍量冷水,浸泡1小时,大火煮沸,改小火煎煮40分钟,滤取药液;加水再煮40分钟,合并两次滤液,浓缩成清膏状,调入红糖熬制成糖浆状稠膏即成。制成的总量约300毫升。

用法:每日2次,每次30毫升,儿童酌减。

九、临床合剂经验方揭秘

❀润肠通便合剂

经验方组成:何首乌(生)500克、当归750克、火麻仁(生)750克、生大黄100克。

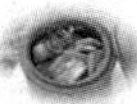

组方用意:本方为治疗虚性便秘的治本经验方。方中何首乌为主药,该药性味甘、苦、涩,为中医惯用的养血滋阴、补益肝肾要药,何首乌生用,功专润燥通便,对阴血虚弱,大肠津亏引起的大便燥结有特殊功效。近代研究还发现何首乌具有降血脂、降血压、防治动脉硬化等作用,可用于高血压病、高脂血症、动脉硬化、冠心病。实验研究证实,何首乌含蒽醌衍生物,以大黄酚及大黄素为最多,其次是大黄酸、大黄素甲醚等成分,大部分呈游离状态存在。生何首乌中的结合蒽醌衍生物含量较制首乌高,可促进肠管蠕动,具有缓泻作用。若炮制成制首乌,糖含量增加,结合蒽醌衍生物含量降低,游离蒽醌衍生物含量显著增加,使具有致泻作用的结合蒽醌衍生物水解成了无致泻作用的游离蒽醌衍生物。这是本方采用生首乌而不用制首乌的用意所在。当归味甘质润,为临床补血、活血、调经、止痛、润肠良药,有"血中圣药"的美称,它具有良好的润肠通便功效,尤其适宜久病体弱、老人及产后因血虚而致大便秘结。当归含有的维生素 B_{12} 及叶酸类物质有抗恶性贫血作用,并能增加冠状动脉血流量,预防垂体后叶素引起的心肌缺血,降低心肌耗氧量等药理作用,所以对便秘合并冠心病、心肌损害、贫血的病人更为适宜。火麻仁生用,质润多脂,为润肠通便常用药,对老人、产妇及体弱津血不足所引起的肠燥便秘,用之无不奏效。近代药理研究发现,火麻仁含胡芦巴碱、异亮氨酸三甲铵乙内酯、脂肪油等成分,油中含大麻酚。本品能刺激肠黏膜,使分泌增多,蠕动加快,减少大肠吸收水分,所以有缓泻作用。火麻仁果皮中可能含有麻醉性树脂成分,加工火麻仁时应将果皮除尽,以防中毒。以上两味为本方的辅助药。生大黄为苦寒攻下要药,有较强的泻下攻下作用,善治积滞便秘诸症,因能清热泻火,所以对热结便秘尤为适宜。大黄主含蒽醌衍生物(包括大黄泻素、大黄酚、大黄酸、芦荟大黄素等),能刺激大肠,增加其推进性蠕动而促进排便,但久煎后有效成分大多破坏,泻下力大为减弱,这是本方另煎少煎的原因。中医汤剂使用大黄一般为 5 ~ 10 克,本方每人每天仅用 4 克,每次仅为 2 克。经临床观察,小剂量大黄,不仅缓泻,增强润肠通便药效果,微苦还可健胃,增进食欲,且无伤正之弊。

本经验方治疗虚性体弱便秘已四十余年,笔者在南京市钟山医院(现南京市中西医结合医院)工作期间,曾将本方制成院内制剂。经系统观察,屡用屡效。即使连续服用一两个月以上也无任何副作用。治愈后间断服用,有预防虚性便秘、习惯性便秘复发的作用。

本合剂具有滋阴养血,润肠通便,软化血管,降脂降压作用,适用于中老年人虚性便秘、习惯性便秘、妇女产后便秘、长期卧床便秘。对便秘合并高血压病、冠心病、高脂血症、动脉粥样硬化的病人尤其适宜。

制法:先将首乌、当归、火麻仁加水煎煮二次,第一次1.5小时,第二次1小时,合并煎剂,滤过,滤液静置24小时,上清液浓缩至950毫升左右;生大黄先用冷水浸泡5分钟,用浸泡液煎煮生大黄,煮沸3分钟后滤过取汁,取上清液100毫升兑入前三味的上清液中,共计1050毫升,加防腐剂及蔗糖适量,搅拌,静置,取上清液1000毫升,装入250毫升瓶中备用。

性状:本品为棕黄色液体,气微香,味微甜。放置后略有沉淀。

检查:本品相对密度应不低于1.03。应符合浓煎剂的各项规定。

用法用量:每瓶250毫升,口服,每次20~30毫升,每日2次。孕妇慎用。

十、临床胶囊剂经验方揭秘

❀抗脂肪肝胶囊

经验方组成:白芍400克、姜黄300克、丹参300克、泽泻200克、山楂200克、生大黄100克、枳椇子200克、葛花200克。

组方用意:白芍擅于柔肝养血,缓急止痛,近代药理研究提示,其有良好的护肝保肝、促进肝细胞再生的作用;姜黄长于破血行气,通经止痛,近代药理研究证实所含姜黄素有良好的降血脂、保肝作用。笔者临床曾用姜黄单味治疗脂肪肝,收效满意。以上两药为本经验方主要药。丹参可祛瘀生新,安神宁心,止痛除烦,中药药理研究提示,丹参有显著的护肝抗损伤、促进肝细胞再生、抗肝纤维化、抗动脉粥样硬化、降血脂作用;泽泻能泻浊降脂,实验研究已证实其可降血脂、抗脂肪肝;山楂消食健胃,行气散瘀,其降血脂、抗脂肪肝作用已被大量的近代药理研究所证实,临床有关用山楂治疗脂肪肝的报道也颇多;生大黄有泻下攻积、清热泻火、止血活血、解毒祛瘀,利胆退黄等功效,现代中药药理研究表明,大黄具有降血脂、抗脂肪肝和减肥作用,并有良好的保肝功效,生大黄的抗脂肪肝作用可能与引起厌食和缓泻有关;枳椇子、

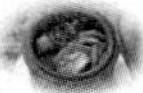

葛花自古便是解酒毒、护肝的良药，笔者单用枳椇子葛花茶治疗酒精性脂肪肝，经统计学处理证实其有显效。以上六味药同为辅助药。本经验方是中医理论与现代药理研究相结合的产物，是中医传统经验与笔者多年临床实践相结合的产物。已制成院内制剂运用于临床10余年，很受病人青睐。

制法：取处方中姜黄、丹参、大黄，加6倍量95%乙醇，回流提取3次，每次1小时，收集回流提取液，药渣与处方余药泽泻、白芍、葛花、生山楂、枳椇子一同加水煎煮3次，每次1小时，合并煎煮液，浓缩成稠膏(比重:60～65℃时1.30～1.34)，加95%乙醇，使含醇浓度达70%，静置24小时以上，过滤，此滤液与乙醇回流提取液合并减压回收乙醇并浓缩成稠膏，真空干燥，粉碎，得浸膏粉(不得少于300克)，加入适量玉米淀粉，以85%乙醇为湿润剂制成软材，过40目筛制成湿颗粒，于60℃干燥，整粒，装入0号胶囊。

规格：每粒重0.4克，每瓶装60粒。

用法：每日3次，每次4粒，口服，30日为1疗程。

十一、临床酊剂经验方揭秘

❀芎红酊

经验方组成：川芎60克、红花10克、当归15克、制首乌30克、樟脑1.5克、50度白酒500毫升。

组方用意：川芎活血化瘀，行气通络，为血中气药，为本酊主要药物。红花活血养血，当归养血活血，为本方辅助药；制首乌补肾养血，生发乌发。三味同为辅助药。樟脑透表吸收，白酒可浸渍溶解，提取以上药材有效成分，与樟脑同为佐使药。本经验方具有活血和络，行气通经，养血生发等功效。适用于各种脱发，对斑秃、神经性脱发、脂溢性脱发尤为适宜。对褥疮早期未出现溃破者及软组织挫伤、关节扭伤也有效。

制法：将以上5味药材研成粗末，置于容器中，加入白酒，密封浸泡2周，每天摇动1次，滤取酒液，再将樟脑细粉加入使其溶化即成。制成品总量约为450毫升。

用法：用药棉蘸酊剂，涂搽于脱发、褥疮、扭挫伤皮肤上，每天4～6次。

附录二　临床应用经方的经验

1. 乌头汤的临床应用

乌头汤为东汉·张仲景所创制，载于《金匮要略》。由川乌、麻黄、芍药、甘草、黄芪、白蜜组成。具有温经散寒、祛湿蠲痹、补气镇痛功效，主治历节病关节剧痛，不可屈伸。本方以乌头为主药，取其温经散寒止痛功用；配以麻黄发汗散寒宣痹；芍药、甘草缓急舒筋；佐以黄芪益气固卫，能使乌头充分发挥温经止痛之效，且防麻黄发散太过；白蜜味甘性缓，与甘草配伍，能缓解乌头毒性。全方配伍得当，能疏散寒湿之邪，缓解剧痛。

乌头味辛、性火热，有大毒，产于四川者称“川乌”，产于其他地区者称“草乌”。临床多用制川草乌，生用亦可入汤剂，但其毒性反应较大。南方用量一般在1～10克，个别医师在辨证准确的情况下也有用到30克者。运用时应由轻到重，如辨证无误，服后无不适感，方可逐步增大其剂量。病邪渐去，还应减量，且不宜久服。本药煎煮时应将乌头先煎30～60分钟。笔者按照以上几点运用本药，经多年临床观察，无副作用及毒性反应。

笔者常将乌头汤运用于风湿性关节炎、类风湿关节炎、坐骨神经痛、偏头痛、三叉神经痛等病属风寒湿(以寒邪为主)侵袭关节、经络者。现将其验案介绍于下。

(1)风湿性关节炎

案例　张某，男，27岁，农民。原有风湿性关节炎病史，近一周来四肢关节疼痛，活动受限，天气转冷后加重，尤其两膝关节疼痛剧烈，如同锥刺，夜甚于昼，整夜呻吟不宁，遇寒痛增，热熨痛减，两下肢不能屈伸，只能站立片刻，无法行走，痛处皮肤不红，触之不热，苔白舌有紫气，脉弦紧。曾在本市某医院诊断为“风湿性关节炎”，服消炎痛、强的松等西药，痛势可暂缓，近两日服西药亦不止痛。今查血沉68毫米/小时。属寒湿侵袭，寒邪偏盛，气血凝滞，经络失和，此乃痛痹之证，治以散寒活血为主，祛风除湿为辅。

仿仲景乌头汤加减。制川乌 10 克（先煎）、细辛 3 克、炙黄芪 15 克、当归 10 克、赤芍 10 克、白芍 10 克、延胡索 10 克、川牛膝 12 克、桂枝 10 克、威灵仙 15 克、炙甘草 5 克。

服药 2 剂，痛势得减。药既合拍，无需更张，原方制川乌增至 10 克，又进 3 剂后，关节疼痛明显减轻，夜间已能安卧，两下肢已能屈伸，行走时仍感疼痛。原方制川乌减为 5 克，加紫丹参 12 克，再服 5 剂后关节疼痛已微，可单独行走，复查血沉降至 10 毫米/小时。应病人要求，改以小活络丹、十全大补丸两种成药巩固疗效，共服丸剂 1 个月，诸证痊愈，并恢复农业劳动。1 年后随访，未见复发。

（2）类风湿关节炎

案例　樊某，女，58 岁，家庭妇女。患“类风湿关节炎”已七八年之久，反复发作，1 周前在某医院查血沉 44 毫米/小时，抗“O”试验 833 单位，类风湿因子阳性。今诊两手指、腕关节及膝、趾关节剧烈疼痛，手指为甚，指关节肿大畸形，活动受限，不能握物，生活需人照料，痛处怕冷，戴手套较舒，苔薄白舌质淡，脉细弦滑。此乃高年之人，气血虚弱，风寒乘机侵袭、痹阻气血，病延日久，痰瘀互结，酿成虚实杂夹之证。

方用制川乌 3 克、制草乌 3 克、麻黄 5 克、赤芍 10 克、白芍 10 克、当归 10 克、黄芪 12 克、党参 10 克、桂枝 5 克、炙蜈蚣 1 条（研粉吞服）、炙全蝎 1 条（研粉吞服），白蜜 20 克（冲服）。

服药 8 剂，手指关节及两膝疼痛逐渐减轻。病人因煎药不便，又喜饮酒，故要求改用酒剂治疗，仍按乌头汤方治之。处方：制川乌 20 克、制草乌 20 克、细辛 10 克、黄芪 15 克、当归 15 克、乌梢蛇 15 克，共研成粗末，泡于白酒 1000 毫升中，每日饮 2 次，每次 15 毫升，约服 1 个月后关节疼痛大减，活动较前灵活，生活基本上可以自理，嗣后病人又自行按照上方配药 2 次，泡酒 2000 毫升饮服，至翌年春节前复查血沉为 15 毫米/小时，抗“O”为 300 单位以下，手指关节尚有轻度肿大畸形，但不影响活动，能料理家务。

（3）坐骨神经痛

案例　张某，男，49 岁，矿工。近 1 月来左侧腰臀部牵引疼痛，经中西药及针灸、推拿综合治疗，仍收效不显。半月前经某医院摄片发现第三、四、五腰椎肥大性改变，诊断为“左侧坐骨神经痛”。今诊左侧腰部及下肢疼痛，随天气转冷而痛势日渐加重，近周来左下肢活动受限，已不能单独下床行走，痛处喜热熨，脉沉细涩，苔白微腻。因为长期井下工作，感受寒湿，经脉痹阻，气血不畅，不通则痛。治用乌头汤加味，以温经散寒，通络定痛。

方用制川乌6克、制草乌6克、生麻黄5克、细辛3克、赤芍10克、炙甘草5克、炙黄芪12克、当归10克、川牛膝12克、丹参12克、延胡索10克、威灵仙10克。

用药5剂疼痛减轻，又续进5剂后可单独前来就诊，但登楼仍十分艰难。嗣后将原方去麻黄、草乌，续服14剂后左腰部及下肢疼痛基本消失，行走方便，惟天阴时仍有轻微疼痛，已恢复井下工作，改用全鹿丸与大活络丸巩固疗效，半年后随访一次，坐骨神经痛未发，复查腰椎片未见改变。

(4)偏头痛

案例 王某，女，41岁，农民。患偏头痛已四年，每遇情怀不畅辄易发作，月经期亦偶有发作。此次右侧颞部胀痛已十天，头部畏寒，戴棉帽较舒，曾服川芎茶调散、散偏汤等方剂无效，苔薄白舌质淡，有紫气，脉细涩。症属久病血虚，寒凝气滞，血郁脉中。乃虚实杂夹之证，治以温经散寒，养血通络。

仿乌头汤合四物汤加减。方用制川乌5克、细辛2克、麻黄3克、白芷5克、川芎10克、当归10克、生地黄12克、白芍15克、丹参12克、蔓荆子10克、炙蜈蚣1条(研末冲服)、炙全蝎1条(研末冲服)。

上方服完3剂，头痛即见减轻，后将川乌减为3克，去麻黄、蜈蚣、全蝎，续服10剂后诸证消失。半月后曾小发作一次，续服上方7剂后治愈。1年半后随访一次，偏头痛未再发。

(5)三叉神经痛

案例 陈某，男，46岁，工人。右侧面颊皮肤及上下颌齿龈、唇部黏膜发作性剧痛已半年，经本市鼓楼医院神经科检查确诊为“原发性三叉神经痛”，经针灸、中西药物治疗无效，用95%酒精行三叉神经局部封闭，稍见缓解。鼓楼医院建议手术治疗。昨晚因进食生冷之物而引起面颊及上下颌针刺样剧痛暴发。至今日上午已发作五六十次，每次持续1分钟左右，昨夜因

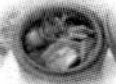

剧痛而通宵不寐。今就诊仍疼痛不已，掩面呻吟，坐立不安，痛处恶风，苔白微腻，脉弦。此乃风寒夹瘀阻痹脉络，不通则痛，急以乌头汤加减，以温经散寒，祛瘀止痛。

方用制川乌10克、制草乌10克（先煎）、细辛3克、当归10克、白芍20克、炙甘草6克、制乳香10克、制没药10克、川芎10克、白芷5克、玄胡索15克、升麻5克。

急煎1剂，分4次服完，当天下午发作间隔时间延长，剧痛明显好转。当夜已能入睡五小时左右。翌日将川乌和草乌改为各6克，去乳香和没药，续服1剂后疼痛消失，恢复工作，后改用养血通络之剂调治，巩固疗效。

2. 运用《金匮要略》方治疗神经官能症的体会

神经官能症为临床常见的功能性疾病，神经衰弱与癔症是其中最常见的两种。本病的临床症状多种多样，涉及中医学“郁证”“失眠”“虚劳”“心悸”“遗精”“厥证”“脏躁”等病证。中医认为大多由于精神过度紧张、意外刺激或因大病久病之后，体质虚弱，以致脏腑阴阳气血功能失调所引起。《金匮要略》中虽无神经官能症的病名，但在百合病、虚劳、奔豚气、肝着、梅核气、脏躁等病的病因病理与辨证施治中均有详细论述，后世临床治疗此类病症主要渊源于此，所载的有关经方，一直为临床所沿用，经得住实践的检验。通过这些效方来学习、探讨《金匮要略》对神经官能症的认识，对于提高本病的疗效实有裨益，现不揣浅陋，谈谈个人运用《金匮要略》方治疗神经官能症的肤浅体会，以供同道在运用经方治疗本病时参考。

（1）百合地黄汤治疗百合病

百合地黄汤载于《金匮要略》百合狐惑阴阳毒病篇，为百合病正治法的主方，主要适用于以精神恍惚不定、饮食和行动失调为特征，以口苦、溲赤（黄），脉微数为主证的病证。《金匮要略》因其用百合为主药可以治疗此病而命名为“百合病”，其病理是心肺阴虚内热，影响神明，故百合地黄汤重用百合，以润肺清心，辅以生地黄以凉血滋阴。

从《金匮要略》对百合病的症状描述，颇似西医的神经官能症，故近代临床中常以百合地黄汤加味治疗神经官能症属心肺阴虚者，守方服用配以心理疏导、多能奏效。其外，某些急性热病后余热未尽、肺痨、消渴等杂病见肺肾阴虚内热者，均可运用本方治疗。笔者在临床中还将本方用于年老体弱之人的肠燥津枯所致的习惯性便秘，“以补药之体，作泻药之用”，每收著效。

案例 顾某，女，50岁，农民，原有神经衰弱病。三周前曾患“支气管肺炎”，经抗生素、输液等治疗获愈，病愈一周后始见神志恍惚，逐日加重，终日闷闷不乐，寡言少欢，心慌不宁，欲卧不能卧，欲行不能行，有饥饿感，但进食很少，每天仅食100克左右，口中干苦，小便黄，时而畏寒，时而恶热，体温36.8℃，舌质稍红、苔薄，脉小弦，外观体质一般，无明显病容，病人情绪低落，常自寻短见，家属焦急万分。经本市鼓楼医院、铁道医学院附属医院等多处检查血常规、肝功能均正常，大多按神经官能症处理，收效不显。本病颇似《金匮要略》百合病，辨证系心肺阴虚，虚热偏盛，胃气失和，治宜滋心肺、清虚热、和胃安神。方用百合地黄汤加味，并进行语言开导，增强其治疗信心。

处方：野百合15克、生地黄12克、天冬10克、麦冬10克、白芍10克、白薇10克、知母10克、黄柏10克、茯神10克、远志10克、陈皮5克、生甘草3克。

上方服完5剂，症情明显好转，原方去黄柏，续服10剂后，自觉症状基本消失，能参加生产队轻微劳动，后改用甘麦大枣汤加味，调理8剂后而获痊愈，一直参加集体生产劳动。

按：本案处方以百合、地黄为君；加天冬、麦冬、白芍、白薇，增强滋阴之力；加知柏二味，兼清下焦湿热；茯神、远志用以安神；陈皮、甘草用于和胃。初服中病，守方不更。本案奏效甚捷，与语言开导、解除顾虑、心理治疗的关系甚大。

(2)酸枣仁汤治不眠

酸枣仁汤载于《金匮要略》血痹虚劳病篇。本方以酸枣仁为主药，滋阴养肝安神；知母滋阴液清虚热；茯苓、甘草，协助枣仁养心安神；川芎疏肝解郁，五药合用，共奏养肝阴、清虚热、宁心神之功，临床中可用于肝郁化火所致的虚烦不得眠，眠则多梦，易于惊醒，头胀头痛，烦躁易怒，脉弦细而数等症。慢性久病及热病后、肝阴不足、心血亏虚所致的虚烦不寐亦适用。

案例 陈某，女，35岁，工人，两年前小产后情志不畅，常泣哭苦闷，性情烦躁，易于激动，艰寐多梦，每晚吞服大剂量安眠药，仅睡二三小时，且易惊

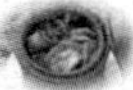

醒,白天头昏头痛,心悸气短,口中干苦,月经量少,苔薄舌质红少津,脉细弦数。经中西药治疗少效。症属肝气郁结,疏泄失常,郁久化火,肝阴受耗,心血不足,心神失养。治用《金匮要略》酸枣仁汤加减,以养肝清热、宁心安神。

处方:

1)酸枣仁30克,每晚现剥壳现捣现服30粒。

2)菊花5克、白蒺藜10克、炒白芍10克、茯神10克、知母6克、炙甘草5克、合欢皮10克、柏子仁10克。

服完上方7剂,睡眠可达四五个小时。又进7剂后,每夜可睡6小时,梦亦减少,情志较前舒畅,药既合拍,无需更张。续服原方7剂后,夜间睡眠可达7小时,中午亦能入睡1小时,心悸头昏明显减轻,月经量仍少。嗣后改用益母草膏500克,以活血调经,并嘱其每晚吞服酸枣仁(去壳捣烂)30粒,以巩固疗效。

按:笔者在临床运用酸枣仁汤,体会到酸枣仁以生用或微炒(炒至半熟)者比熟枣仁的安神疗效好(炒黏则无效);酸枣仁捣碎后入汤剂煎服,不如剥壳后现捣现服的疗效好。其原因是安神作用的有效成分在仁内油质中,芳香的挥发油没有散失,这便是本案改变酸枣仁服用方法的原因所在。原方去川芎,系嫌其辛温香燥;加菊花、白蒺藜清肝、白芍滋养肝阴,辅以合欢皮、柏子仁,意在增强宁心安神之力。

(3)奔豚汤治奔豚气病

奔豚汤载于《金匮要略》奔豚气病篇,具有养血平肝、和胃降逆的功用,适用于肝气郁结、心热上冲之奔豚气病。从《金匮要略》"奔豚病、从少腹起,上冲咽喉,发作欲死,复还止,皆从惊恐得之"的描述看,与现代医学的胃肠神经官能症颇为相似。临床中,本病多见于妇人而有情怀不畅,肝气郁结者,常伴有胸闷喜太息,嗳气呕吐,腹胀腹痛等自觉症状。奔豚汤以李根白皮为主药,以疏肝下气平冲,《外台秘要》治奔豚共有十三方均用此药;甘草可解急迫;当归、川芎、白芍和血调肝;黄芩、葛根清热;生姜、半夏降逆和胃。故本方对于气从少腹上冲心胸或咽喉,辨证属热证的神经官能症颇为合拍。至于病情属于寒证之奔豚之病,《金匮要略》另设桂枝加桂汤,非本方所宜。奔豚汤对某些慢性肝胆疾患,亦有一定效验。

案例　任某,女42岁,家庭妇女。原有癔症、梅核气病史,今晨因与子女生气,悲伤哭泣时,忽觉有婴儿头颅大小的一物体自下腹上冲到胃脘,旋即昏厥倒地,遂请笔者出诊救治。查心脏、脉搏、血压均正常,针刺十宣穴无反应,后重压翳风穴后立即苏醒。诊得脉弦稍数,舌质偏红,苔淡黄,自觉胸闷如塞,腹部胀痛,嗳气恶心,呕吐一次。乃性情忧闷,肝气郁结,渐而化热,肝火夹气上攻,上扰心神则神昏,属于中医"郁证"范畴,与《金匮要略》奔豚气病相似,取仲景奔豚汤之意进行治疗,以收平肝解郁、降逆和胃之功。

处方:旋覆花10克(布包)、代赭石12克、白蒺藜10克、黄芩10克、当归10克、炒白芍10克、炙甘草5克、陈皮5克、姜半夏10克、枳实6克、绿萼梅3克。

上方仅服2剂,诸证顿除。

按:李根白皮为蔷薇科植物李根皮的韧皮部,系奔豚汤的主药,但此药在临床中长期缺货、故本案以旋覆花、代赭石、白蒺藜三药合用,代替李根白皮,以平肝下气降逆。

(4)旋覆花汤治肝着

旋覆花汤载于《金匮要略》五脏风寒积聚病篇,乃肝着病的主方。所谓"肝着"病,是以胸胁痞闷胀痛或刺痛,以手按揉、捶打胸部,或"常欲蹈其胸上"则舒为主症,系由肝经受邪、疏泄失职、气血郁滞、着而不行所致。故仲景以旋复花为主药,通肝络以行气,辅以葱白温通阳气,新绛活血化瘀,为肝经血着之要药。共奏行气散结、活血通络之功。

根据临床观察,肝着一症,常见于神经官能症病人,亦可见于肝胆系统的某些疾病及肋间神经痛等胸廓疾患。故旋覆花汤适用于上述各病见胸胁痞闷疼痛,辨证属络瘀肝着者;妇科某些瘀血所致的经漏病证亦可选用本方。

案例　韩某,女,42岁,工人。旬日以来,胸闷如物压迫,后背亦感不适,捶打或按揉胸背部较舒,脘胁胀满痞闷,嗳气不舒,太息方快,苔薄舌稍紫,脉细带有涩意,乃肝经气血郁滞、排泄功能失职,系《金匮要略》肝着之证。治以行气活血,通阳散结,旋覆花汤主之。

处方:旋覆花10克(布包)、茜草10克、葱茎3克(后下)、枳壳5克、郁金10克、丹参15克、苏木10克、玫瑰花3克。

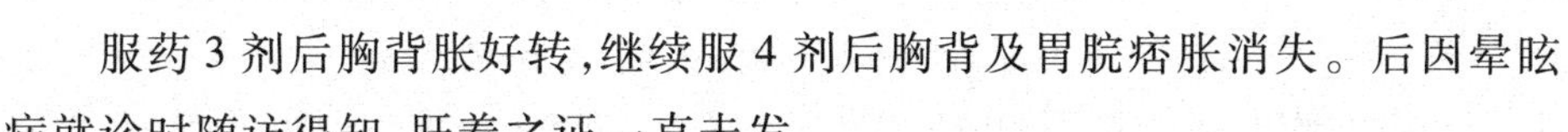

服药3剂后胸背胀好转,继续服4剂后胸背及胃脘痞胀消失。后因晕眩病就诊时随访得知,肝着之证一直未发。

按:旋覆花汤中的新绛乃红兰花所染绯帛,后世临床已无此药,陶洪景则称新绛为茜草,各医家说法不一,故本案例以茜草代替新绛。本案以原方加枳壳、丹参、郁金、苏木、玫瑰花,意在增强其行气活血之力,气行瘀化、肝着自愈。

(5)桂枝加龙骨牡蛎汤治失精

桂枝加龙骨牡蛎汤载于《金匮要略》血痹虚劳病篇。本方系在桂枝汤温阳益阴,调和营卫的基础上加龙骨、牡蛎,以交通心肾、镇摄虚阳。《金匮要略》用以治疗阴阳两虚、心肾不交所致的男子失精、女子梦交。临床常用本方加味治疗遗精、阳痿及女子梦交等病见面色无华,形瘦乏力,形寒肢凉,舌质偏淡,脉象虚弱等症。辨证属于阴虚及阳、阴阳两虚、偏于阳虚的病人。若为阴虚火旺或湿热下注,扰动精室者,决非本方所宜,临证必须审辨清楚。本方对阳气虚弱所致惊悸、怔忡、失眠,阴阳失调引起的自盗汗,以及下元虚寒之遗溺症,均有较好效验。

案例 卢某,男,23岁,未婚,农民。一年来,经常梦遗,每周约二三次,白天头昏,曾服知柏地黄丸、龙胆泻肝丸、固精丸等中成药及其化裁的汤剂,梦遗如故。延余诊治时,症见面色萎黄无华,形体消瘦,手足欠温,夜难入寐,寐则梦遗,几乎每夜均有遗泄,精液稀薄,心悸乏力,舌质淡黄薄白,两脉沉细,无法坚持参加体力劳动。系由心肾不交,遗精日久,耗伤太过,阴阳俱损所致。符合《金匮要略》桂枝加龙骨牡蛎汤证。法从双补阴阳、交通心肾入手,少佐固摄之剂。并嘱其清心寡欲。

处方:桂枝3克、白芍10克、鲜生姜2片、炙甘草5克、大枣5个、龙骨20克(先煎)、牡蛎20克(先煎)、茯神10克、金樱子15克。

服药7剂,精神好转,手足渐温,梦遗减少。又进7剂,夜寐转安,一周内仅遗精一次。株守效方不更,续进14剂后夜能安卧,精神体力如常,半月内未见遗精,恢复参加集体劳动。后改用六味地黄丸调治月余,并令其睡眠时改以侧卧姿势。嗣后身体一直健壮,偶有遗精,每月仅一二次,已属生理现象。

按:本案处方中桂枝、生姜用量较轻,系恐其温燥太过,耗伤阴液;加茯神、金樱子,系增强宁心安神、固涩精液之力。劝其清心寡欲,排除杂念,改以侧身睡眠,对失精病人很有必要,常收事半功倍之效。

(6)半夏厚朴汤治梅核气

半夏厚朴汤载于《金匮要略》妇人杂病篇,主治“妇人咽中如有炙脔”,《金匮要略》称此病为“梅核气”。现代医学其称为“咽部神经官能症”或“歇斯底里球”。本病系因肝气郁结,气滞痰凝,上阻咽喉所致。故用半夏厚朴汤来理气降逆、化痰散结,冀其顺气消痰,则咽中异物感可除。临床中本方还可加减运用于慢性咽炎、支气管炎、食道痉挛、胃肠神经官能症而见气滞痰凝之症者。

本方药物偏于苦温辛燥,易伤阴液,以偏于痰湿者最为适合,但不宜久服。若梅核气见气郁化火伤阴之证,可改用丹栀逍遥散加减,梅核气久治不愈者还可配以咸味化痰药或活血逐瘀之品,每每提高疗效。

案例 丛某,男,28岁,教师。因情志不畅,一个月来,咽部似有物阻,吐之不出,咽之不下,白腻苔满布,食道钡透未见异常,经某院五官科检查诊断为咽神经官能症。乃因肝气郁结,痰气互结,上阻咽喉所致,即《金匮要略》“妇人咽中如有炙脔”之症,治用半夏厚朴汤加减。并嘱其心胸开拓,怡神自遣。

处方:法半夏10克、制厚朴5克、茯苓10克、苏梗5克、全瓜蒌10克、陈皮5克、玫瑰花3克、绿萼梅3克。5剂,分多次少量频服。

服药2剂后咽部异物感减轻,5剂后诸症悉除,后以绿萼梅3克、玫瑰花3克,5剂,泡茶服,以巩固疗效。

按:梅核气不独为妇人之病,凡情志怫郁之人均易得之。根据该病人舌苔与主证,系属痰凝气滞之证,故以半夏、陈皮、瓜蒌、茯苓化痰散结;苏梗、玫瑰花、绿萼梅理气解郁。5剂后气顺痰消,咽中异物感消除。绿萼梅、玫瑰花二味,为笔者验方“二花茶”,可疏肝解郁,理气而不伤阴,对于轻症梅核气病人,单独泡茶内服,也有效验。

(7)甘麦大枣汤治脏躁

甘麦大枣汤载于《金匮要略》妇人杂病篇,主治“妇人脏躁,喜悲伤,欲哭，象如神灵所作，数欠伸，甘麦大枣汤主之。”系心脾受损之证，功能补心气、养心液、宁心神、和中缓急、调和阴阳。本方符合《黄帝内经》“肝苦急、急食甘以缓之”之旨意。此方组成简单，看似平淡无奇，但疗效确切，因此沿用较广。脏躁类似于现代医学的癔症，临床中，甘麦大枣汤不仅可治疗属于心虚肝郁之癔症、癫症、神经衰弱等精神神经病，还可用于心脏神经官能症、窦性心动过速等心血管疾病。对于小儿自盗汗，笔者常以炙甘草5克、浮小麦20克、大枣5个，水煎服，收效颇为满意，且为小儿乐于服用。妇女更年期综合征，虽不属于中医“脏躁”的范围，但其病理表现与“脏躁症”又颇为相似，临床中运用甘麦大枣汤治疗该病亦有一定效验。

案例 曹某，女，45岁，工人，平素精神抑郁寡欢，自亲属病故四年来，情志不畅，肝气郁结，久郁化火，脏阴亏虚，心脾受损，以致近年来常常无故悲伤欲哭，烦躁失眠，多梦，神疲乏力，空闲时常坐立不安，苔薄舌质偏红，脉濡，乃《金匮要略》妇人脏躁之症。治以补益心脾，滋阴宁神，以甘缓急，甘麦大枣汤加味。

处方：炙甘草10克、淮小麦30克、大枣10枚、枣仁10克、茯神10克、当归10克、炒白芍10克、五味子5克、玉竹10克、龙齿12克。

病人服完上方7剂后心情较为舒畅，无故悲伤哭泣已能控制，失眠多梦亦见改善。原方去龙齿，甘麦大枣汤减为半量，续服10剂后诸症基本治愈，夜寐较差，后改以本院自制的甘麦枣糖浆调治半月余，以巩固疗效。

按：本方用量宜大，服用时间宜长，否则影响疗效。本案以原方加当归、白芍、玉竹以养心滋阴，辅以枣仁、茯神、五味子、龙齿意在增强宁心安神镇静之力。经临床观察，本方用上述养心安神药物后，比原方疗效有显著提高。该病人在愈后半年中因精神刺激，脏躁症曾发作两次，每次仿原方加味，均获治愈。

参考文献

[1] 李成文.中医发展史[M].北京:人民军医出版社,2004.

[2] 郭霞珍.中医基础理论[M].上海:上海科学技术出版社,2006.

[3] 甄志亚,傅维康.中国医学史[M].上海:上海科学技术出版社,1984.

[4] 周仲瑛.中医内科学[M].2版.北京:中国中医药出版社,2007.

[5] 南京中医药大学.中药大辞典·上册[M].2版.上海:上海科学技术出版社,2006.

[6] 南京中医药大学.中药大辞典·下册[M].2版.上海:上海科学技术出版社,2006.

[7] 谢英彪.谢英彪50年医验集[M].北京:人民军医出版社,2014.

[8] 乔赟,谢英彪.新编药性歌括400味(配彩图)[M].北京:金盾出版社,2014.

[9] 谢英彪.国医名家效验方精选[M].北京:金盾出版社,2014.